こころとカラダが変わる Yoga

ホットヨガスタジオLAVA監修

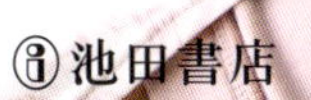
池田書店

ヨガをやってみて、
初めてわかることがある。
全身が伸びやかに広がる気持ちよさ。
呼吸が整う心地よさ。

体の感覚を丁寧に味わいながら、
今、この瞬間を生きる。
すると、気づけばいつの間にか
頭の中も空っぽになっている。

その平和で満ち足りた心の状態は
慌ただしい現代社会において、
なにものにも代えがたいもの。
だから、またヨガをしたくなる。

慌ただしく過ごす
現代社会だからこそ、
ヨガという選択肢を。

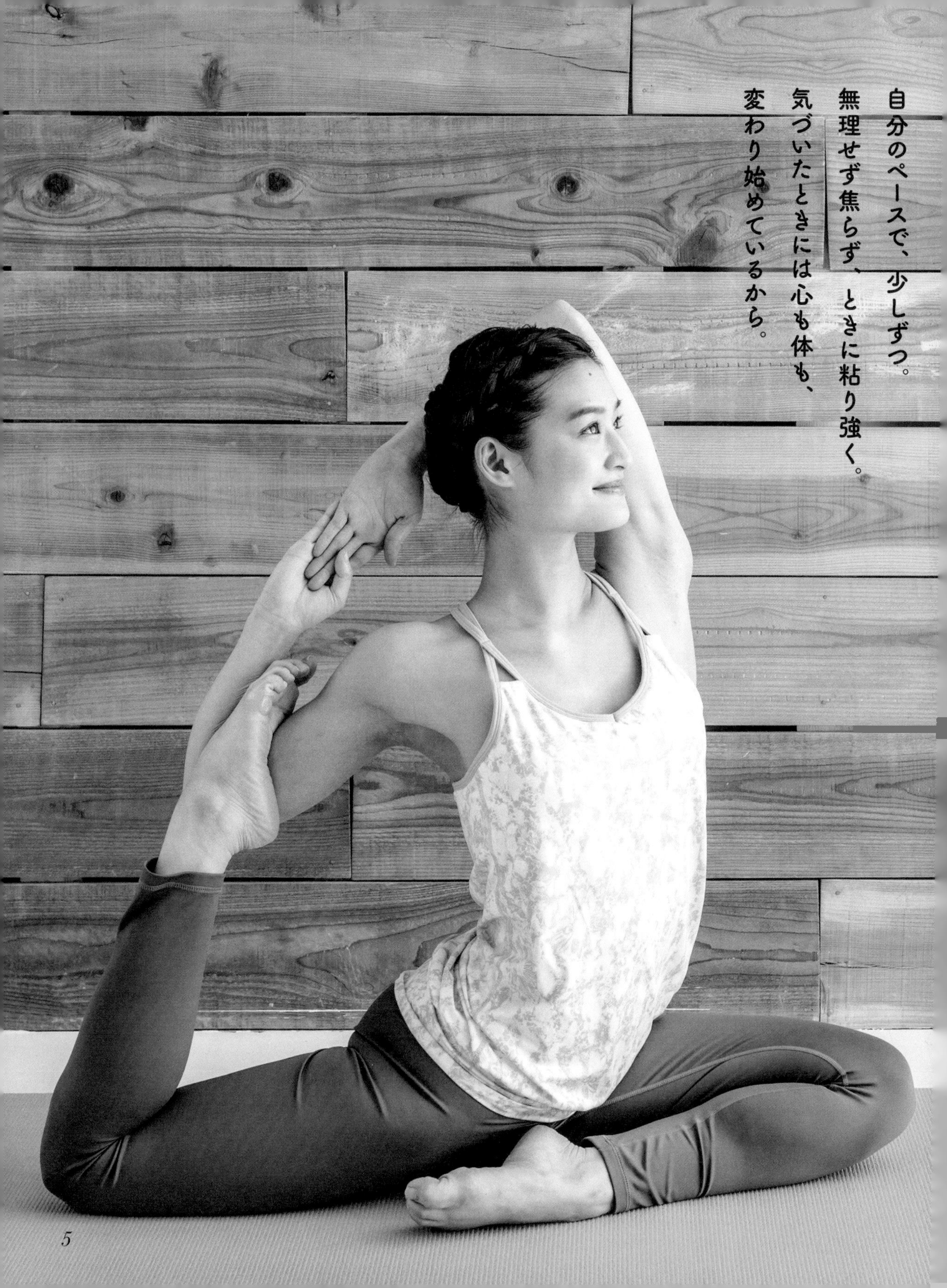

自分のペースで、少しずつ。
無理せず焦らず、ときに粘り強く。
気づいたときには心も体も、
変わり始めているから。

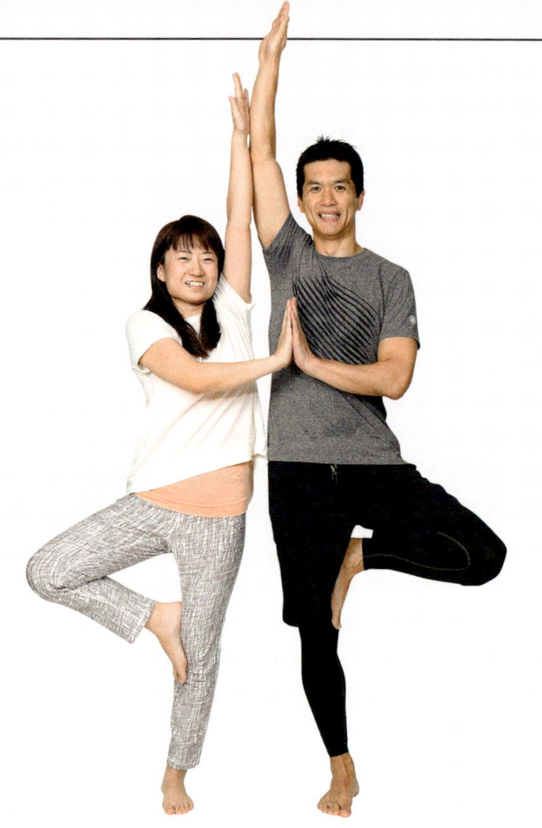

子どもから大人まで、まさに老若男女に寄り添うことができる

かつては若い女性がするものという印象でしたが、昨今ではお年寄りや子ども向けのヨガなども増え、世代を超えて楽しめるようになっています。また、体づくりやパフォーマンスの向上を目指すビジネスマンからの人気も高まっており、まさに老若男女誰でも始めることができるのがヨガなのです。

ダイエット、気分転換…入り口は何でもOK。やってみて初めて得られること

ヨガを始めるきっかけは人それぞれ。「なんとなく」という人もいるでしょう。入り口が何であれ、ヨガをやってみて初めてわかることがあります。胸が開く気持ちよさや、やり終えたときの満足感、自分が変化していく喜び。実際に“自分の心と体が感じたこと”を大切にしてください。

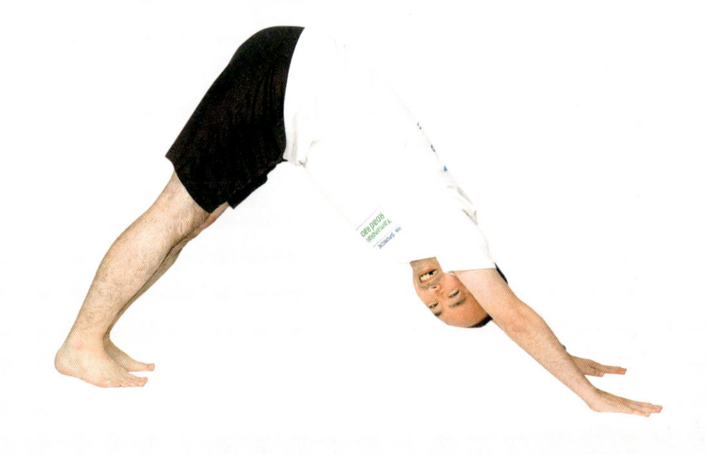

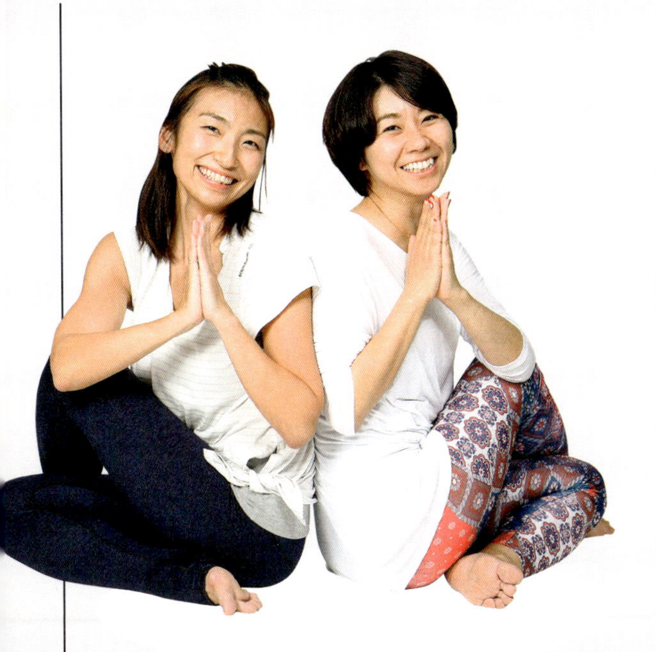

3カ月続けることで体だけでなく心に変化が現れる

もちろん1回だけでも「体に効いてる！」という手応えは感じられますが、本当の意味での変化を感じるためにまずは3カ月を目標に続けましょう。そのくらい経つと肉体の変化も目で見てわかるはず。さらに「イライラすることが減った」「前より毎日が楽しい」など、精神面での変化も現れてくるはずですよ。

学校カリキュラムとして取り入れられるなど注目度が高まっています

ヨガがもたらす効果は、社会的にも注目を集めています。ヨガによって子どもの運動センスや体の機能が高められると、ヨガを取り入れる幼稚園や小学校が増えており、社員の健康管理の一環としてヨガを採用している企業も。高齢者施設では椅子でヨガを行うなど、あらゆる場面で活用されています。

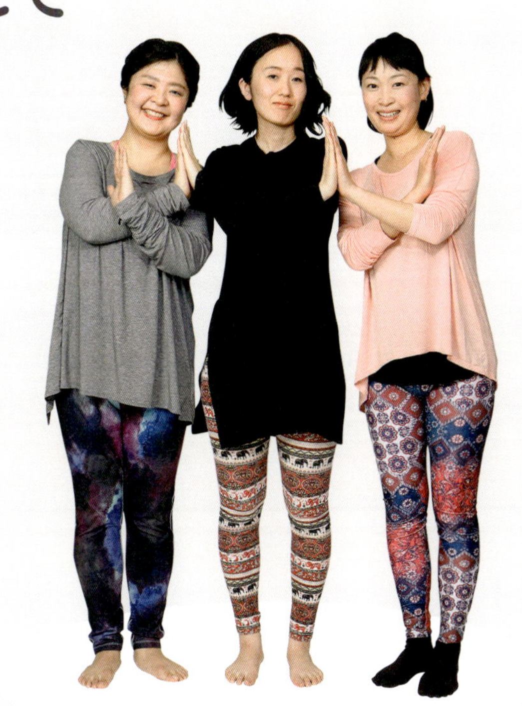

こころとカラダが
変わる

ヨガとは?

よりよく自分を生きるための練習法

ヨガは美容や健康によいと女性を中心に人気ですが、元は古代インドで生まれた修行法。悟りへ至るための思想や哲学が体系づけられており、その1つがおなじみのヨガのポーズなのです。つまり、ポーズはヨガの一部でしかなく、呼吸法や瞑想も含まれています。そのためヨガの知恵を実践することで、体はもちろん、心も整うのです。

ヨガの3本柱

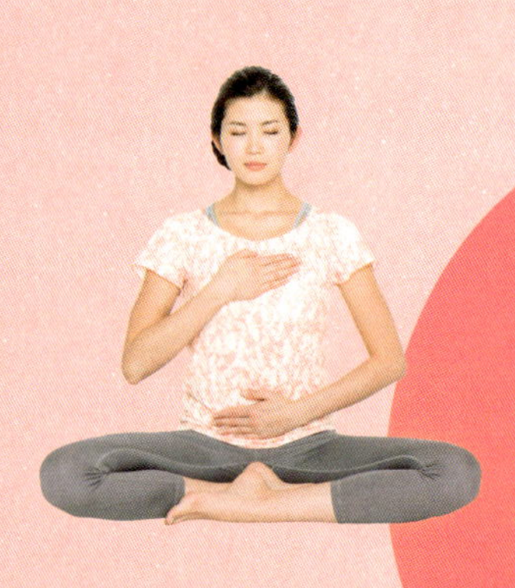

呼吸

普段は無意識に行っていることが多いが、ヨガでは吸気と呼気を意識的に整えていく。呼吸が深まると心や頭の中が静まり、瞑想状態に近づく。

▶ P.18

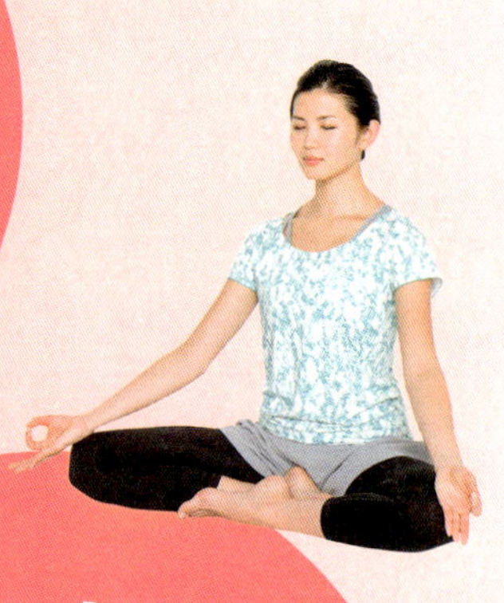

アーサナ（ポーズ）

アーサナ＝ポーズ。立位や座位、逆転などさまざまな種類がある。ヨガの経典では、アーサナは「安定していて快適であることが大切だ」と記されている。

▶ P.20

瞑想

一点に意識を集中して思考の波を鎮めることで、頭の中がクリアになり、リラックスやリフレッシュにつながる。思考や行動パターンを変える効果も期待できる。

▶ P.158

ヨガにおける
8つのステップ

八支則とは？

八支則とは、悟りに至るために設定された８つのステップのこと。ヨガのポーズもこの中の１つで、そのほかに日常生活での規範や呼吸法、瞑想の実践などが含まれます。

サマーディ

一切のとらわれから解放された悟りの境地

三昧。解脱。すべてのとらわれから解放され、万物と一体になる。ヨガで最終的に目指す地点。

ディヤーナ

一点に定めた意識をより深化させる

ダーラナーによって一点に定めた意識を、さらに深く、長い時間保たれる状態。

瞑想は
P.158

ダーラナー

一点に意識を集中し雑念を取り払う

五感を静めた状態で特定の対象に意識を定め、頭の中の雑念を鎮める。瞑想を行う準備となる。

プラティヤーハーラ

五感を制御し内なる感覚へ向かう

視覚、聴覚、触覚、嗅覚、味覚といった五感を制御し、内なる感覚に意識を集中していく。

プラーナヤーマ

プラーナを調節しエネルギーを整える

プラーナ＝生命エネルギー。呼吸法を通してプラーナを調整し、より微細なレベルから心と体を整える。

呼吸の
コントロールは
P.126

アーサナ

ポーズの練習を通して瞑想の準備を行う

日々、ポーズを練習することで体の柔軟性と筋力を高め、長時間快適に座っていられる状態を目指す。

ポーズは
P.20

ニヤマ

日常生活で積極的にやりたいこと

勧戒。清潔にする、足るを知る、熱行、経典を学ぶ、神に祈念するという5つからなる。

ヤマ

日常生活でやってはいけないこと

禁戒。非暴力、嘘をつかない、盗まない、欲望に振り回されない、所有欲をもたないという5つからなる。

ヨガの効果とは？

ヨガを実践することは体と心、双方によい影響をもたらします。ここではヨガの主な効果を紹介します。

ホルモンバランスが整う

ヨガのポーズは背骨を動かすので自律神経の機能が高まり、ホルモンバランスも整いやすくなります。骨盤内の血行がよくなり、女性ホルモン分泌もスムーズに。

ゆがみ改善

ヨガのポーズを正しく取ることは、筋肉だけでなく、骨格を調整していく作業。前後左右、均等に体を使うことで、骨格のゆがみを改善します。

体の柔軟性がアップする

呼吸をしながら筋肉を使っていくので、ヨガを続けるうちに自然と体の柔軟性が増していきます。体が硬い人は無理せず、呼吸ができるところでポーズをキープして。

免疫力アップ

ヨガは深い呼吸とともに全身の筋肉を使うため、体を内側から活性化。体温が上がり、免疫力がアップします。エネルギーの流れも整うのでますます元気に！

ダイエット

特に立位のポーズでは下半身の大きな筋肉が鍛えられるのでダイエットに効果的。お腹や太ももが引き締まり、しなやかなボディラインに。

集中力アップ

ヨガはポーズを取りながら視線を一点に定め、呼吸や体の状態を観察し続けるので、集中力が鍛えられます。すぐに気が散る人は短い時間から挑戦しましょう。

美しくなれる

適度な筋肉がつき、女性らしいしなやかな体になるので、見た目にも美しくなります。呼吸によって自律神経やホルモンのバランスも整うので内側からの輝きもアップ！

精神が安定する

毎日慌ただしく過ごしている人は交感神経が優位になりがち。ヨガの呼吸は交感神経と副交感神経のバランスを整えるので、気持ちも安定します。

血行促進 代謝アップ

呼吸とともにポーズをキープすることで全身の筋肉を働かせるため、滞っていた血液の流れがよくなります。筋肉量が増えることで代謝も上がります。

ポジティブになる

長時間のデスクワークや精神的なストレスで現代人は胸が縮こまりがち。ヨガでは正しい姿勢を取ることで自然と胸が広がり、気持ちも前向きになります。

筋膜リリース

筋肉を包む筋膜は姿勢のクセで固まりやすいもの。ヨガは大きな関節をしっかり動かすため、体液循環がよくなり、筋膜がゆるみ、全身の不調解消にも。

ヨガを始める前に…

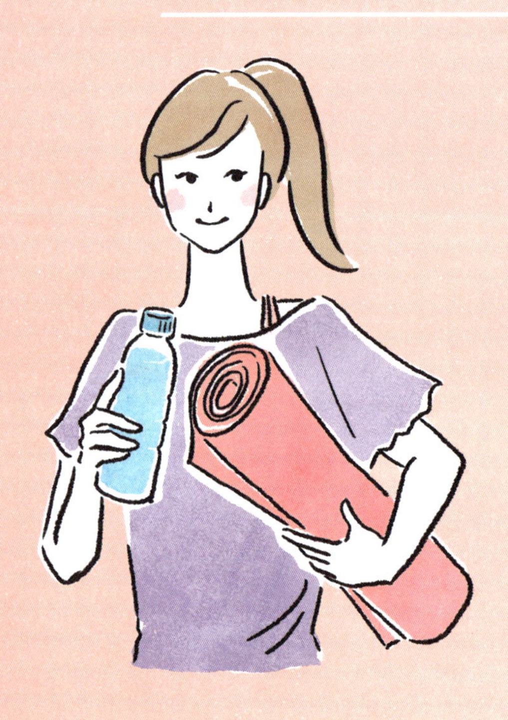

準備するもの

ヨガマットやラグなど床に敷くものは必須

ヨガを始める際にぜひ用意したいのは、ヨガマットです。マットには滑りにくい加工が施されているため、安全にポーズをキープできます。デザイン、軽さ、厚みなど、バリエーションが豊富なので、気に入ったものを購入するとよいでしょう。座位や仰向けで行うポーズならラグや敷き布団の上で行っても構いません。

タイミング・時間

朝や夜など習慣にしやすい時間に。食後は避けて

ヨガを行う時間に決まりはありません。朝起きた後や夜寝る前など、時間をつくりやすいタイミングにすると習慣化しやすいでしょう。育児中の方なら子どもが昼寝をしている間に、でもOK。忙しい日は1ポーズだけ行うなど気楽に考えて。ただ、食後すぐに行うと体に負担がかかるので、2時間程度は空けてください。

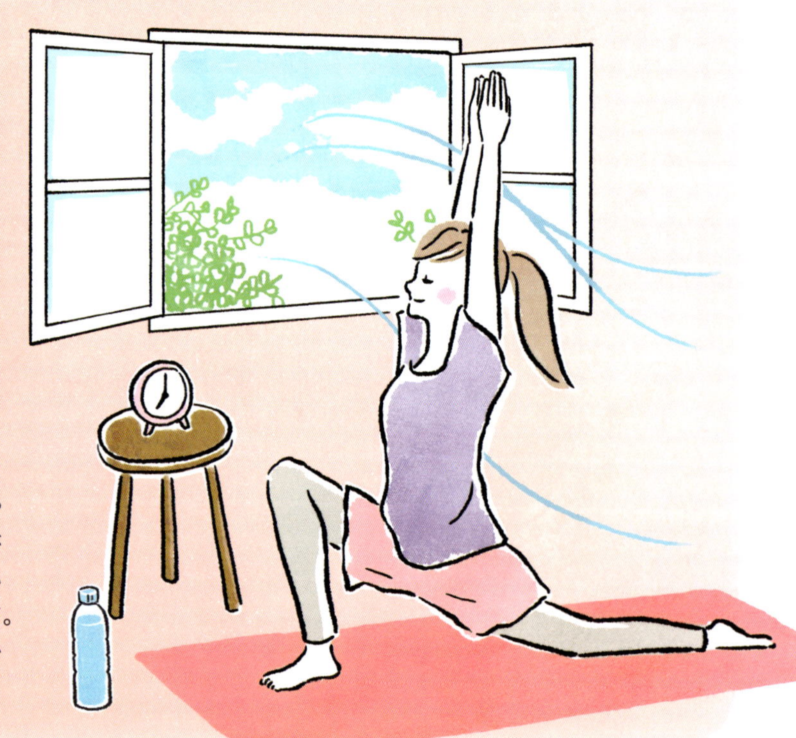

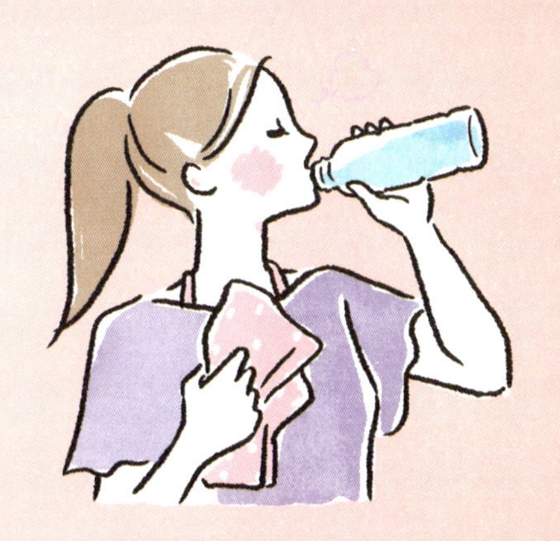

食事・水

満腹の状態は避けて 水も喉を潤わせる程度に

胃の中が空っぽの方が体が軽く、動かしやすいので、できれば食後2〜3時間は空けましょう。ヨガは腹部を刺激するポーズも多いので、満腹の状態だと体に負担がかかります。ヨガ後の食事も30分程度は控えて。また、ヨガをしている最中の水分補給はゴクゴク大量に飲むとお腹にたまるため、喉を潤わせる程度に。

服装

手脚が自由に動かせる ラクな服に着替えましょう

ポーズをラクに行うためにも、動きやすくて体を締めつけない服装がおすすめ。関節や手脚の動きが阻害されると、気持ちよくポーズをキープできませんし、呼吸もしづらくなってしまいます。ヨガ専用のウエアは伸縮性や吸湿性など機能性にも優れています。

場所・環境

マット1枚分の空間を確保 好みでアロマや音楽を

マット1枚分のスペースがあればどこでもできるのがヨガのよいところ。できれば落ち着いて集中できる環境がよいでしょう。好みのアロマオイルをたく、リラックスできる音楽を流す、キャンドルを灯すなどしてもGood。また、慣れてきたら公園やビーチなど、自然の中で“外ヨガ”を楽しむのもよいでしょう。

注意点

生理中や痛みがあるときは 無理せずお休みを

ヨガは強制的に行うものではないので、体に不調があるときは無理をせず、お休みすることも大切です。女性の場合、生理中はヨガを控えるか、行うとしても体が逆さになるような激しいポーズはやめましょう。また、妊娠中は体形も変化していくので、妊婦用にアレンジされたマタニティヨガを行うのが安心です。

生理中 生理中は基本的にお休みの時間と考え、激しい練習は×。生理痛がひどくなければ負担の少ないポーズ程度に。

妊娠中 妊娠中は胎児の成長に合わせて重心など体のバランスが変わるため、妊婦用にアレンジされたヨガを行って。

不調時 腰や膝など体の痛みがある人は無理せずできる範囲で行うこと。イライラや倦怠感はヨガで改善することも。

CONTENTS

はじめに……4
こころとカラダが変わるヨガとは？……8
ヨガにおける8つのステップ八支則とは？……9
ヨガの効果とは？……10
ヨガを始める前に……12

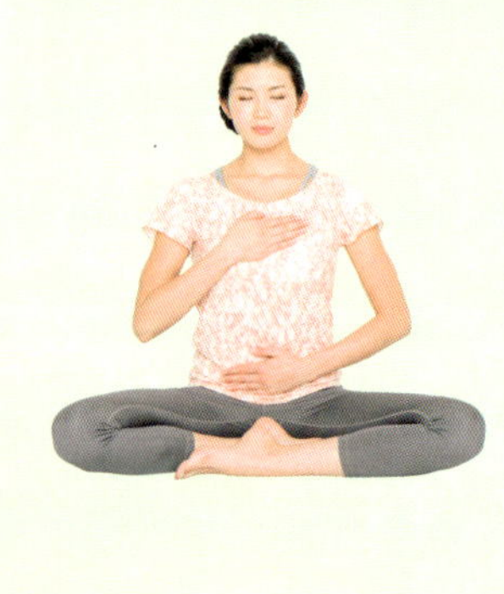

第1章
ヨガを始める前に

ヨガの基本的な呼吸をマスターしよう……18
基本姿勢・ポーズ……20
ヨガを始める前のウォーミングアップ……28
Column 体温アップ&筋膜リリース！乾布摩擦のススメ……34

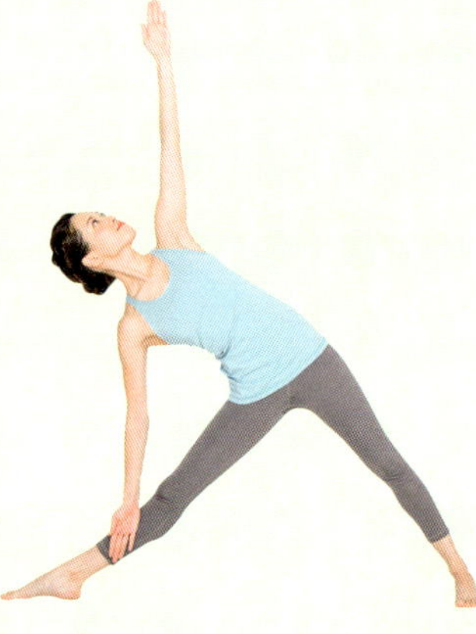
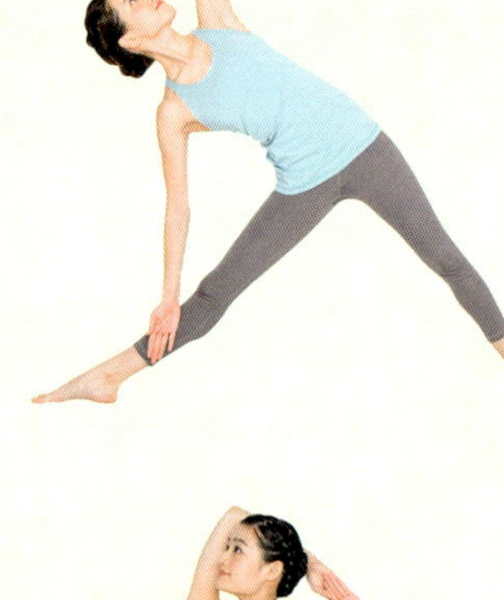
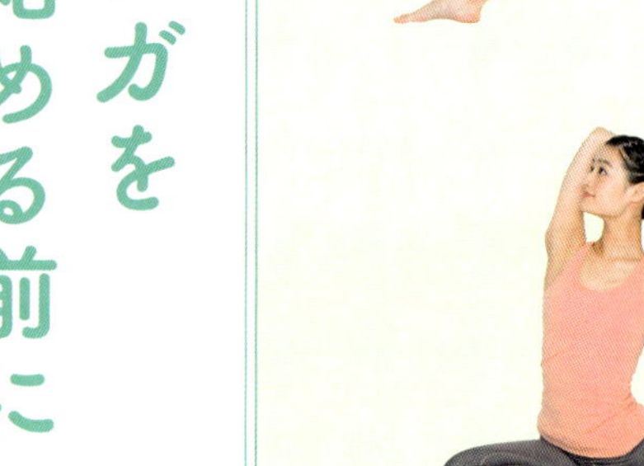
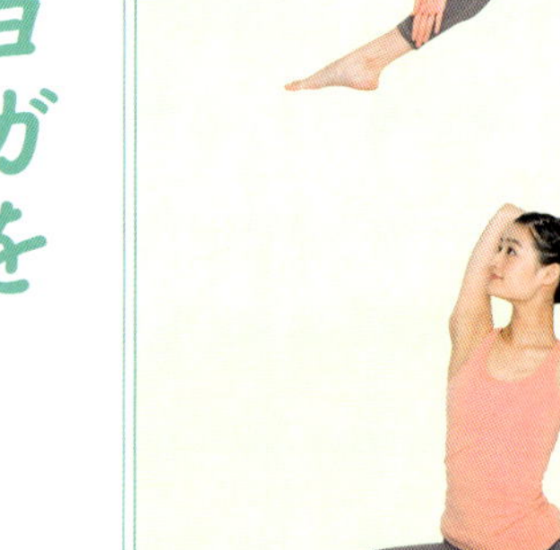
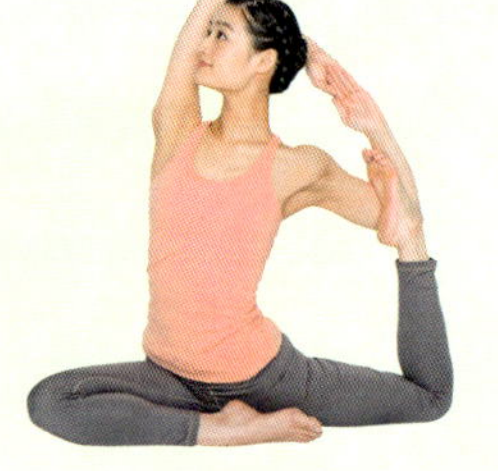

第2章
挑戦！ 3週間でハトのポーズ

LAVA流 3週間トライアル！ハトのポーズへの道……36
1週目 ハトのポーズ【初級編】……38
2週目 ハトのポーズ【中級編】……44
3週目 ハトのポーズ【完成編】……50
ハトのポーズ 3週間トライアルでこんなに変化が！……56

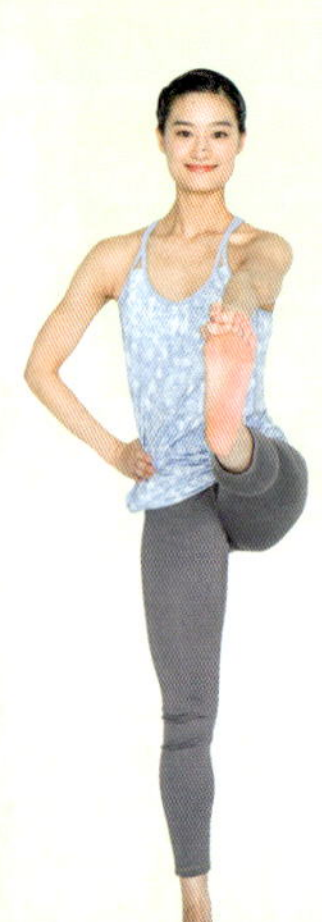

第3章

カラダが変わる 悩み別ヨガポーズ集

悩み別ヨガポーズ集の使い方……60

引き締めヨガ

二の腕……62
ウエスト……64
下腹部……66
太もも……68
オフィスでもできる！ 簡単プチヨガ1……70

ゆがみ解消ヨガ

骨盤A……72
骨盤B……74
体幹A……76
体幹B……78
オフィスでもできる！ 簡単プチヨガ2……80

不調解消ヨガ

肩こり・首こり……82
腰痛……84
偏頭痛……86
婦人科系A……88
婦人科系B……90
オフィスでもできる！ 簡単プチヨガ3……92

デトックスヨガ

便秘解消……94
むくみ解消……96
代謝アップ……98
血行促進A……100
血行促進B……102
オフィスでもできる！ 簡単プチヨガ4……104

リラックスヨガ

ストレス解消……106
快眠……108
疲労回復……110
全身ほぐし……112
オフィスでもできる！ 簡単プチヨガ5……114

美を磨くヨガ

美肌……116
美尻……118
美乳……120
美脚……122

Column 全身を効率よく動かせる！ 太陽礼拝……124
Column 体が内側から変わる ヨガの呼吸法に挑戦してみよう！……126

第4章
こころも変わるヨガプログラム

今のあなたにぴったりのヨガプログラムは？…… 128
Program 1 自信をもって安定した毎日を送るためのプログラム…… 132
Program 2 自分も他人も認め、愛に溢れる毎日を送るためのプログラム…… 140
Program 3 直感力を養い、夢に向かってワクワクする毎日を送るためのプログラム…… 148
Column あなたに合ったヨガが見つかる！代表的なヨガの種類を紹介…… 156

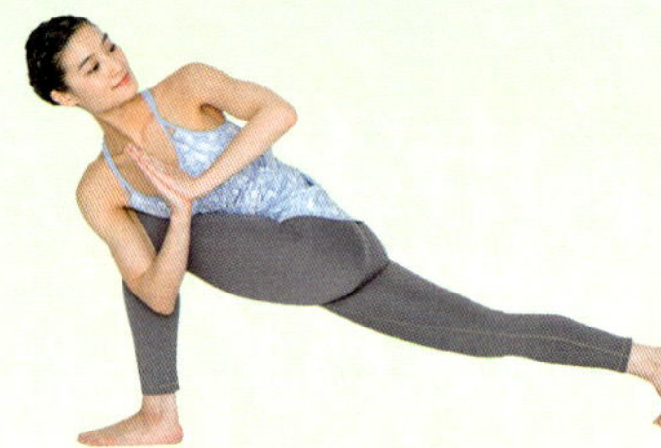

第5章
こころとカラダをつなぐ瞑想入門

こんな人には、瞑想がおすすめ！…… 158
その悩み瞑想で解決しよう！…… 160
瞑想のための3つの柱とは？…… 162
さあ、瞑想を始めよう！…… 168
瞑想で夢がかなうの？…… 173
瞑想がうまくできないときはどうしたらよい？…… 174
瞑想をサポートしてくれるプレ瞑想とは？…… 180
YogaポーズINDEX…… 184

第1章

ヨガを始める前に

呼吸法や姿勢、休息のポーズなど、身につけておきたい
ヨガの基本や、体を温めて筋肉をほぐすことで
ポーズに入りやすくなる準備運動をご紹介します。

ヨガの基本的な呼吸をマスターしよう

ヨガでは、ポーズの最中も呼吸を意識して行います。
ここではヨガでよく使われる基本的な3種類の呼吸法を紹介します。

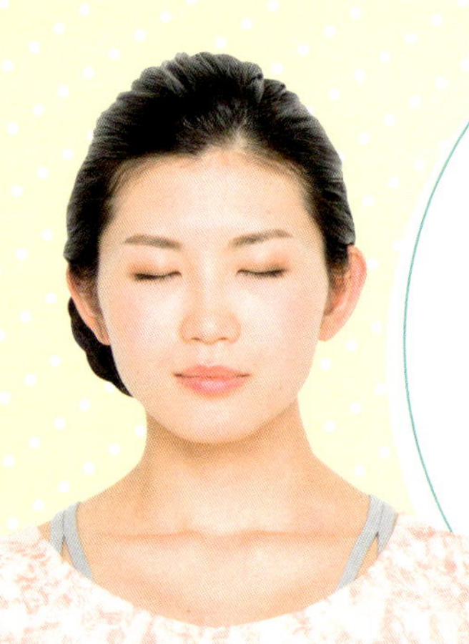

完全呼吸

腹式呼吸と胸式呼吸を組み合わせて行う呼吸法。体のすみずみまで空気を行き渡らせます。

吸
+
吐

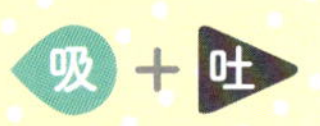

お腹から胸を意識して呼吸する

あぐらの姿勢で座って目を閉じ、胸とお腹にそれぞれ手を当てる。吸う息でお腹、胸、鎖骨あたりの順に広げ、吐きながら、吸ったときと同じ順で元に戻す。

吸う息で肺が広がるとともに胸がふくらむ
おへそのあたりからふくらませるように

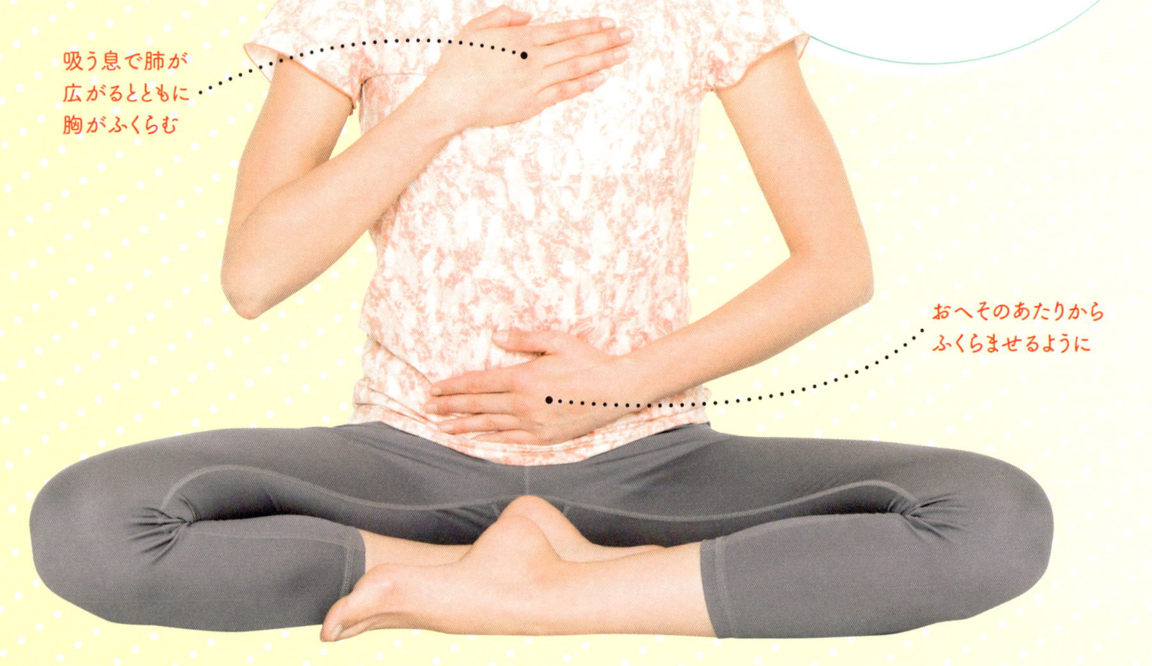

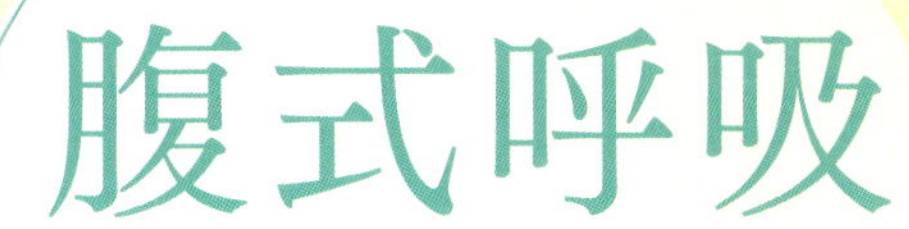

横隔膜を動かす呼吸法。肋骨を広げないように行う分、肺に空気が入ることで横隔膜が下がり、お腹がふくらむ。腸がマッサージされリラックス効果も。

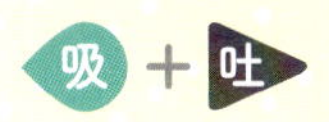

お腹に手を当て呼吸する

あぐらで座って目を閉じ、お腹に両手を当てる。吸う息でおへそを中心にお腹が広がり、吐く息で自然に戻る。

おへそを囲むように手を置く

仰向けだと腹部の動きを感じやすい

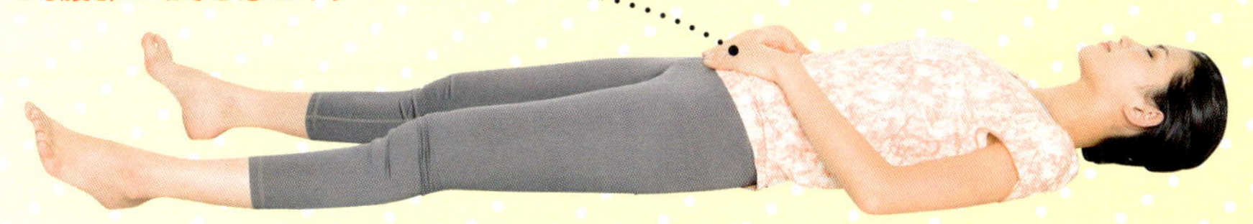

胸式呼吸

吸う息で肋骨が広がる呼吸法。体を目覚めさせたり、活動的な気分にする効果がある。

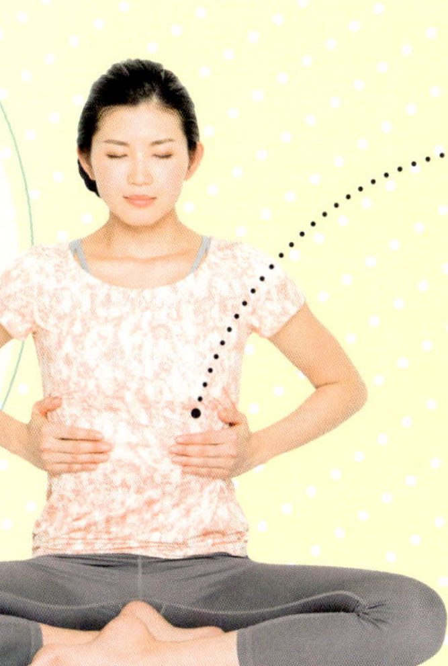

手全体を押すように肋骨を広げるといい

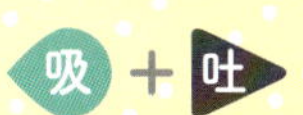

肋骨下部に手を当て呼吸する

あぐらで座って目を閉じ、肋骨に手を当てる。吸う息で肋骨が広がって胸がふくらみ、吐く息で自然に戻る。

仰向けだと肋骨の動きを感じやすい

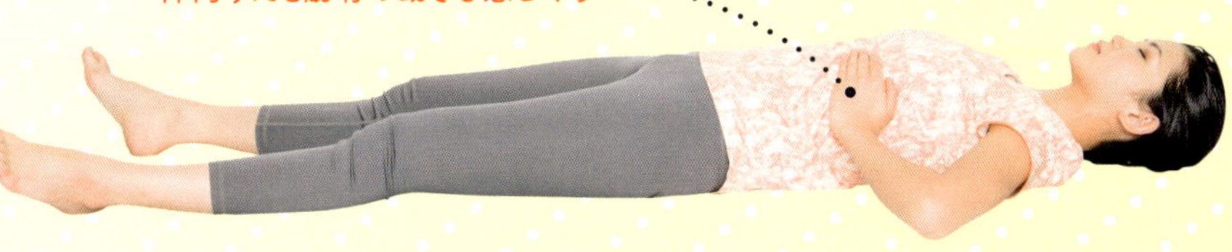

基本姿勢・ポーズ 1 山のポーズ（立ち姿勢）

立位の基本となるポーズ。体の中心軸を意識しながら、足の裏全体で床をとらえ、全身を安定させましょう。

効果 全身のバランスを整える、心が安定する

足を揃え背筋を伸ばして立つ

親指を揃え、足裏全体に体重を均等にかけて立つ。背筋を伸ばし、腕は力を抜いて体側に自然に下ろす。

吸 + 吐 ×3呼吸

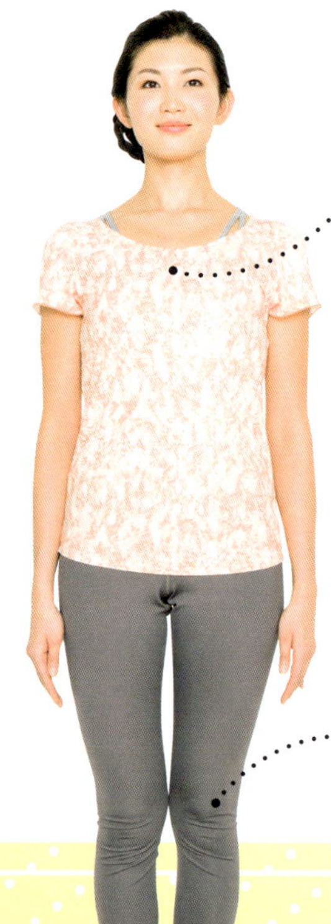

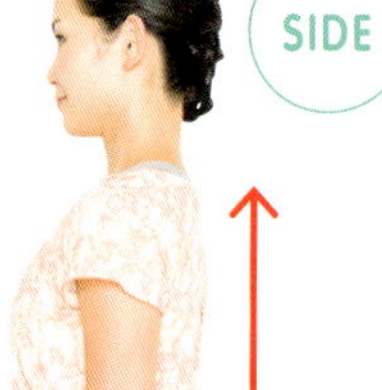

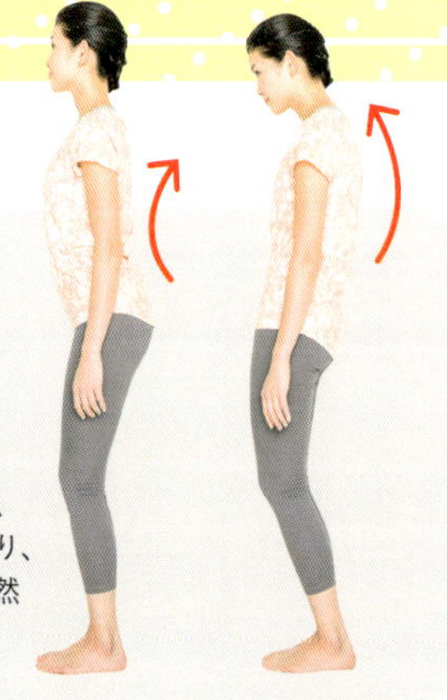

骨盤が前後に傾くとゆがみの原因に！

骨盤が前傾すると反り腰に、骨盤が後傾すると猫背になり、背骨にゆがみが生じる。自然なS字カーブを維持して。

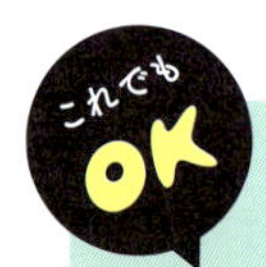

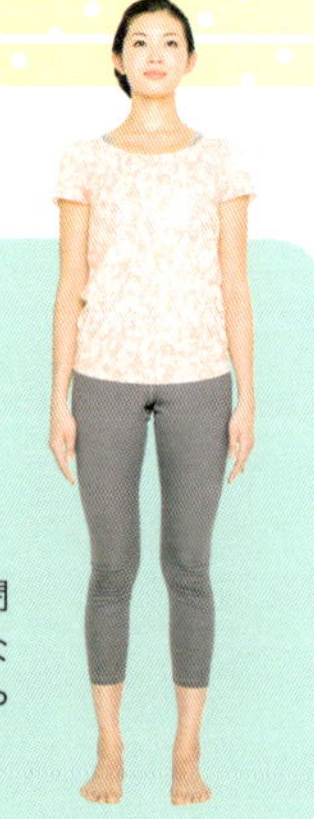

脚を腰幅程度に開いて立つ

脚を腰幅に開いて立つと、閉じたときよりも土台が広くなり、そのぶん体勢が安定しやすくなる。

基本姿勢・ポーズ 2 杖のポーズ（長座）

座位の基本となるポーズ。両脚を伸ばした状態で骨盤を立てて、上体を引き上げましょう。

効果 体幹の強化、集中力を高める

両脚を前方に伸ばして座る

両脚を前方にまっすぐ伸ばし、つま先を天井に向ける。骨盤を立てて背筋を伸ばし、両手は肩の下に置く。

吸 + 吐 ×3呼吸

かかとを押し出して
膝を伸ばす
坐骨で
均等に
床を押す

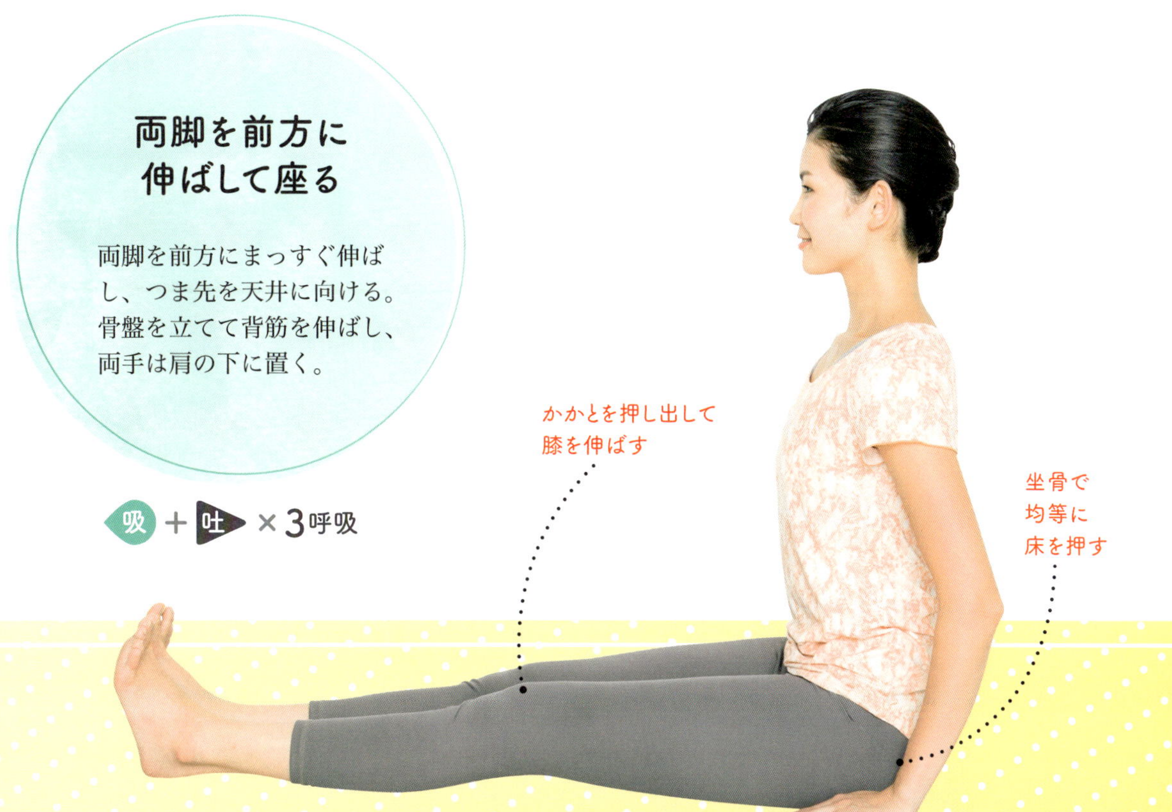

これでもOK

膝を曲げる&お尻を高く

お尻の下にタオルなどを敷き、膝を曲げる。この状態で背筋を伸ばして。

ZOOM

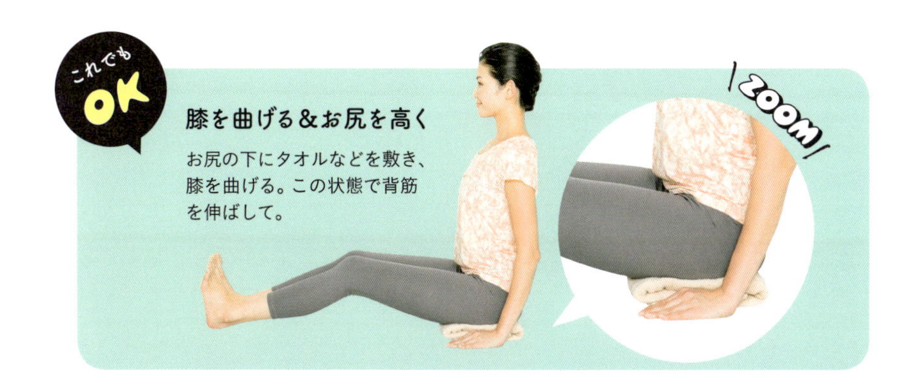

スカーサナ【sukha=快適な】 Easy Pose

基本姿勢・ポーズ 3 安楽座（あぐらの姿勢）

日本人にはなじみ深いあぐらの姿勢。気持ちが安定するため、瞑想時に使われることも。

効果　心が安定する、リラックス、姿勢を整える

かかとを揃え、両膝を開いて座る

両膝を左右に開き、かかとを体の中心で揃える。骨盤を立てて背筋を伸ばし、手のひらを上にして太ももの上に置く。

吸 ＋ 吐 ×3呼吸

肩の力を抜き、
ゆったりと胸を開く
坐骨を均等に
床につけ、骨盤を
まっすぐ立てる

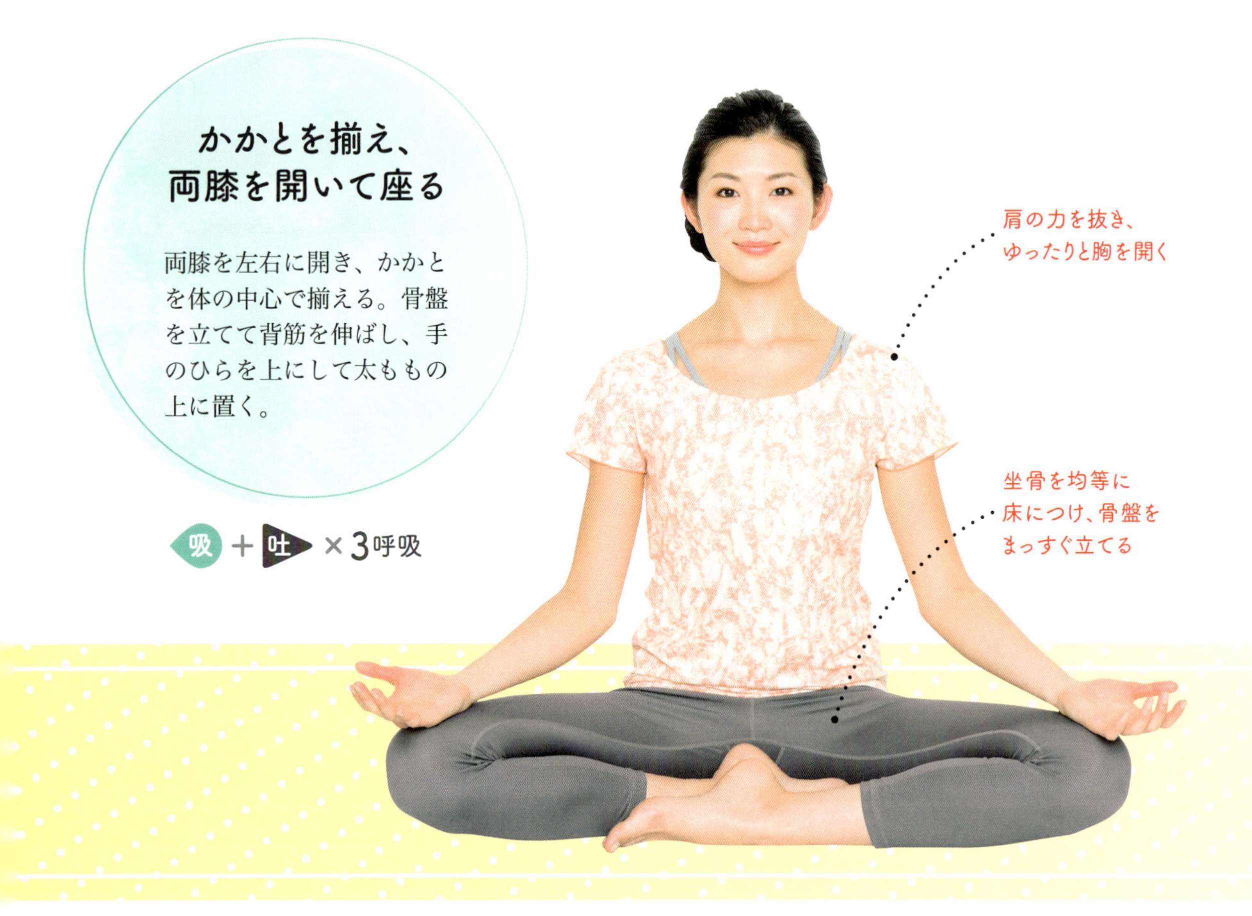

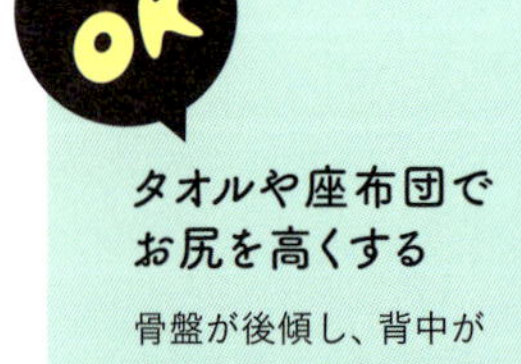

タオルや座布団でお尻を高くする

骨盤が後傾し、背中が丸まりやすい人はお尻の下にバスタオルや座布団を敷くとよい。

ZOOM

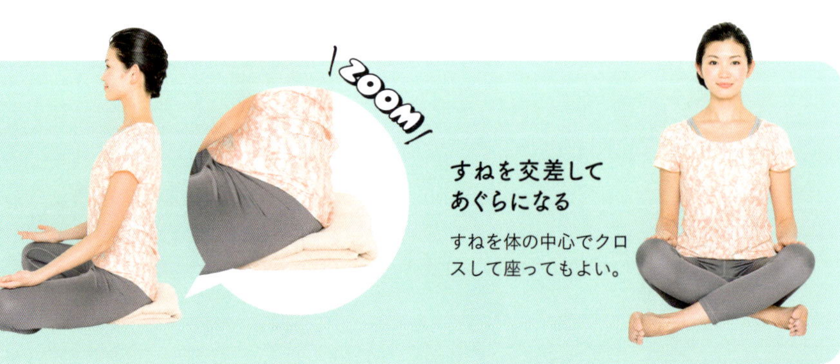

すねを交差してあぐらになる

すねを体の中心でクロスして座ってもよい。

ヴァジュラーサナ【vajra=神話におけるインドラ神の武器・金剛】 Diamond Pose

基本姿勢・ポーズ 4 正座

日本で伝統的に用いられる座法。体が硬い人でも背筋が伸びやすく、エネルギーの流れも整います。

効果 心が安定する

かかとの上にお尻をのせて座る

膝を曲げ、両かかとに均等にお尻をのせる。骨盤を立てて背筋を伸ばし、手のひらを上にして太ももの上に置く。

吸 + 吐 × 3呼吸

肩の力を抜き、ゆったりと胸を開く

つま先はまっすぐ後ろに向け、足の甲を伸ばす

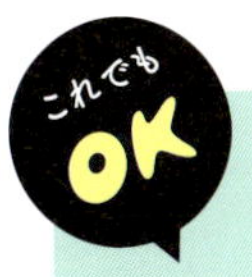

お尻の下にタオルを敷く

膝が痛い人はお尻の下にたたんだタオルを敷くと、膝の負担がやわらぐ。

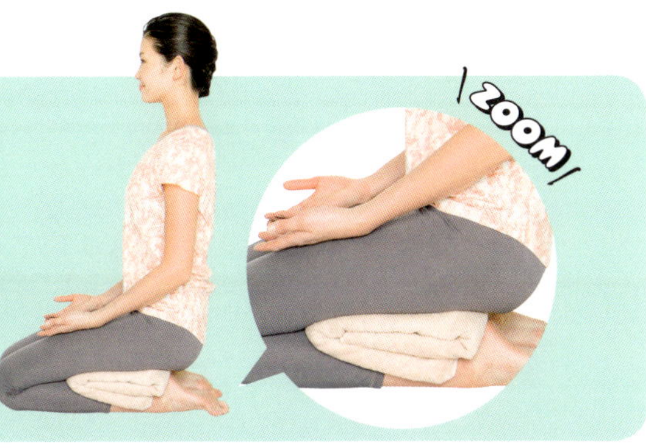

バッダコーナーサナ【baddha=合わせる　kona＝角】 Bound Angle Pose

基本姿勢・ポーズ 5 がっせきのポーズ

股関節をゆるめ、骨盤を調整するポーズ。骨盤内の血流が促され、内臓の働きもよくなります。

効果 腸を整える、婦人科系の不調の解消、快眠

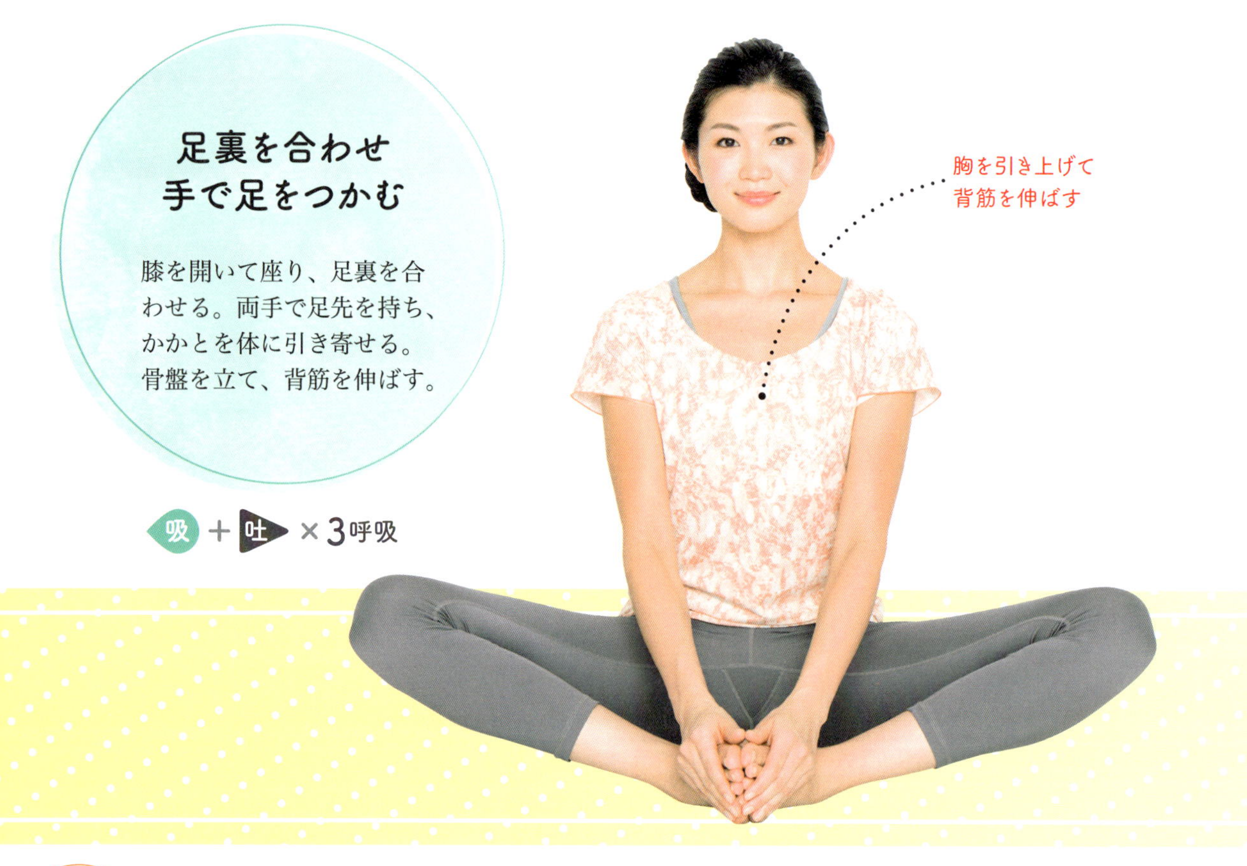

足裏を合わせ手で足をつかむ

膝を開いて座り、足裏を合わせる。両手で足先を持ち、かかとを体に引き寄せる。骨盤を立て、背筋を伸ばす。

吸 + 吐 × 3呼吸

挑戦してみよう がっせき前屈のポーズ

上体を前に倒す

息を吐きながら前屈する。肩を下げ、余分な緊張を抜いて5呼吸キープ。

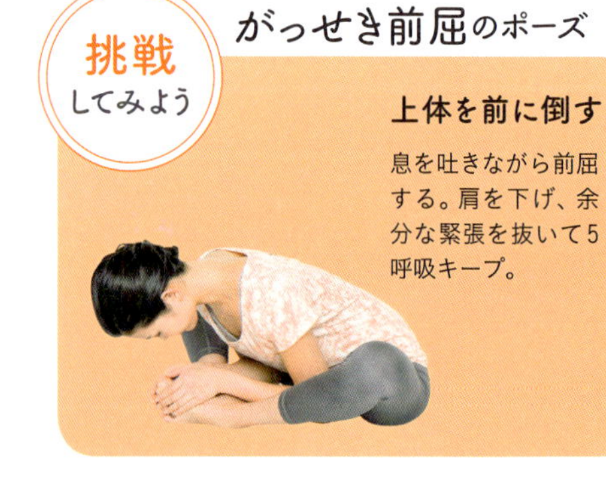

これでもOK

膝の下に丸めたタオルを入れる

股関節が硬い人は、丸めたタオルを使って膝の位置を高くするとラクになる。

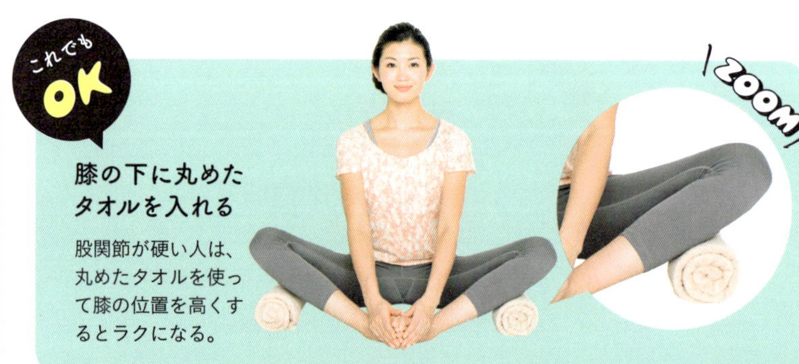

基本姿勢・ポーズ 6 四つんばいの姿勢

体幹を整えることができる四つんばいは、つなぎのポーズとしてよく登場します。

効果 体幹の強化、姿勢を整える

おへそを背骨に
近づける意識で
腹部の筋肉を使う

手は中指を
正面に向ける

肩の真下に
手首を置く

手は肩幅、脚は腰幅に開く

手は肩幅、脚は腰幅に開き、肩の下に手首、股関節の下に膝を置く。背筋をまっすぐ伸ばす。

挑戦してみよう キャット＆カウのポーズ

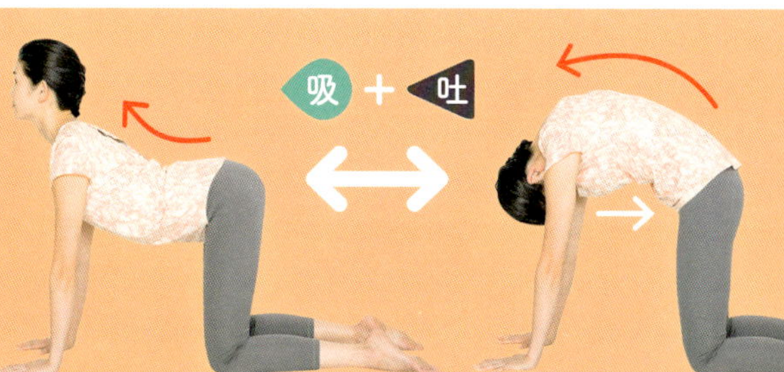

息を吸いながら背中を反らす

息を吸いながらお尻を天井に向け、背中を下から順に反らせる。視線は上に。

息を吐きながら背中を丸める

息を吐きながら手で床を押し、背中を下から順に丸める。視線はおへそに。

バーラーサナ【bala=子ども】 Child Pose

基本姿勢・ポーズ 7 チャイルドポーズ

ヨガの代表的なリラックスのポーズ。額を床につけ、余分な力を抜いてリラックスしましょう。

効果 背面の緊張をゆるめる、心を落ちつかせる

正座の状態から上体を前に倒す

正座の状態から上体を前に倒し、額を床につける。両手は肩幅に開いて前に伸ばし、ひじをゆるめて脱力。

吸 + 吐 ×3呼吸

腰から背中の広がりを感じて呼吸する

腕は力を抜き、ラクに伸ばす

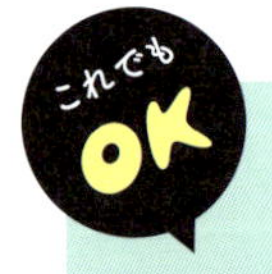

手のひらを上に向け腕を体側に伸ばす

両腕を体に沿わせて後ろに伸ばし、手のひらを上にして脱力。

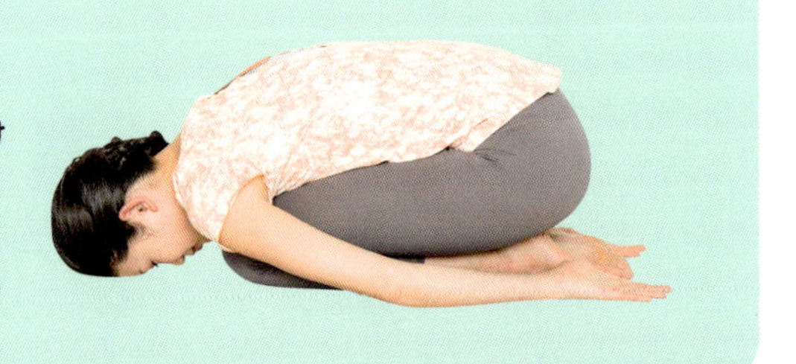

シャヴァーサナ【sava=屍（しかばね）】 Corpse Pose

基本姿勢・ポーズ 8 しかばねのポーズ

レッスンの最後によく行われる、しかばねのように横たわるポーズ。全身の力を抜き、心身をリセットしましょう。

効果 リラックス、心と体を落ちつかせる、全身の疲労回復

仰向けになって全身の力を抜く

仰向けになり、脚は肩幅程度に開く。腕は体の横に置き、手のひらを上に。全身の余分な力を抜き、深呼吸。

吸＋吐×3呼吸

腰が反りすぎないよう、お尻を脚の方に下げる
肩や首の力を抜き、腕全体を床にあずける

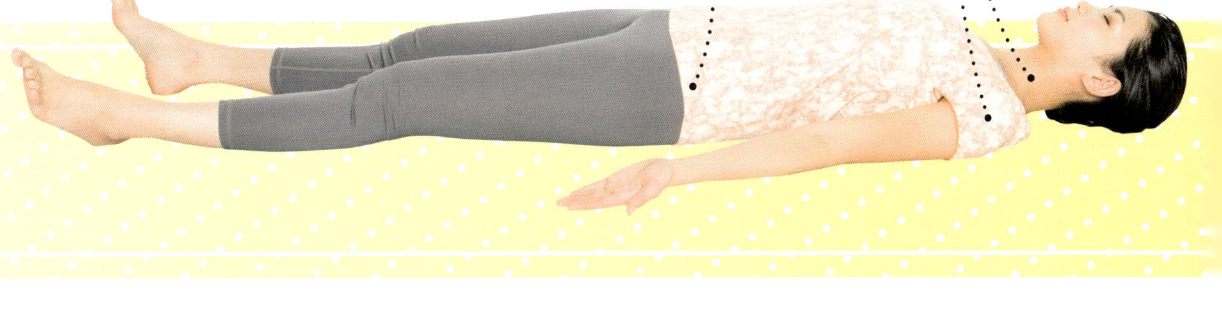

これでもOK

仰向けの状態で両膝を立てる

仰向けになると腰に違和感を感じる人は両膝を立てて肩幅に開く。

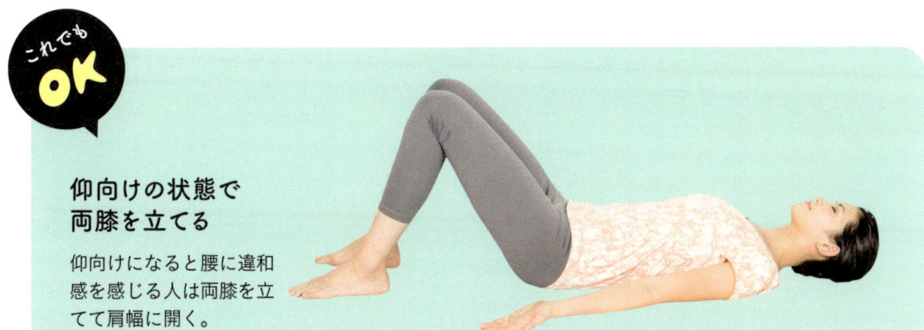

ヨガを始める前のウォーミングアップ

ヨガのポーズやプログラムを行う前に、呼吸を整え、軽く準備運動を。
体をほぐしておくことでポーズが取りやすくなり、怪我の防止にも効果的です。

呼吸

まずは、仰向けになって呼吸を整えます。ゆったりとした丁寧な呼吸を行いながら、自分の体へと意識を向けていきましょう。

腹式呼吸

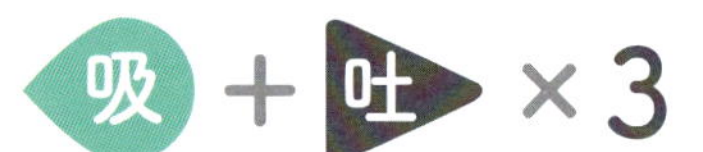

胸式呼吸

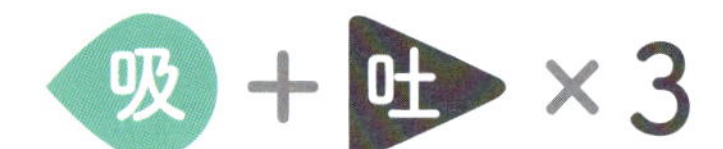

呼吸に合わせて
お腹が上下するのを感じて

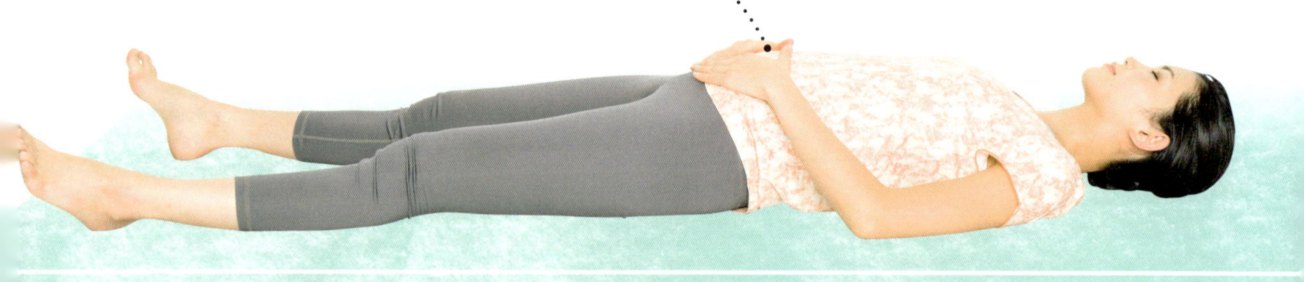

仰向けになり呼吸を整える

仰向けになり、脚は広めに開く。目を閉じてお腹に手を当て、お腹をふくらませるように腹式呼吸を3回行う。次に、肋骨を広げるように胸式呼吸を3回行う。

脚・股関節

脚は全身の体重を支える大事な部位。まずは足首をじっくりほぐし、それから股関節を動かして下半身を整えます。

1 足の指を曲げ伸ばしする

脚を伸ばして座り、右脚を左ももの上にのせる。右足の指の間に左手の指を入れて握手したら、足指の曲げ伸ばしを5セット行う。反対側も同様に。

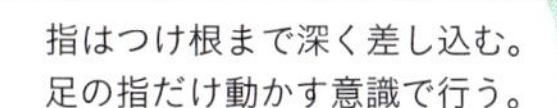

指はつけ根まで深く差し込む。足の指だけ動かす意識で行う。

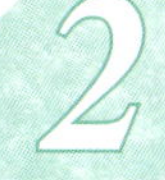

2 ゆっくり大きく足首を回す

手と足の指で握手したまま、関節の可動域いっぱいに動かすようにして、ゆっくりと大きく足首を回す。これを5回行い、反対側も同様に。

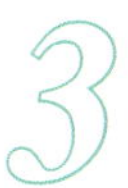

3 両脚を伸ばし脚全体を回す

両脚を伸ばし肩幅くらいに開く。脚のつけ根から動かすようにして脚をゆっくり大きく内から外に10回回す。反対回しも同様に。

脚のつけ根から動かすことで股関節がほぐれる

4 両脚を左右に揺らす

両脚を伸ばしたまま、脚のつけ根から動かすようにして左右に20回ほど揺らす。

肩甲骨を
内側に寄せるように
肩甲骨を背骨から
離すように
1
2

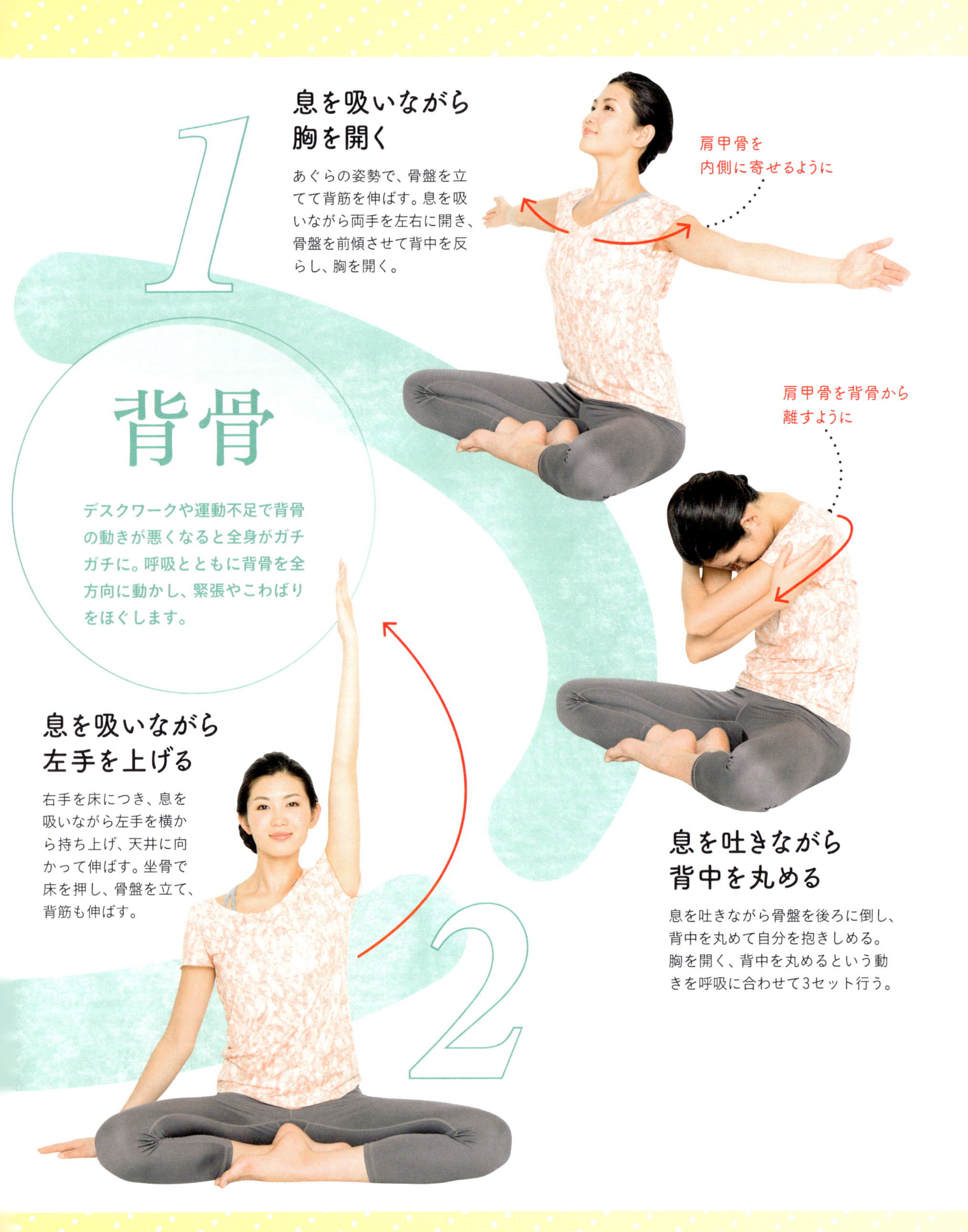

背骨

デスクワークや運動不足で背骨の動きが悪くなると全身がガチガチに。呼吸とともに背骨を全方向に動かし、緊張やこわばりをほぐします。

1

息を吸いながら胸を開く

あぐらの姿勢で、骨盤を立てて背筋を伸ばす。息を吸いながら両手を左右に開き、骨盤を前傾させて背中を反らし、胸を開く。

息を吐きながら背中を丸める

息を吐きながら骨盤を後ろに倒し、背中を丸めて自分を抱きしめる。胸を開く、背中を丸めるという動きを呼吸に合わせて3セット行う。

2

息を吸いながら左手を上げる

右手を床につき、息を吸いながら左手を横から持ち上げ、天井に向かって伸ばす。坐骨で床を押し、骨盤を立て、背筋も伸ばす。

背骨を下から
回転させるイメージで
体をねじる
3

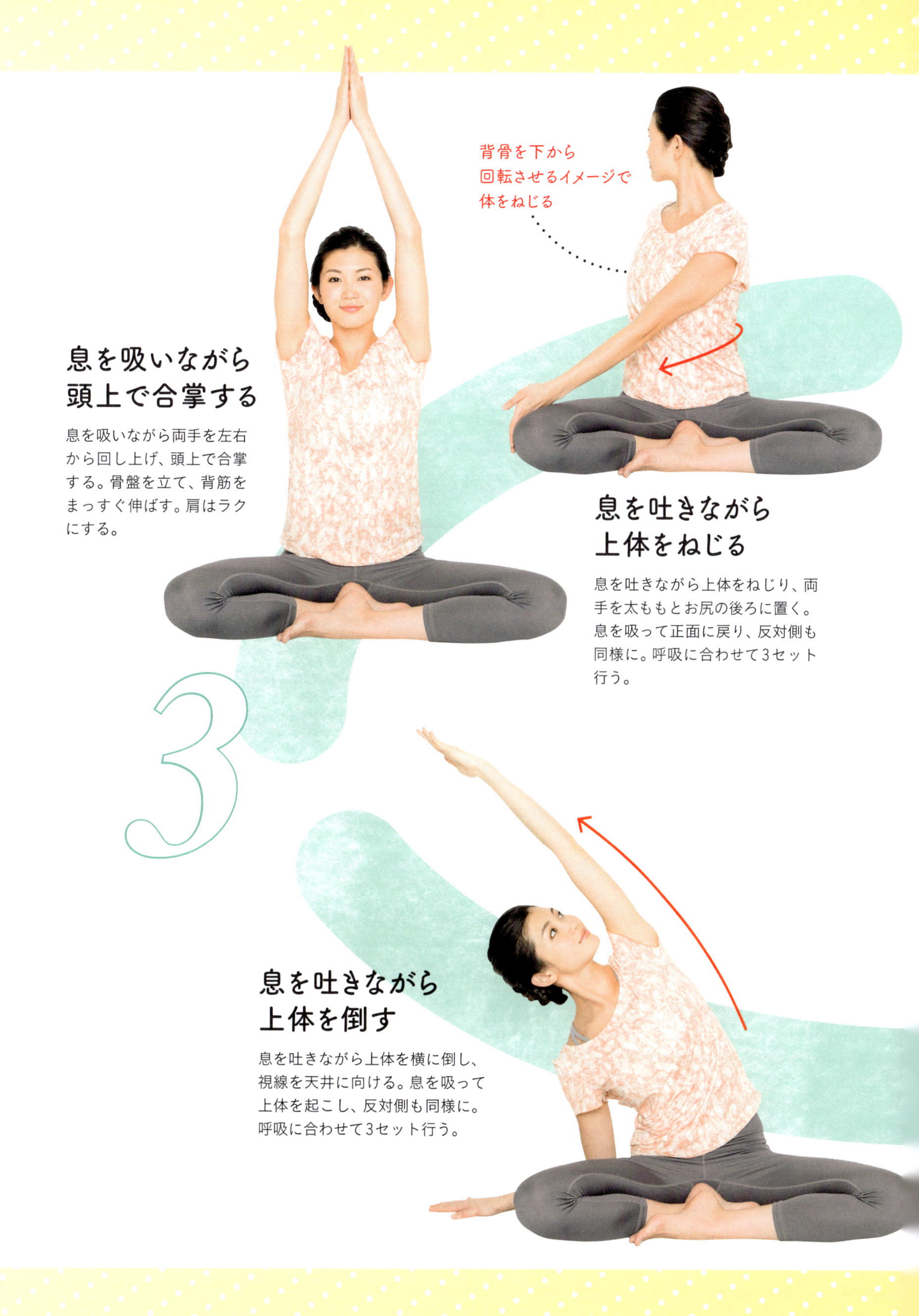

息を吸いながら頭上で合掌する

息を吸いながら両手を左右から回し上げ、頭上で合掌する。骨盤を立て、背筋をまっすぐ伸ばす。肩はラクにする。

息を吐きながら上体をねじる

息を吐きながら上体をねじり、両手を太ももとお尻の後ろに置く。息を吸って正面に戻り、反対側も同様に。呼吸に合わせて3セット行う。

息を吐きながら上体を倒す

息を吐きながら上体を横に倒し、視線を天井に向ける。息を吸って上体を起こし、反対側も同様に。呼吸に合わせて3セット行う。

背中を後ろに
引き続ける意識で
手のひらを遠くに
押し出すように
手のひらを遠くに
押し出すように

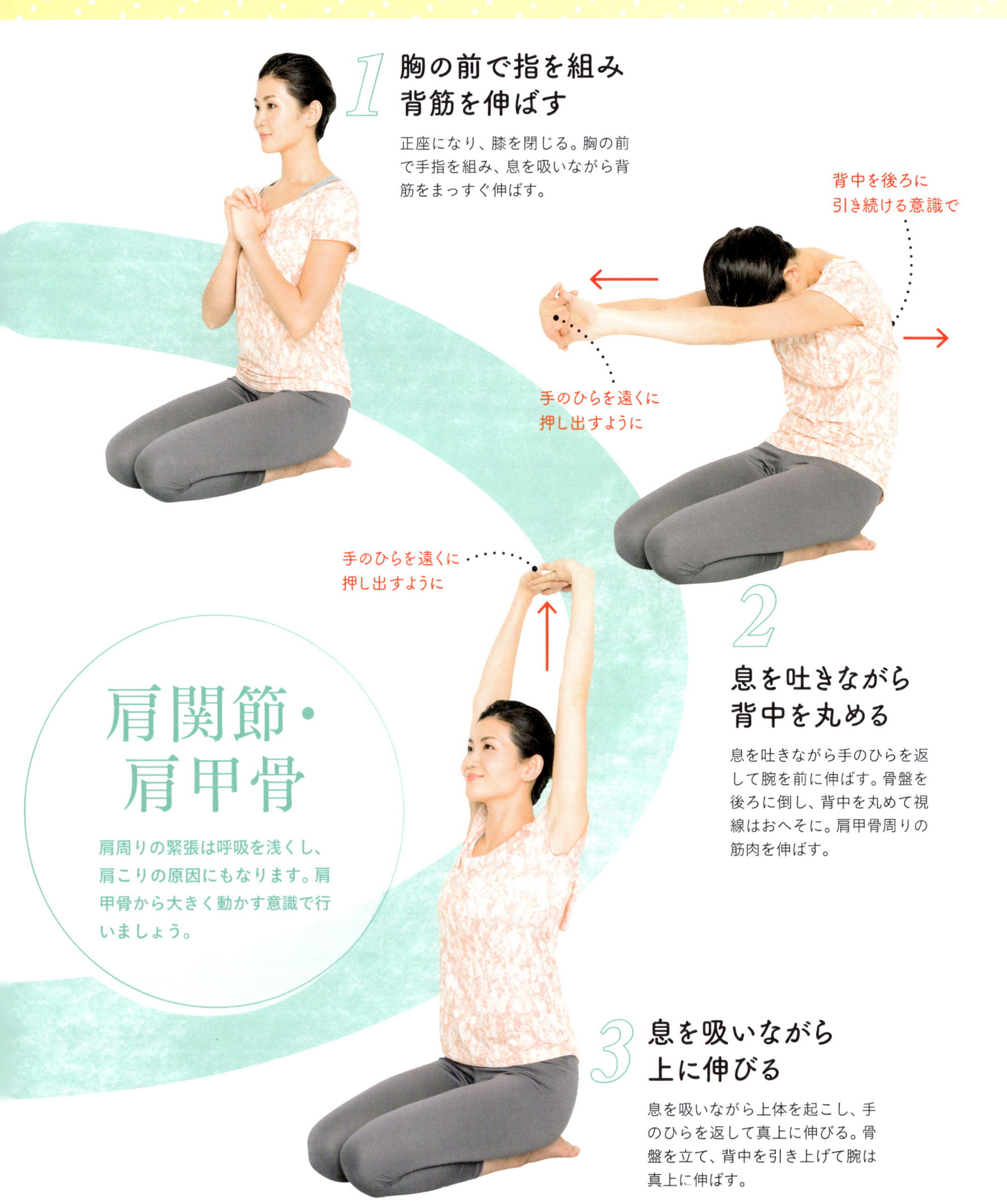

肩関節・肩甲骨

肩周りの緊張は呼吸を浅くし、肩こりの原因にもなります。肩甲骨から大きく動かす意識で行いましょう。

1 胸の前で指を組み背筋を伸ばす

正座になり、膝を閉じる。胸の前で手指を組み、息を吸いながら背筋をまっすぐ伸ばす。

2 息を吐きながら背中を丸める

息を吐きながら手のひらを返して腕を前に伸ばす。骨盤を後ろに倒し、背中を丸めて視線はおへそに。肩甲骨周りの筋肉を伸ばす。

3 息を吸いながら上に伸びる

息を吸いながら上体を起こし、手のひらを返して真上に伸びる。骨盤を立て、背中を引き上げて腕は真上に伸ばす。

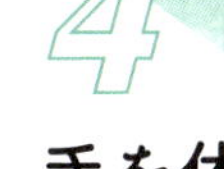

手を体の後ろで組んで胸を開く

息を吐きながら手を下ろし、体の後ろに回して両手の指を組む。息を吸いながら肩甲骨を寄せて背中を反らし、胸を開く。

肩甲骨を引き寄せ
ながら拳を遠くへ

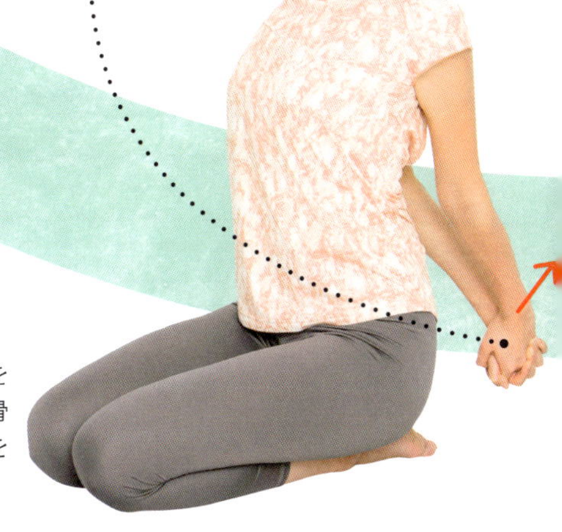

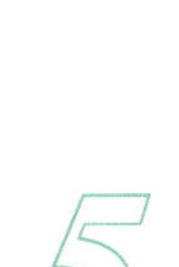

息を吐きながら上体を前に倒す

息を吐きながら上体を前に倒し、額を床につける。肩甲骨を寄せて、拳を天井方向に引き上げる。息を吸って、上体を起こし、一度吐く。

手首のあたりまで
しっかり合わせる

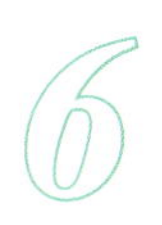

両腕を前から後ろに回す

両手の指先をそれぞれ肩の上に置き、ひじで円を描くように前から後ろに回す。息を吸いながら半周、吐きながら半周のリズムで5回行う。

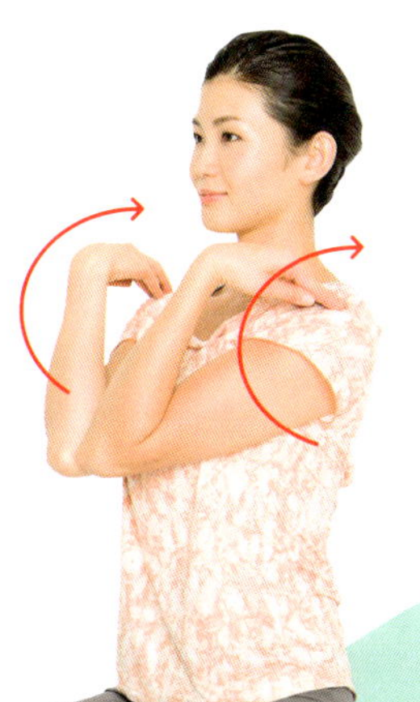

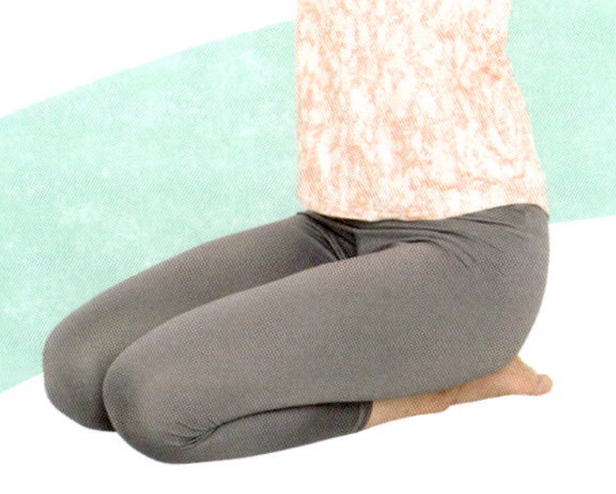

7 両腕を後ろから前に回す

今度はひじで円を描くように後ろから前に回す。息を吸いながら半周、吐きながら半周のリズムで5回行う。

体温アップ＆筋膜リリース！

乾布摩擦のススメ

★ ★ ★

タオルで体をこするだけで、筋膜がゆるんで柔軟性アップ！
体も温まるのでウォーミングアップにも最適です。

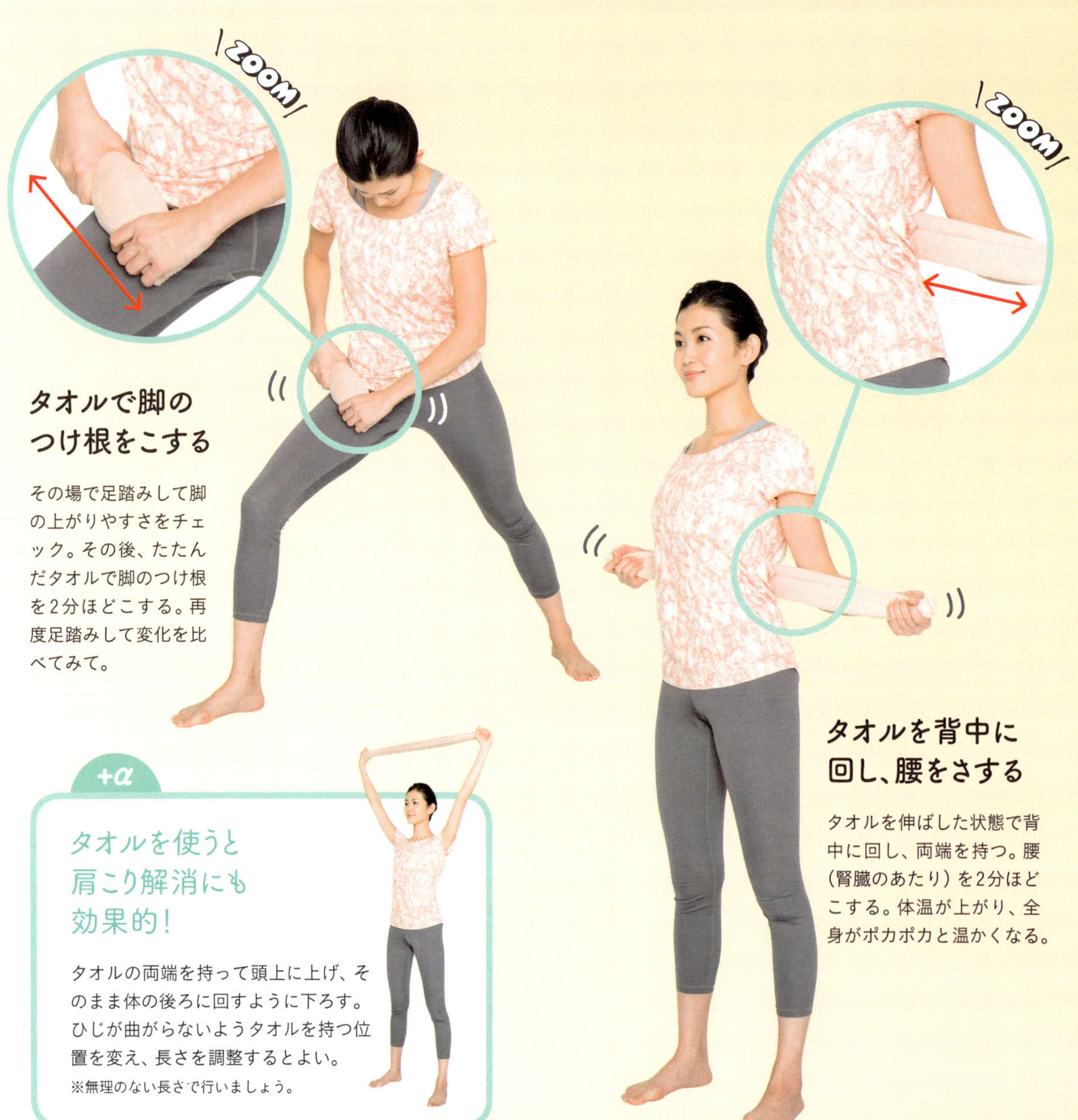

タオルで脚のつけ根をこする

その場で足踏みして脚の上がりやすさをチェック。その後、たたんだタオルで脚のつけ根を2分ほどこする。再度足踏みして変化を比べてみて。

タオルを背中に回し、腰をさする

タオルを伸ばした状態で背中に回し、両端を持つ。腰（腎臓のあたり）を2分ほどこする。体温が上がり、全身がポカポカと温かくなる。

+α

タオルを使うと肩こり解消にも効果的！

タオルの両端を持って頭上に上げ、そのまま体の後ろに回すように下ろす。ひじが曲がらないようタオルを持つ位置を変え、長さを調整するとよい。
※無理のない長さで行いましょう。

第2章

挑戦!

3週間で
ハトのポーズ

しなやかで美しいフォルムを描く「ハトのポーズ」は、
ヨガを行う人にとって憧れのポーズ。肩関節、股関節の
柔軟性を効率よく高めて、3週間で完成を目指します。

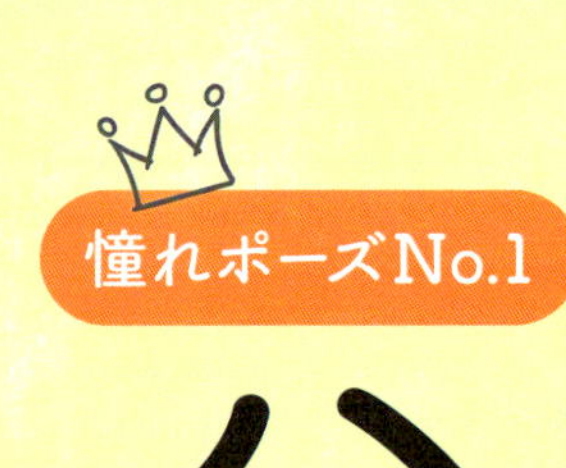

憧れポーズNo.1

LAVA流

3週間トライアル！

ハトのポーズへの道

~Road to Pigeon Pose~

ヨガをする人たちの憧れ、ハトのポーズを3週間でマスターしましょう！

1週目

ハトのポーズ
初級編

全身のバランスを整える

まずは、全身のこわばりをほぐして柔軟性を高め、筋力のバランスを整えていきます。最終的に無理なく背中を反らすことができるように、肩甲骨周りの可動域を広げるとともに、やわらかくなるまで時間がかかる骨盤周り、股関節にもアプローチします。

片脚をまっすぐ後ろに伸ばすには股関節の柔軟性が必須。上体を起こしてキープするには体幹や上半身の柔軟性も必要に。

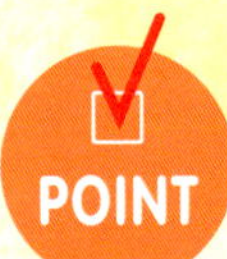

POINT

- □ 無理せず、気持ちよく伸びるところまでを目安にしましょう
- □ 呼吸を止めずに、常に意識してできるだけ深く呼吸しましょう
- □ 気持ちがのらない日はお休みしましょう
- □ 食事前や入浴後に行うのがオススメ

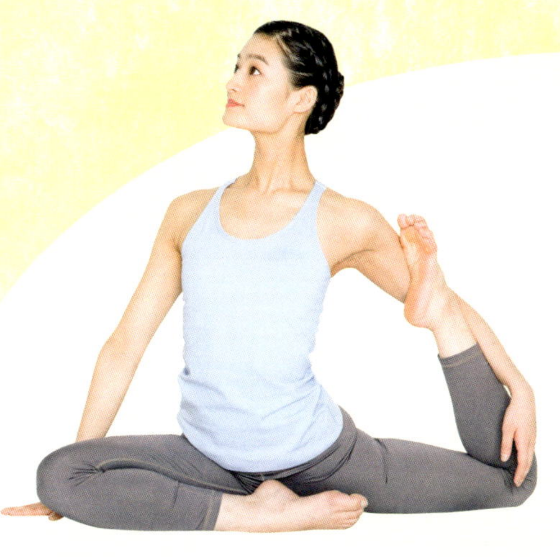

初級のハトのポーズから後ろの脚を曲げ、手にかけるところまで。股関節の柔軟性アップとともに、骨盤周りから太もも前面もほぐしていく。

2週目

ハトのポーズ

中級編

股関節を柔軟にする

2週目は股関節を重点的にほぐしていきます。最終的にハトのポーズに入ったとき、床から手を離した状態でキープするためには、股関節の柔軟性が大切です。1週目よりもやや強度を上げながら、柔軟性、筋力ともにしっかり養っていけるプログラムです。

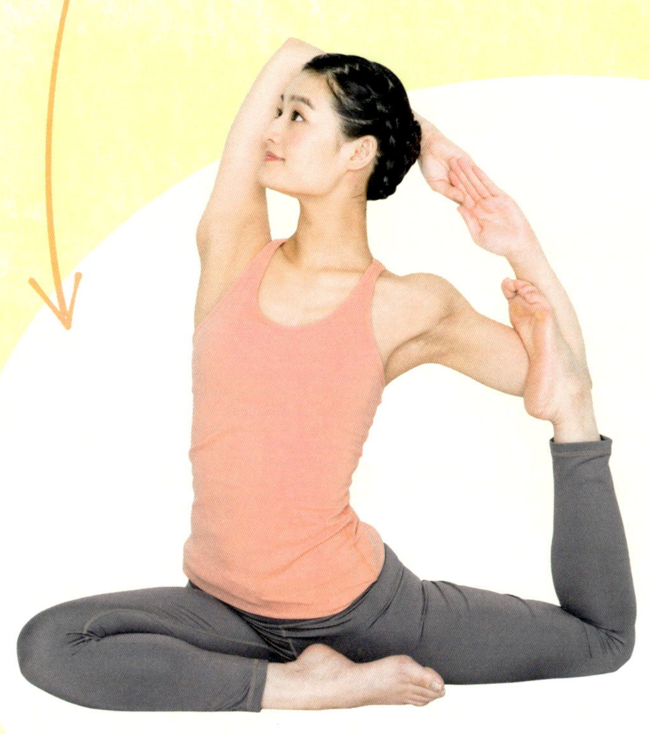

両手を上げて体の後ろでつなぐために、肩関節をもうひとほぐし。肩がほぐれると胸も開き、上体を起こしてキープしやすくなる。

3週目

ハトのポーズ

完成編

肩関節を柔軟にする

3週目は肩関節にフォーカスし、胸を開いてポーズをキープできる柔軟な上半身をつくっていきます。2週目の内容を踏襲して、引き続き股関節周りも丹念にほぐしつつ、最終的にハトのポーズを取るために必要なお腹の引き上げ力や体幹を鍛えていきましょう。

3週目
完成編
2週目
中級編
1週目
初級編
1週目
視線を上げて
上体を安定させる
全身のバランスを整える
伸ばした脚を内旋させて
骨盤を正面に向ける

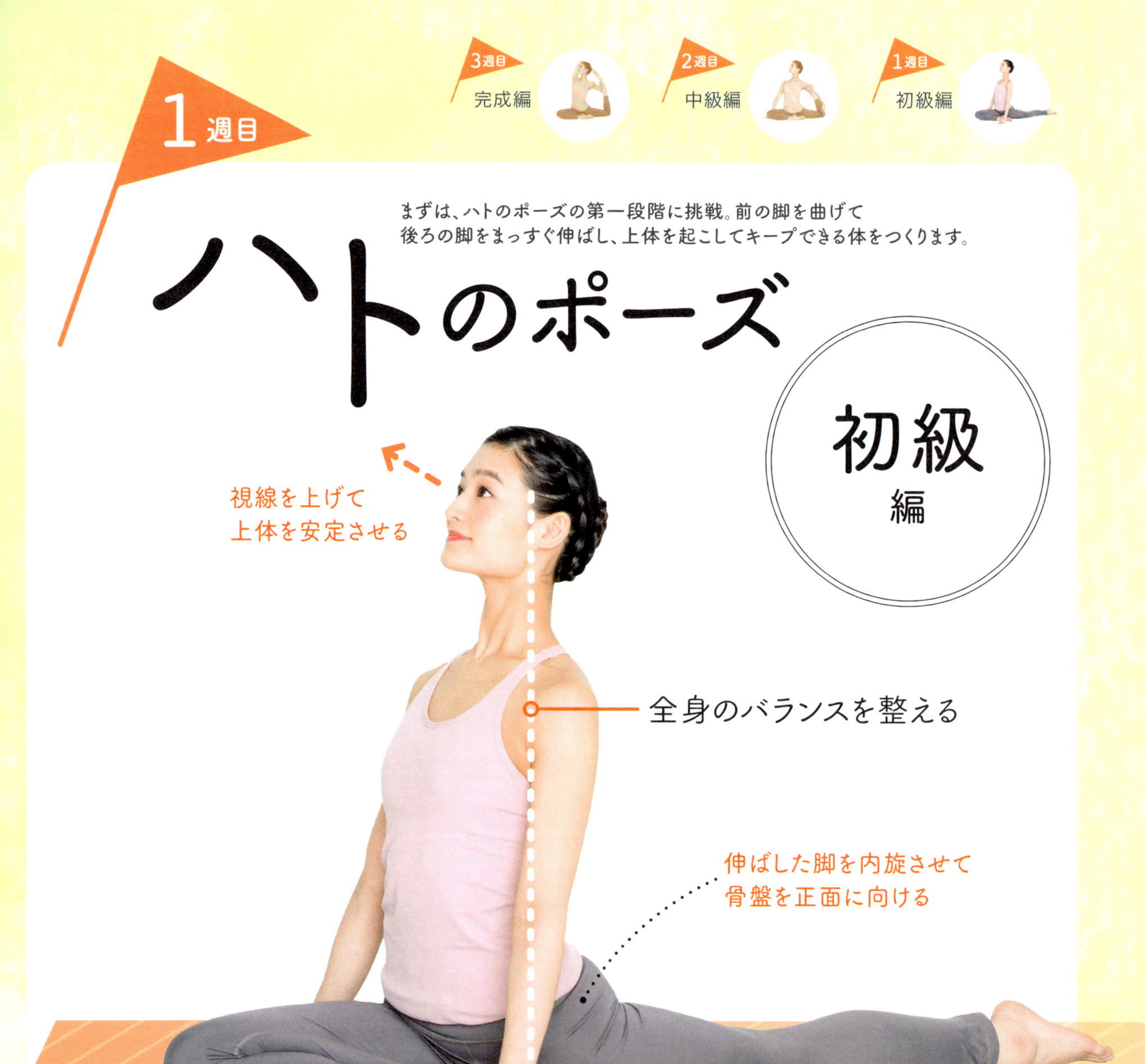

ハトのポーズ

初級編

まずは、ハトのポーズの第一段階に挑戦。前の脚を曲げて
後ろの脚をまっすぐ伸ばし、上体を起こしてキープできる体をつくります。

カラダへの効果

心身をゆるめる、全身のこわばりや緊張を取り除く、骨盤周りの柔軟性アップ、胸部の柔軟性アップ

強化ポイント 全身のバランス

誰でも行える動きを取り入れて全身の大きな筋肉をほぐし、筋肉の緊張やこわばりを取り除きます。やわらかくなるまでに時間がかかる骨盤や股関節周りにもアプローチします。

スプタバッダコーナーサナ
【supta=横たわる】
Reclining Bound Angle Pose

仰向けのがっせきのポーズ

▶P108

足裏を合わせて開き、リラックスします。ここではさらに膝を軽く上下に揺らします。股関節周りの筋肉をゆるめていきましょう。

1 仰向けになり膝を立てる

仰向けになり、両膝を立てて脚を揃える。両手は手のひらを下にして、体の横に置く。

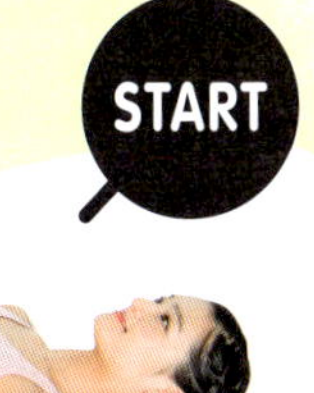

2 膝を外側に開き上下に揺らす

両膝を外側に倒して足裏を合わせ、両手は上に伸ばす。両膝を上下に何度か揺らし、力を抜いて5呼吸キープ。

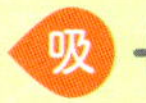

×5呼吸

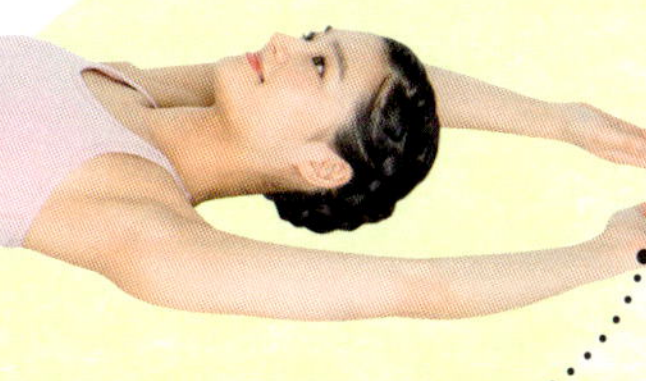

両手は力を抜いて自然に伸ばす

3 膝を立てて内側に倒す

膝を立て、脚を広めに開き、両腕を横に開く。息を吐きながら左膝を内側に倒し、吸いながら戻す。これを5回行い、反対側も同様に。

片膝を内側に倒す運動

仰向けの状態で脚を広めに開き、膝を倒します。太ももの外側の筋肉をストレッチしましょう。

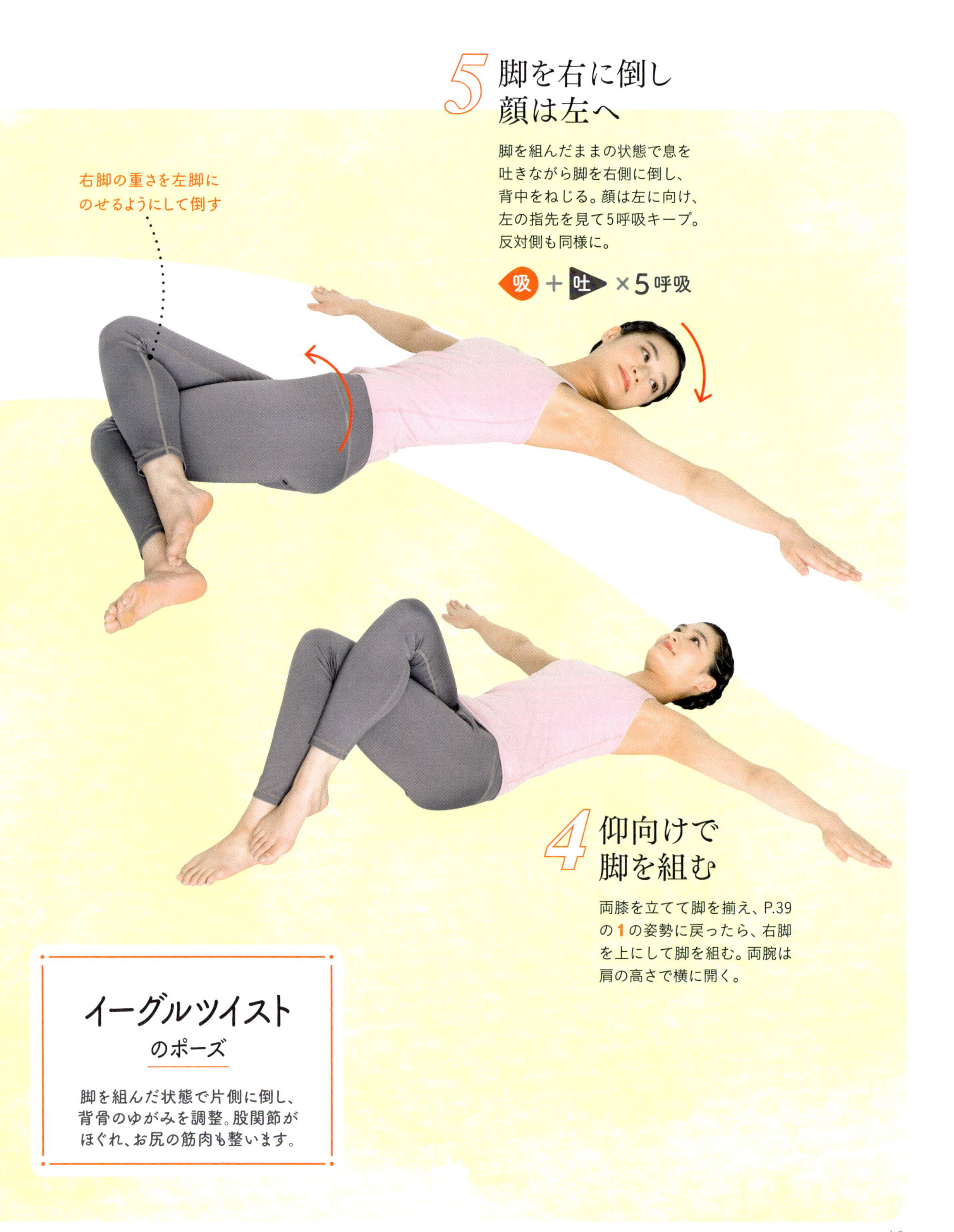

5 脚を右に倒し 顔は左へ

脚を組んだままの状態で息を吐きながら脚を右側に倒し、背中をねじる。顔は左に向け、左の指先を見て5呼吸キープ。反対側も同様に。

吸 ＋ 吐 ×5呼吸

4 仰向けで 脚を組む

両膝を立てて脚を揃え、P.39の**1**の姿勢に戻ったら、右脚を上にして脚を組む。両腕は肩の高さで横に開く。

イーグルツイスト のポーズ

脚を組んだ状態で片側に倒し、背骨のゆがみを調整。股関節がほぐれ、お尻の筋肉も整います。

アシュワサンチャラーサナ
【ashwasanchala=馬に乗る】
Low Lunge Pose

ローランジのポーズ

脚を前後に大きく開き、股関節をストレッチ。固まりやすい脚のつけ根や太ももの前面を伸ばします。

6 手と膝をつき四つんばいの姿勢に

両手は肩幅、両膝は腰幅程度に開き、肩の下に手首、股関節の下に膝をつく。頭とお尻で引き合い、背筋を伸ばす。

おへそを背骨に近づけるイメージで体幹を安定させる

7 右足を両手の間に踏み出す

四つんばいの姿勢から、右足を両手の間に踏み出す。左足はつま先を立て、膝の位置を少し後ろにずらす。

8 左脚を伸ばす

左脚のかかとを後方に押し出して膝を浮かせる。背筋を伸ばして5呼吸キープ。四つんばいの姿勢に戻り、反対側も同様に。

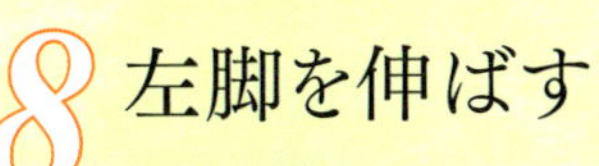

手のひらがつかなければ指先を立ててもOK

かかとを後ろに押し出して脚をさらに伸ばす

腕のストレッチ

腕を伸ばすことで体側がほぐれ、
上体が伸びやすく。胸が開き、
後屈しやすい体になります。

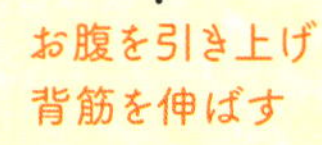

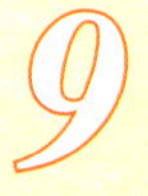

9 正座になり ひじを曲げる

四つんばいから正座の姿勢になり、骨盤を立てて背筋を伸ばす。右腕を上げてひじを曲げ、左手で上からつかむ。

10 ひじを引いて 内側に入れる

息を吐きながら左手で右ひじを内側に引き、二の腕を伸ばす。脇が伸びるのを感じながら５呼吸。腕を下ろし、反対側も同様に。

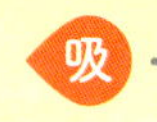

＋
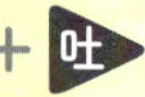

×５呼吸

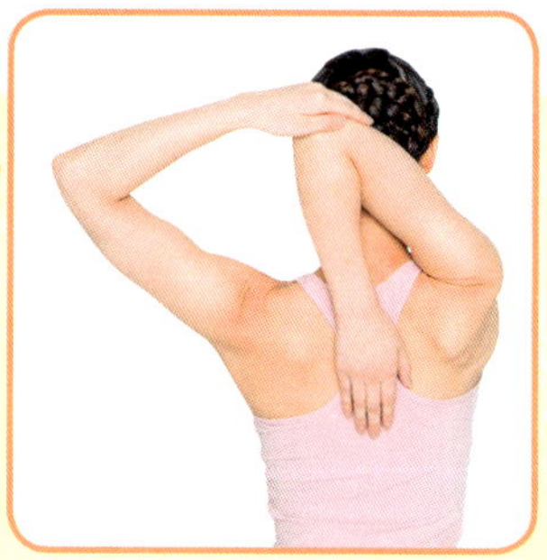

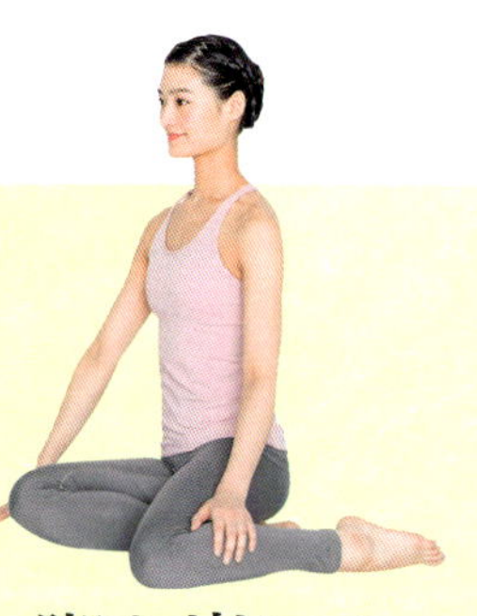

11 脚を崩して 横座りになる

正座の状態からお尻を右側にずらし、脚を崩して横座りになる。

後ろ脚を伸ばして
上体を起こす

ハトのポーズ
初級編

全身がほぐれたら、ハトのポーズに挑戦。
股関節を伸ばし、
上体を気持ちよく広げましょう。

CHECK

- □ 股関節が前後に開けていますか？
- □ 後ろ脚がまっすぐ伸びていますか？
- □ 上体がまっすぐ起きていますか？

12 左脚を後ろに伸ばす

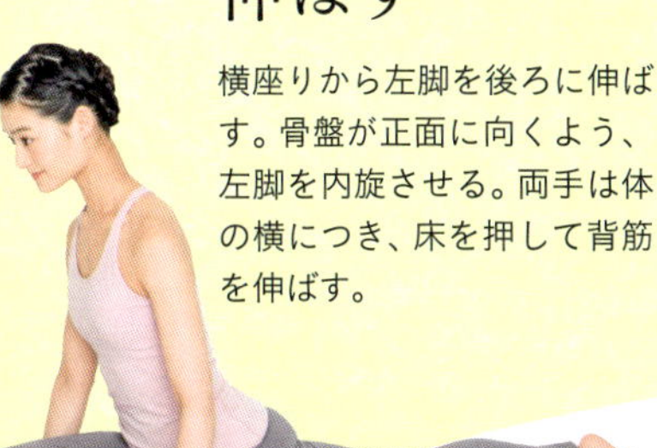

横座りから左脚を後ろに伸ばす。骨盤が正面に向くよう、左脚を内旋させる。両手は体の横につき、床を押して背筋を伸ばす。

股関節から内側に回し、
膝を下に向ける

体の力を抜き、
肩もラクにする

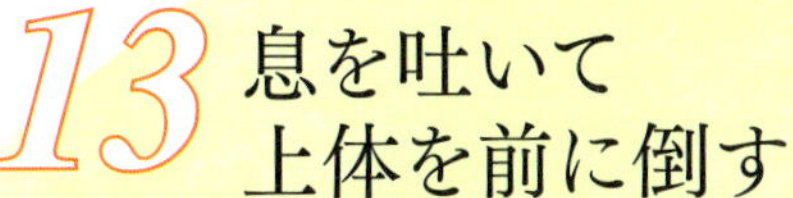

13 息を吐いて上体を前に倒す

息を吐きながら両手を前に移動させて、上体を倒し、両手を重ねた上に額をのせる。肩の力を抜いて5呼吸キープ。

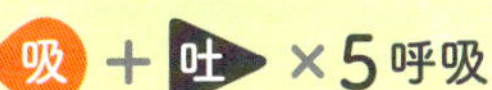

＼完成！／

14 上体を起こし視線を上へ

両手を体の横につき、上体を起こす。両手で床を押して背筋を伸ばし、斜め上を見て5呼吸キープ。反対側も同様に。最後はチャイルドポーズでお休みを。

吸 ＋ 吐 ×5呼吸

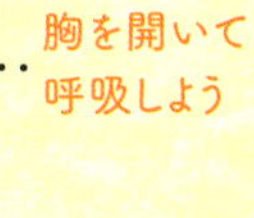

胸を開いて
呼吸しよう

完成編

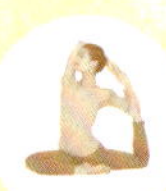

2週目

中級編

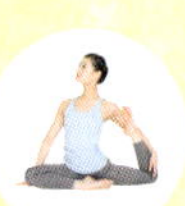

1週目

初級編

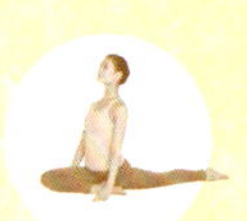

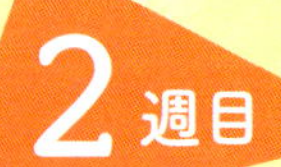

2週目は、1週目で後ろに伸ばしていた脚を曲げていきます。
さらなる股関節の柔軟性アップを目指しましょう。

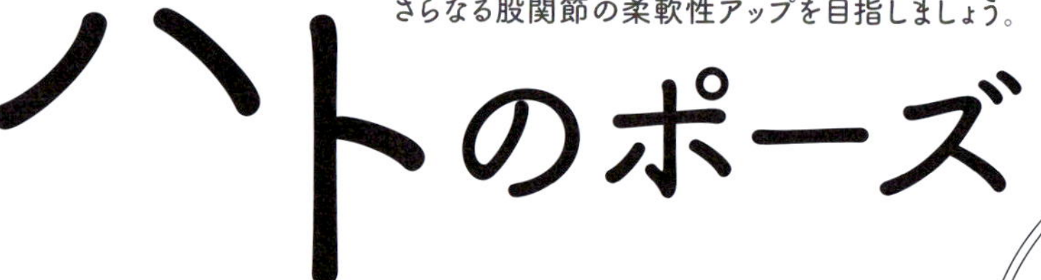

中級編

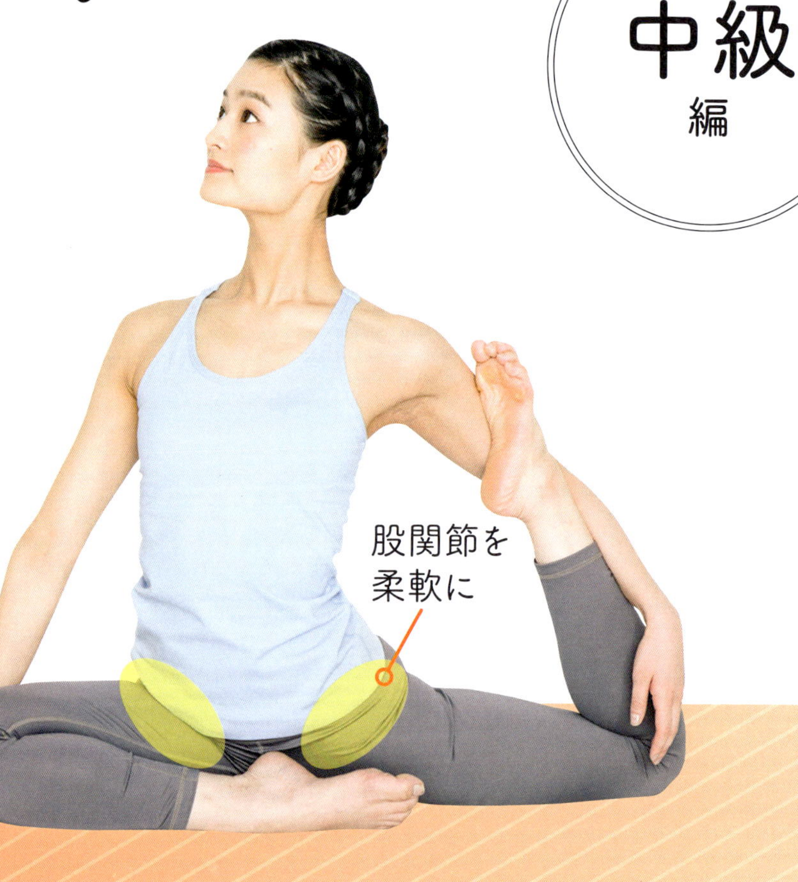

カラダへの効果

骨盤周りの柔軟性アップ、体幹の強化、体の前面の柔軟性アップ、肩甲骨周りの柔軟性アップ

強化ポイント 股関節

骨盤周りをはじめ体幹にもアプローチし、股関節周りをさらに柔軟に。最終的に後ろの脚を上げられるように、太ももの前面にもフォーカスしてほぐしていきます。

コアラのポーズ

▶ P.51

お尻と太ももがゆるむことで、
股関節の動きがよくなります。

1 足首を反対の太ももにのせる

仰向けになり、膝を立てる。両手は手のひらを下に向けて体側に置く。右膝を外側に開き、足首を左ももにのせる。

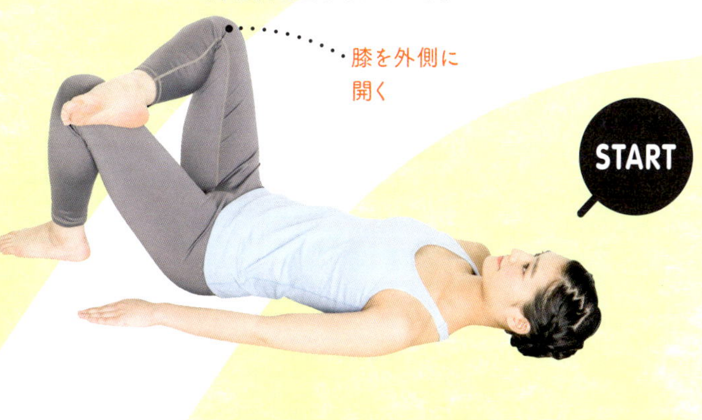

2 太ももを抱えて引き寄せる

左太ももを両手で抱える。息を吸い、吐きながら太ももを胸の方に引き寄せ5呼吸キープ。反対側も同様に。

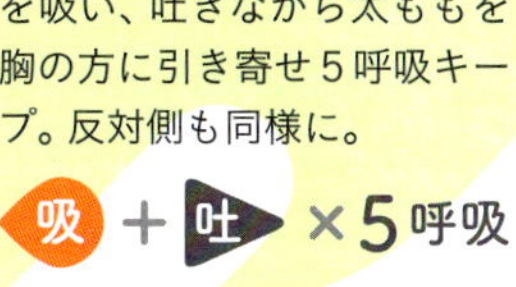

お尻の伸びを感じて

5 体の下で指を組む

腕を体の下に入れて肩甲骨を寄せ、両手を組む。腕全体で床を押して５呼吸キープ。手を離して腕を体の外に出し、ゆっくり体を下ろす。

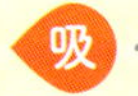

＋
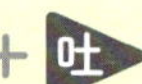

×5呼吸

肩甲骨を背骨に寄せる

足裏全体で
しっかり床を押す

膝は開かないよう
内側に寄せる意識で

4 息を吸って体を上げる

両腕全体で床を押し、息を吸いながら体を持ち上げる。背中を下から順にゆっくりと持ち上げ、胸を大きく開く。

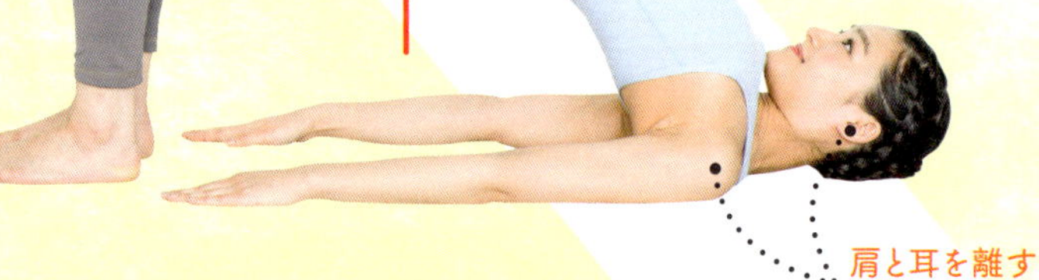

肩と耳を離す
ように意識

セートゥバンダサルヴァーンガーサナ
【setubandha=橋】 Bridge Pose

橋のポーズ

体の前面が伸び、ハトのポーズで
上体をキレイに反らす準備になります。

※首に痛みがあるときは行わない。

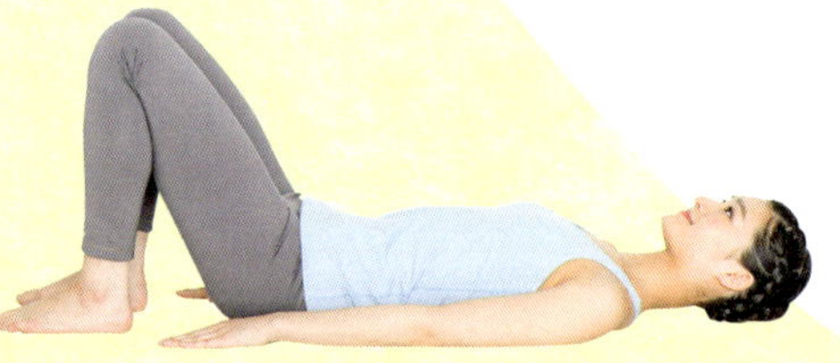

3 膝を立てて腰幅に開く

仰向けの状態で両膝を立て、腰幅程度に開く。膝下にかかとがくるように。両手は手のひらを下にして、体側に置く。

ハトの深呼吸

呼吸に合わせて動くことで、
体がよりリラックスしてほぐれやすく。

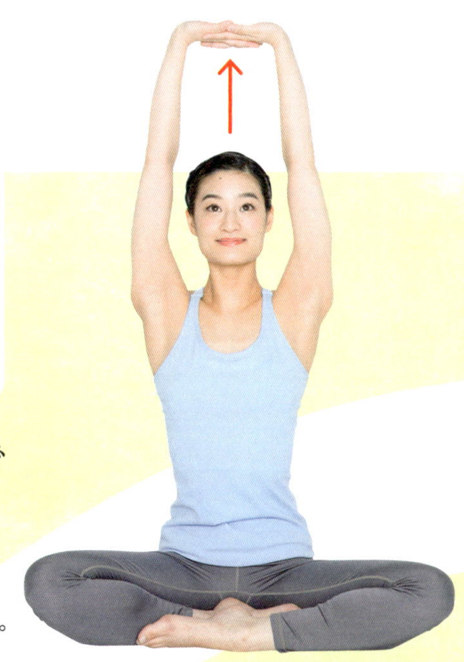

6 あぐらの姿勢で両手を伸ばす

体を起こしてあぐらで座る。両手を組んで息を吸いながら手のひらを返して上に伸ばす。

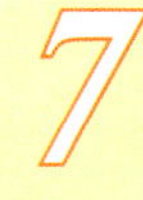

体側までしっかり伸びるように

7 ひじを曲げて視線を斜め上に

息を吐きながら左手で右手を引いて頭の後ろでひじを曲げたら、視線を右ひじの先に向ける。息を吸って戻り、反対側も同様に。左右で3セット行う。

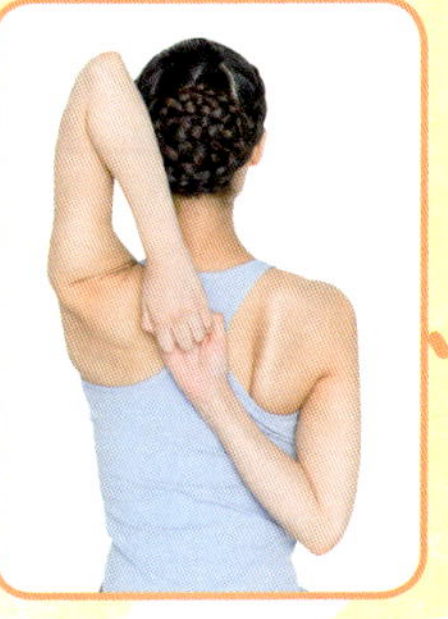

8 膝を重ね背中で手をつなぐ

両膝を重ねて座る。左手は上、右手は下から回して背中で握手。5呼吸キープし、手脚を入れ替えて反対側も同様に。

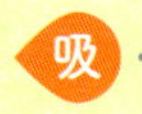

+ 吐 ×5呼吸

つま先を伸ばして寝かせる

膝は上下に重ねる

ゴームカーサナ
【go=牛　mukha=顔】Cow Face Pose

牛の顔のポーズ

▶ P.51 ▶ P.86

骨盤を締めて股関節を刺激。
骨盤周りを整えながら、胸も開きます。

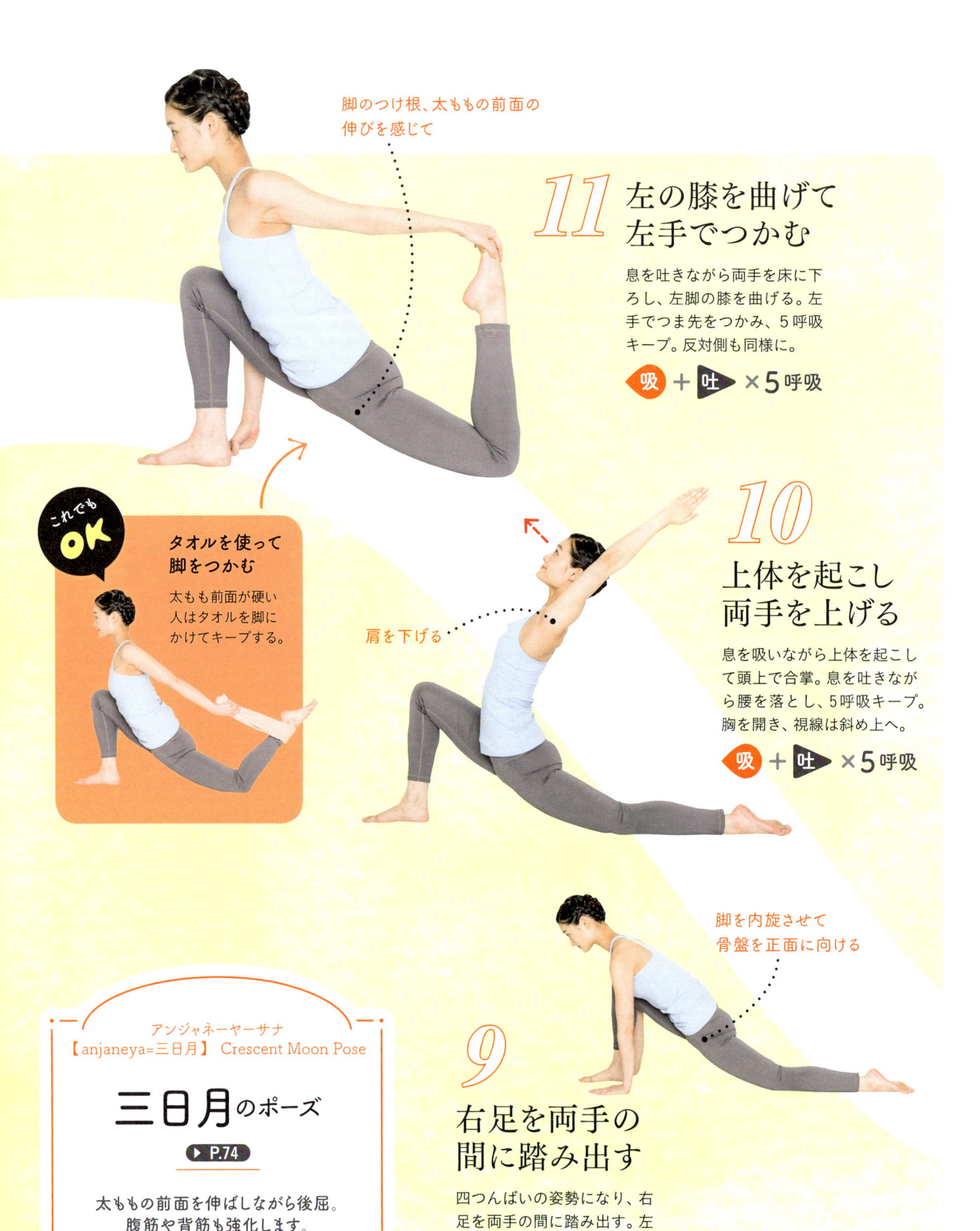
アンジャネーヤーサナ
【anjaneya=三日月】 Crescent Moon Pose
三日月のポーズ
▶ P.74
太ももの前面を伸ばしながら後屈。
腹筋や背筋も強化します。
9
右足を両手の間に踏み出す
四つんばいの姿勢になり、右足を両手の間に踏み出す。左膝の位置を少し後ろにずらす。
脚を内旋させて
骨盤を正面に向ける
10
上体を起こし両手を上げる
息を吸いながら上体を起こして頭上で合掌。息を吐きながら腰を落とし、5呼吸キープ。胸を開き、視線は斜め上へ。
吸 + 吐 ×5呼吸
肩を下げる
11
左の膝を曲げて左手でつかむ
息を吐きながら両手を床に下ろし、左脚の膝を曲げる。左手でつま先をつかみ、5呼吸キープ。反対側も同様に。
吸 + 吐 ×5呼吸
脚のつけ根、太ももの前面の
伸びを感じて
これでもOK
タオルを使って
脚をつかむ
太もも前面が硬い人はタオルを脚にかけてキープする。

後ろ脚を曲げてつかむ

ハトのポーズ
中級編

膝を曲げて、脚を上げるステップへ。
股関節と胸の開きを意識して。

CHECK

- 股関節が前後に開き、骨盤が正面に向いていますか？
- 後ろ脚の太ももは突っ張っていませんか？
- 上体がまっすぐ伸びていますか？

12 左脚を後ろにまっすぐ伸ばす

手を離して右脚の膝を曲げ、左脚を後ろにまっすぐ伸ばす。両手を体の横に置き、手で床を押して背筋を伸ばす。

脚を内旋させて骨盤を正面に向ける

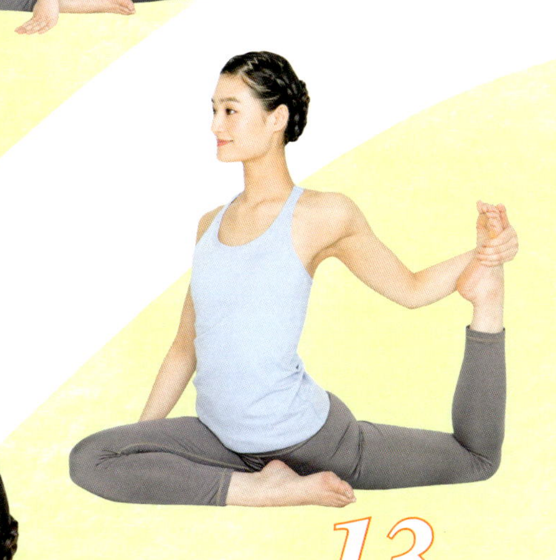

13 左脚を曲げ手でつかむ

左脚の膝を曲げる。左手を後ろに伸ばし、内側からつま先をつかむ。上体は正面に向ける。

＼完成！／

14 足先をひじにかけ、視線は上へ

左の足先を左ひじにかける。右手で床を押して上体をまっすぐ起こし、5呼吸キープ。反対側も同様に行う。最後はチャイルドポーズでお休みを。

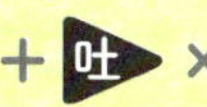

×5呼吸

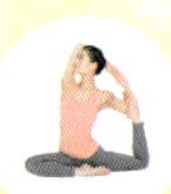

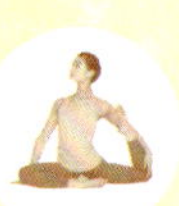

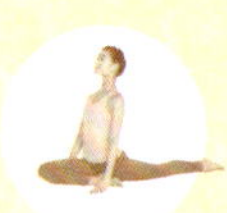

3週目

3週目はいよいよハトのポーズの完成形にチャレンジ！　肩関節の動きがよくなるポーズを取り入れてしなやかな上半身をつくっていきましょう。

ハトのポーズ

完成編

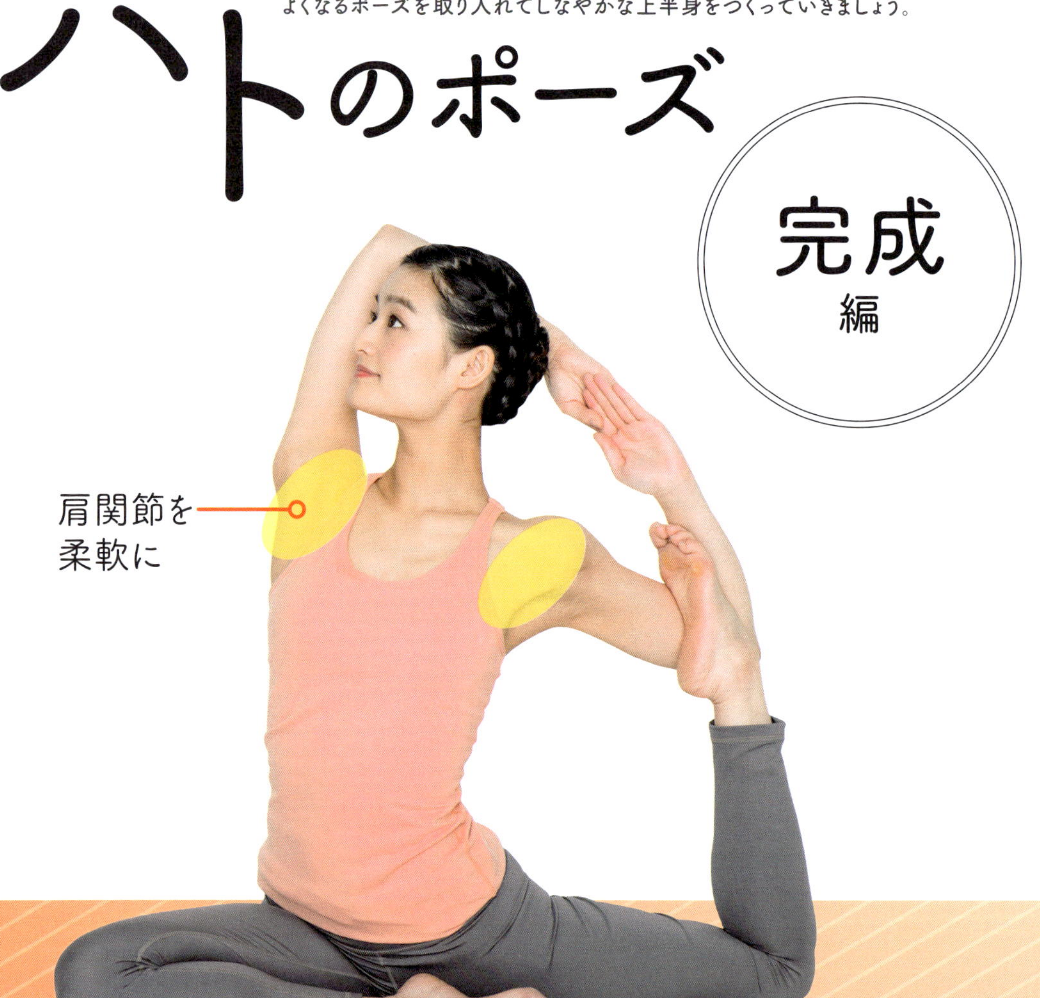

カラダへの効果

肩や肩甲骨周りの柔軟性アップ、肩こりの解消、リフレッシュ、股関節周りの柔軟性アップ、全身のストレッチ、背骨を整える、体幹の強化

強化ポイント 肩関節

腕を上げた状態で上体の伸びをキープするには肩関節の柔軟性が欠かせません。牛の顔のポーズ(P.51)やダンサーポーズ(P.53)など胸を開くポーズによって、硬くなった肩や肩甲骨周りを解放します。

コアラのポーズ

▶ P.45

骨盤を開きながらお尻周りをストレッチします。

START

1 太ももを抱えて引き寄せる

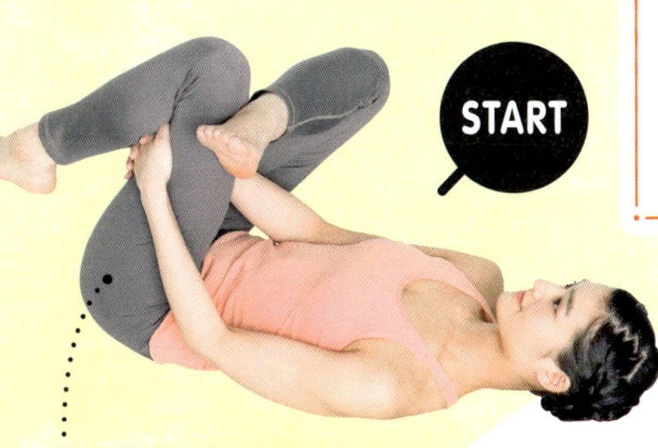

P.45の1、2と同様に、右膝を外側に開いて、足首を左側の太ももにかけたら、両手で左太ももを抱えて胸の方に引き寄せ5呼吸キープ。反対側も同様に。

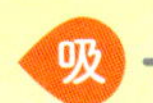 + 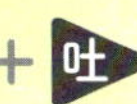 ×5呼吸

お尻の伸びを感じて

ハトの深呼吸

▶ P.47

肩周りを大きくストレッチ。呼吸に合わせて気持ちよく動いて。

2 肩周りを開いて深く呼吸する

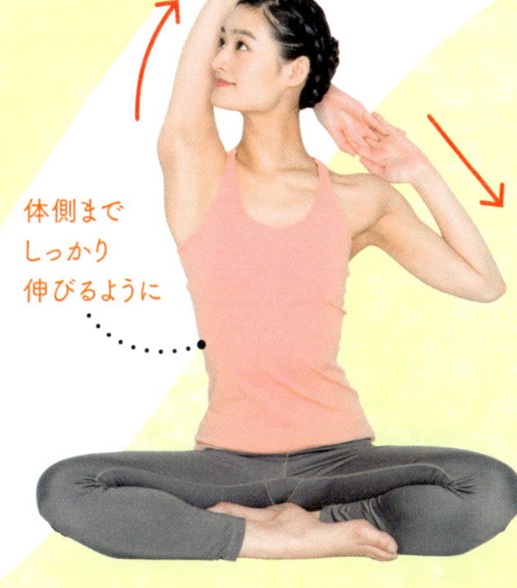

体側までしっかり伸びるように

P.47の6、7と同様に、あぐらの姿勢になり息を吸いながら頭上で両手を組む。息を吐きながら、頭の後ろで左ひじを横に引いて曲げ、視線は右ひじの先へ。これを左右で3セット行う。

3 両膝を重ねて座り背中で手をつなぐ

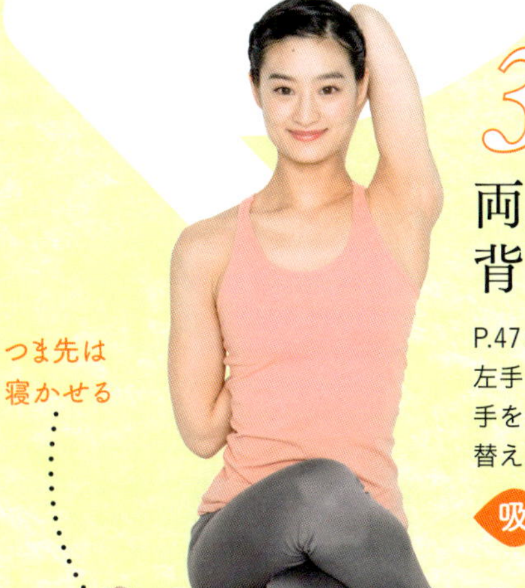

つま先は寝かせる

膝は上下に重ねる

P.47の8と同様に、両膝を重ねて座る。左手を上から、右手を下から背中に回し、手をつなぐ。5呼吸キープ。手脚を入れ替え反対側も同様に。

吸 + 吐 ×5呼吸

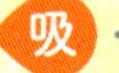

ゴームカーサナ
【go=牛 mukha=顔】
Cow Face Pose

牛の顔のポーズ

▶ P.47 ▶ P.86

両手を背面に回してつなぐため腕のつけ根や胸が開きます。

ウッティタアシュワサンチャラーサナ
【utthita=伸ばす　ashwasanchala=馬に乗る】
High Lunge Pose

ハイランジのポーズ

ローランジのレベルアップバージョン。
下半身をより刺激します。

4 右足を前に出し左脚を伸ばす

四つんばいの姿勢から右足を両手の間へ踏み出す。左脚はかかとを押し出して膝を浮かせ、後ろにまっすぐ伸ばす。

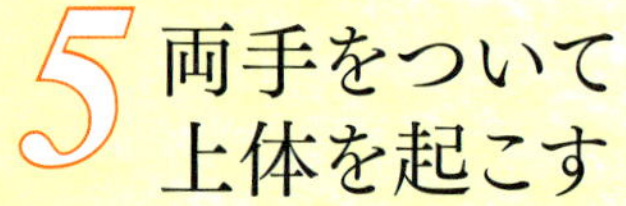

5 両手をついて上体を起こす

両手を右の太ももに置き、お腹の力を使って上体を起こす。左脚はかかとを後ろに押し続け、脚全体を伸ばす。

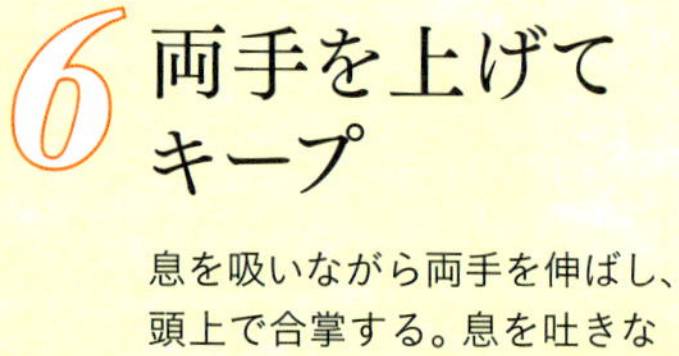

6 両手を上げてキープ

息を吸いながら両手を伸ばし、頭上で合掌する。息を吐きながら腰を真下に落として5呼吸キープ。

吸 ＋ 吐 ×5呼吸

膝は正面に向け、しっかり踏み込む

かかとを後ろに押し出して脚全体を伸ばす →

膝が内側に入らないように
足指で床を押し後ろ脚全体を伸ばす

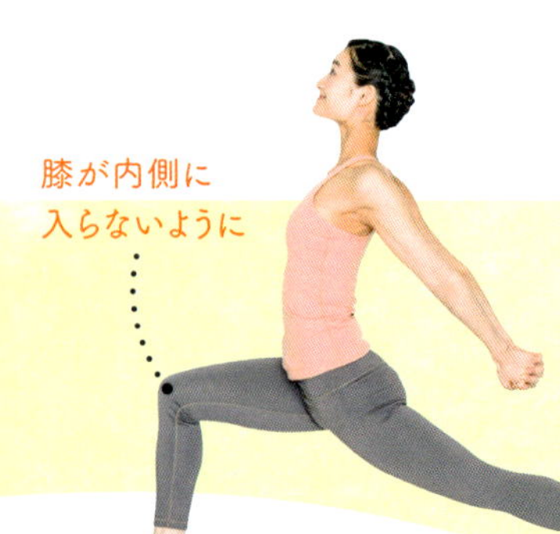

7 両手を組んで胸を開く

息を吐きながら両手を下ろし、体の後ろで組む。息を吸いながら背筋を伸ばし、息を吐きながら胸を開き、視線は斜め上に。5呼吸キープする。反対側も同様に。

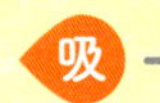

吸 ＋ 吐 ×5呼吸

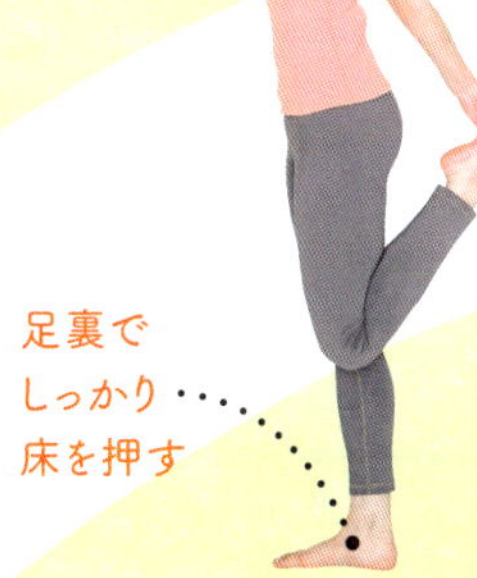

8 左脚を曲げて右手を前方に

両脚を揃えて立つ。左膝を曲げ、左手で足先を内側からつかむ。息を吸いながら、右手を斜め前方へまっすぐ伸ばす。

9 左脚を持ち上げ上体を倒す

息を吐きながら、足の甲で手を押して背中を反らせる。上体を自然に前に倒していく。

おへそを下に
向ける意識で

10 体の前面を大きく開く

胸が気持ちよく広げられたら、手を床と平行の状態で伸ばし、5呼吸キープ。4に戻り、反対側も同様に。

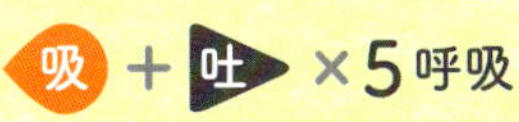

軸脚の足裏全体で
床を強く押す

ナタラージャーサナ
【nataraja=インド三大神である、シヴァの異名】 Lord of the Dance Pose

ダンサーポーズ

▶P.118

肩や股関節の使い方がハトのポーズとほぼ同じ。体幹を使いバランスを取って。

足の甲で手を押して
体を起こす

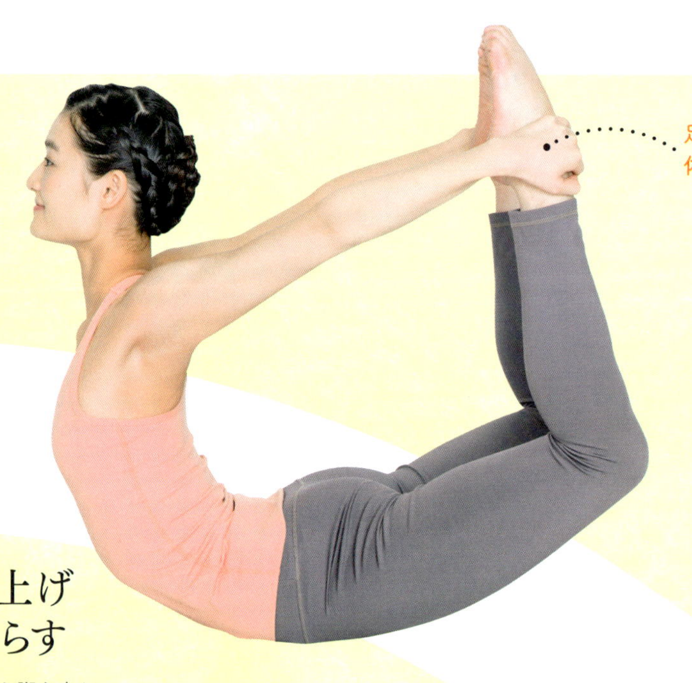

12 脚を持ち上げ上体を反らす

息を吸いながら手と脚を床から持ち上げて背中を反らし、5呼吸キープ。息を吐きながらゆっくり体を床に下ろす。

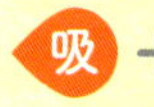

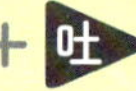

 + ×5呼吸

脚は腰幅程度に開く

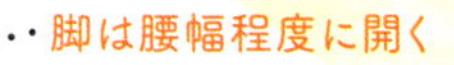

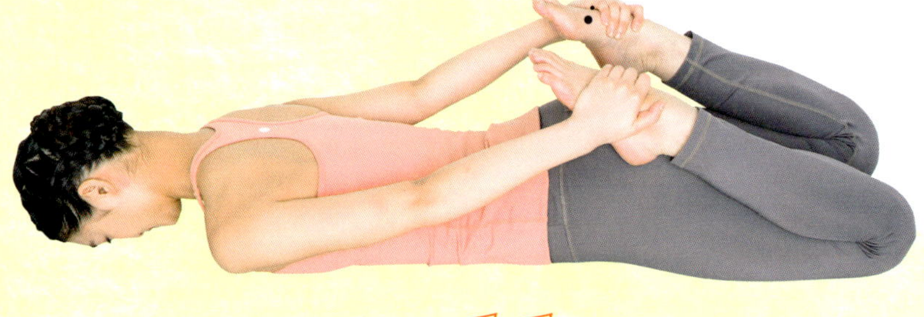

11 両膝を曲げて両手でつかむ

うつ伏せになり、両膝を曲げてかかとをお尻に近づける。両手を後ろに伸ばし、外側から足の甲をそれぞれつかむ。

ダヌラーサナ
【dhanu=弓】 Bow Pose

弓のポーズ

▶ P.62

ダイナミックに体を反らせるポーズで体の背面の筋力をアップ。

エーカパーダカポターサナ
【eka=1本の　pada=足・脚　kapota=鳩】
Pigeon Pose

ハトのポーズ
完成編

後ろ脚を曲げ、上体を軽やかに
伸ばします。視線を上げて胸を開いて。

CHECK

- □ 股関節が前後に開き、骨盤が立っていますか？
- □ 上体が気持ちよく伸びていますか？
- □ 胸がしっかり開き、呼吸できていますか？

13
左脚を後ろに伸ばす

正座から横座りになり、左脚を後ろに伸ばす。左脚を内側に回し、骨盤を正面に。両手は体の横につき、床を押して背筋を伸ばす。

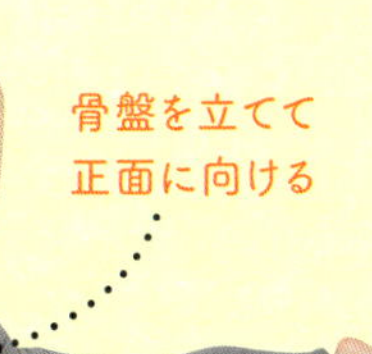

骨盤を立てて正面に向ける

14
左足をひじにかけ右手を上げる

左脚の膝を曲げ、足を左ひじにかける。お腹を引き上げて上体を起こし、右手を前方にまっすぐ伸ばす。

脚を内旋させて骨盤を正面に向け続ける

完成！

15
両手を頭の後ろでつなぐ

右ひじを曲げ、頭の後ろで左手と握手する。背筋を伸ばし5呼吸キープ。反対側も同様に。

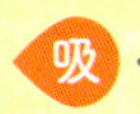

＋
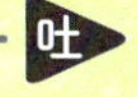

×5呼吸

ひじを真上に引き上げ、体側・二の腕の伸びを感じて

アルでこんなに変化が！

3週間！ 毎日続けることで、明らかな変化が見られました！

正直、絶対無理!!
と思っていました
Before
よいしょ
やればできる！ という
達成感が自信になりました！
Road to Pigeon-pose
- Recording Sheet -
After

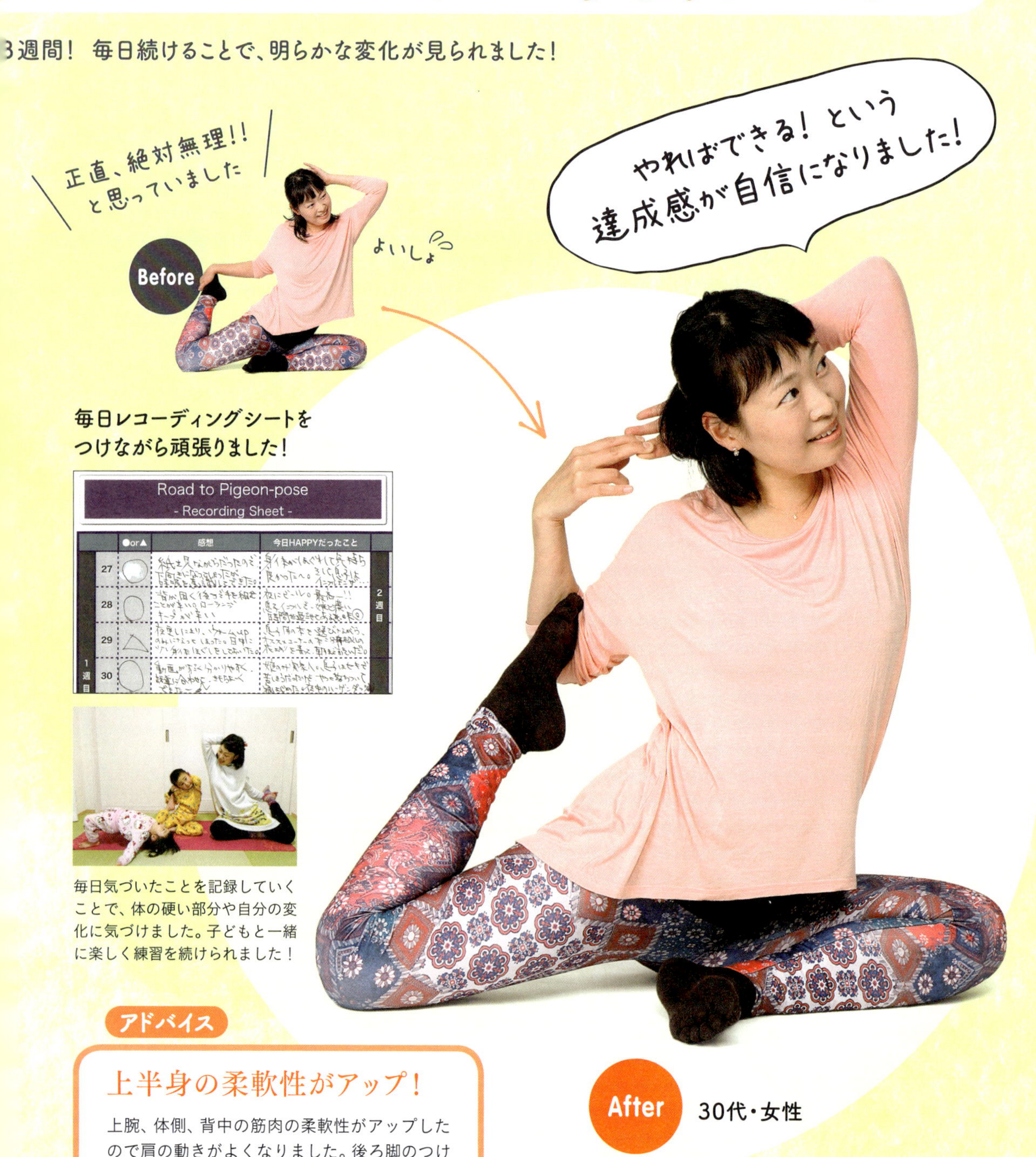

毎日レコーディングシートを
つけながら頑張りました！

毎日気づいたことを記録していくことで、体の硬い部分や自分の変化に気づけました。子どもと一緒に楽しく練習を続けられました！

30代・女性

アドバイス

上半身の柔軟性がアップ！

上腕、体側、背中の筋肉の柔軟性がアップしたので肩の動きがよくなりました。後ろ脚のつけ根や股関節、前もも、お腹の硬さがほぐれると、よりしなやかなハトに変身できるはず！

ハトのポーズ 3週間トライ

ハトのポーズの完成形を目指して、毎日10分のプログラム

体が硬くて
これが限界…!
イテテテ…
Before
まさか自分でもこんなに
できるようになるとは驚き!

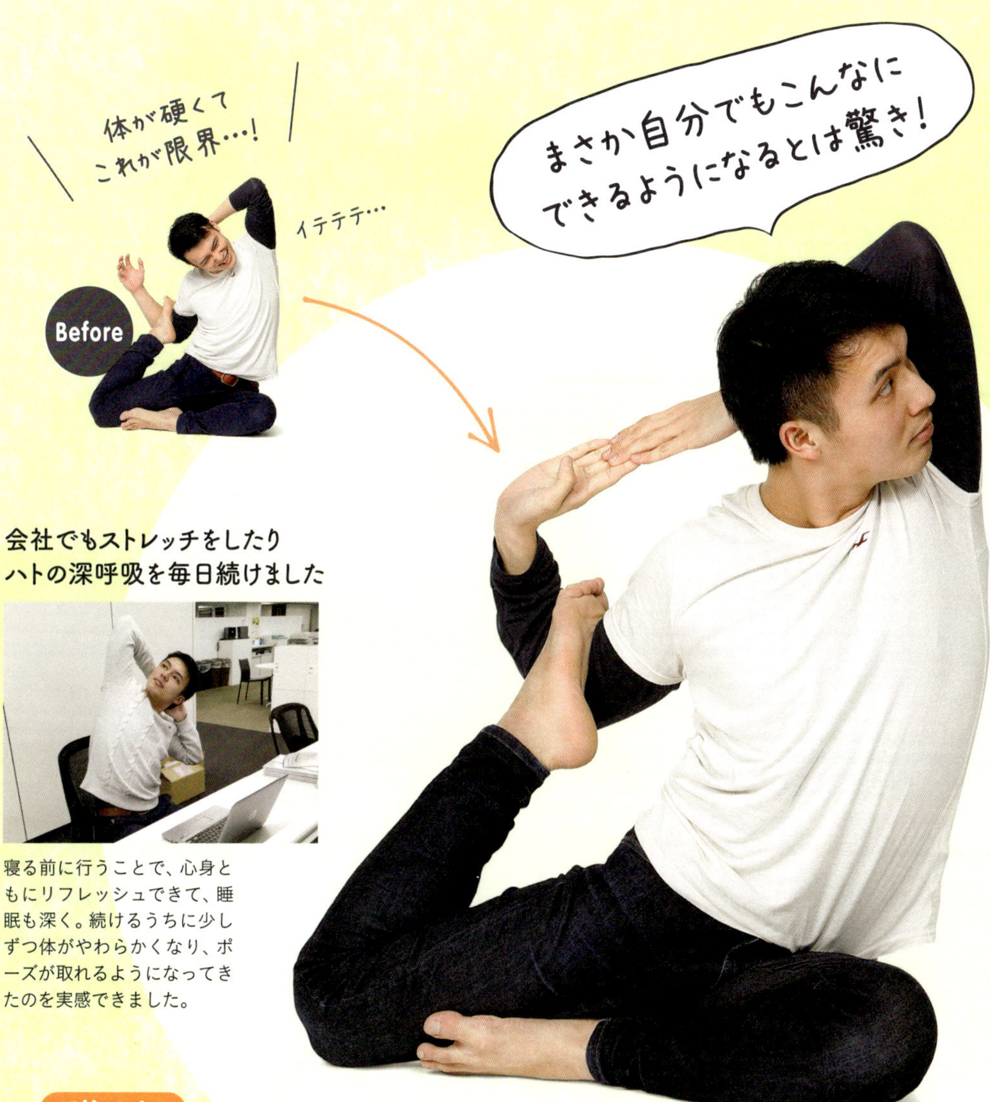

**会社でもストレッチをしたり
ハトの深呼吸を毎日続けました**

寝る前に行うことで、心身ともにリフレッシュできて、睡眠も深く。続けるうちに少しずつ体がやわらかくなり、ポーズが取れるようになってきたのを実感できました。

After 20代・男性

アドバイス

下半身の柔軟性が◎!

床に脚をしっかりつけられるようになり土台が安定。猫背気味でしたがキレイに胸が開けるようになりました！　体幹の筋肉を鍛えるとさらにしなやかで力強いハトになりそうです。

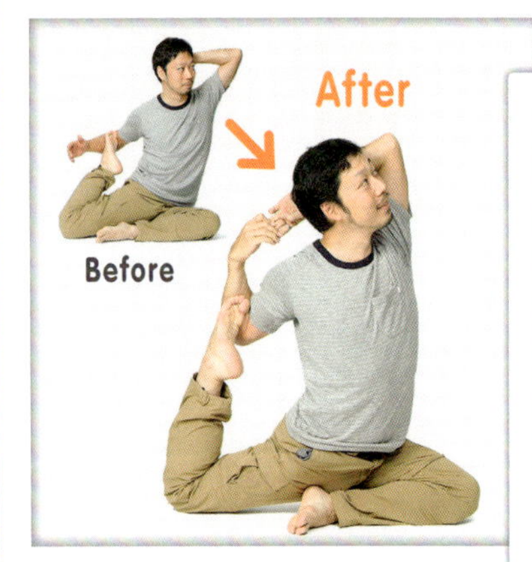

40代・男性

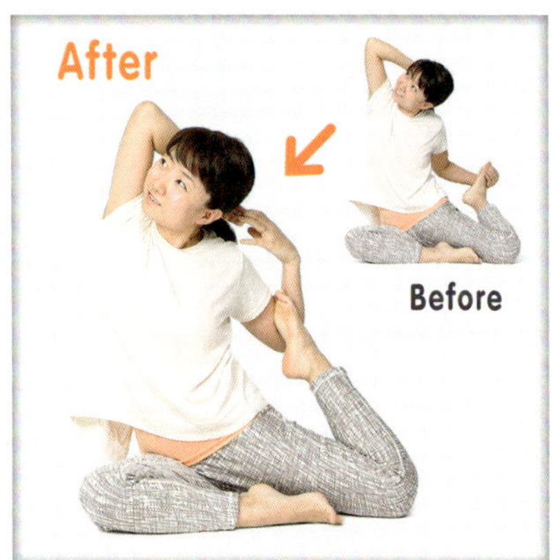

40代・女性

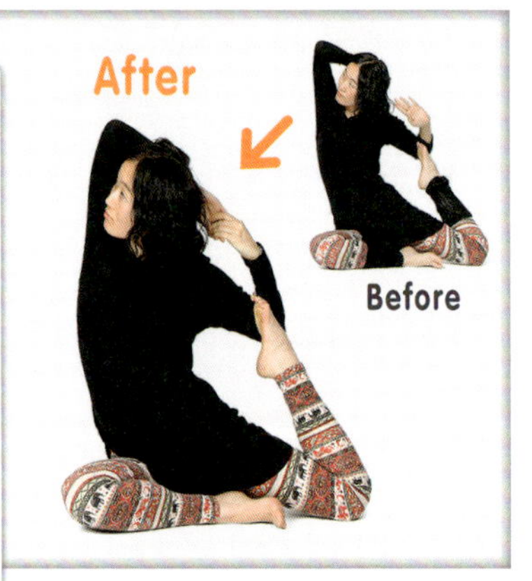

30代・女性

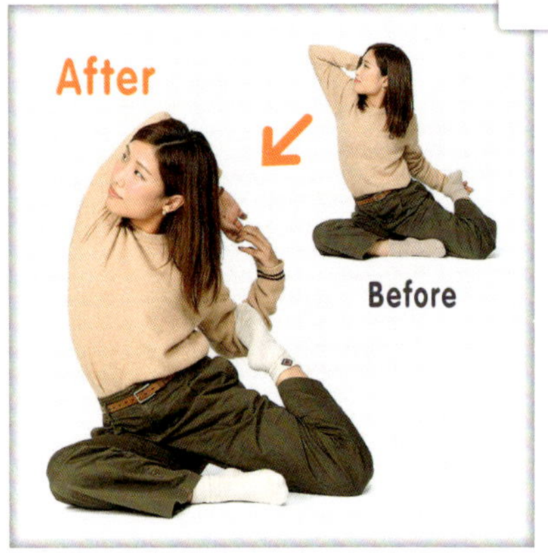

20代・女性

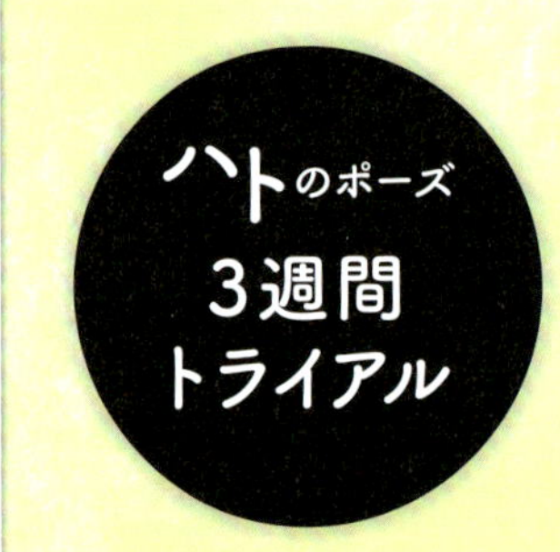

男性も女性も、
体の硬い人もやわらかい人も、
3週間で変化を実感！

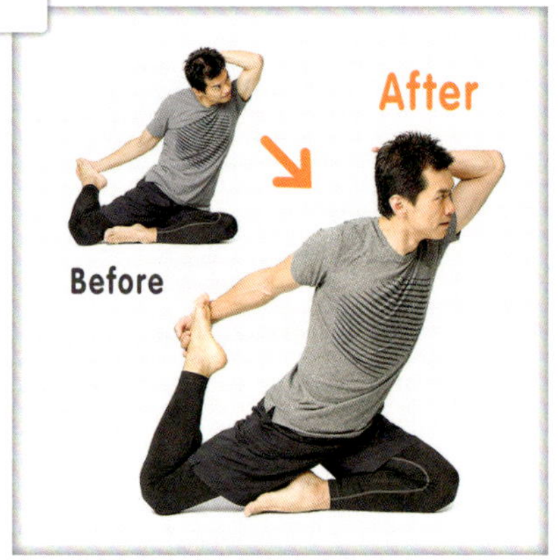

40代・男性

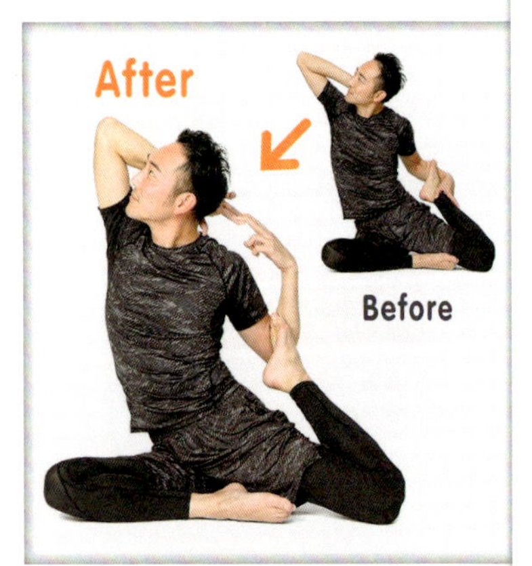

30代・男性

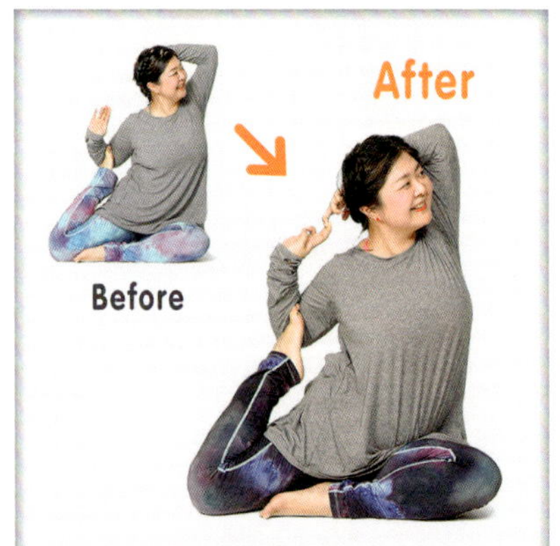

40代・女性

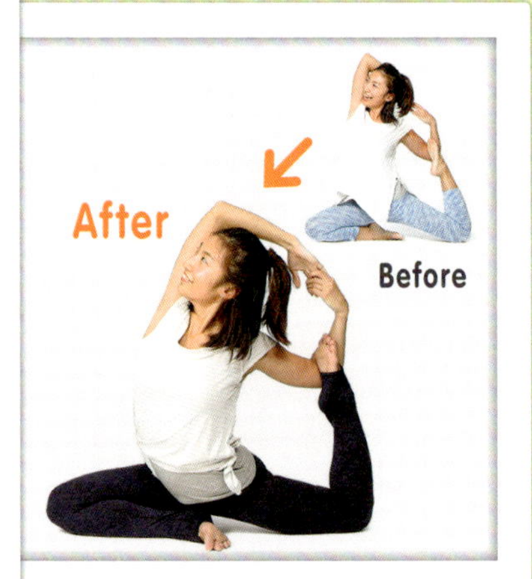

30代・女性

第3章

カラダが変わる

悩み別
ヨガポーズ集

普段気になっている悩みに応じたヨガのポーズを
それぞれご紹介。日々ポーズを続けていくなかで、
体と心の変化をぜひ感じ取ってみてください。

悩み別ヨガポーズ集の使い方

気になる悩みをより効果的に
ケアするコツをご紹介します!

ウォーミングアップで
呼吸 脚・股関節 背骨
肩関節・肩甲骨 を整える! ▶ P.28

ヨガを始める前には、必ず準備運動を。
呼吸に意識を向け、主要な関節を動かしてからスタート!

自分のレベルに合った
ハトのポーズ で 体全体 をほぐす! ▶ P.36

肩関節、股関節の柔軟性、全身のバランスを必要とするハトのポーズ。
自分のレベルに応じて、ハトのポーズへのプログラムで、全身を動かします。

自分の悩みに応じたポーズで
悩み解消! ▶ P.61

気になる悩みに応じてポーズをセレクトして、練習してみましょう。
無理せず自分のペースで行いましょう。

ゆるめるポーズで疲れた体を
クールダウン ▶ P.26、27

ポーズの最後には、「チャイルドポーズ」「しかばねのポーズ」でリラックス。
疲れや緊張を残さないことが重要です。

引き締めヨガ

パワフルなヨガのポーズで気になる
部位にアプローチ!

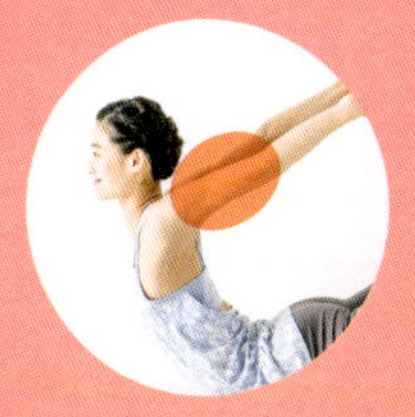

二の腕

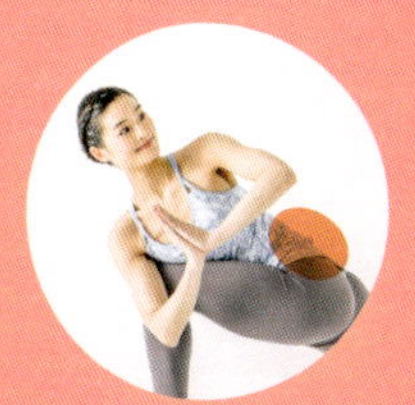

ウエスト

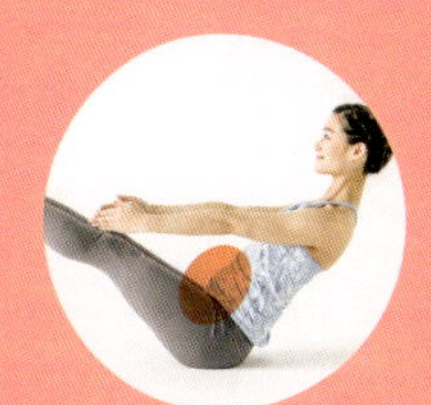

下腹部

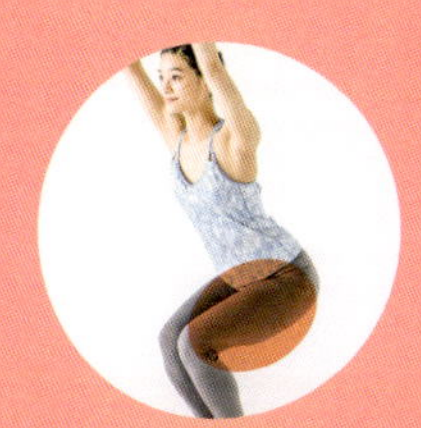

太もも

二の腕

ダヌラーサナ【dhanu=弓】 Bow Pose

弓のポーズ

肩甲骨を引き寄せて腕を後ろに伸ばし、たるみがちな二の腕をシェイプ。後屈することで体の前面が気持ちよく開き、気持ちも明るくなります。

そのほかの効果

背中の引き締め、肩こり解消、リフレッシュ

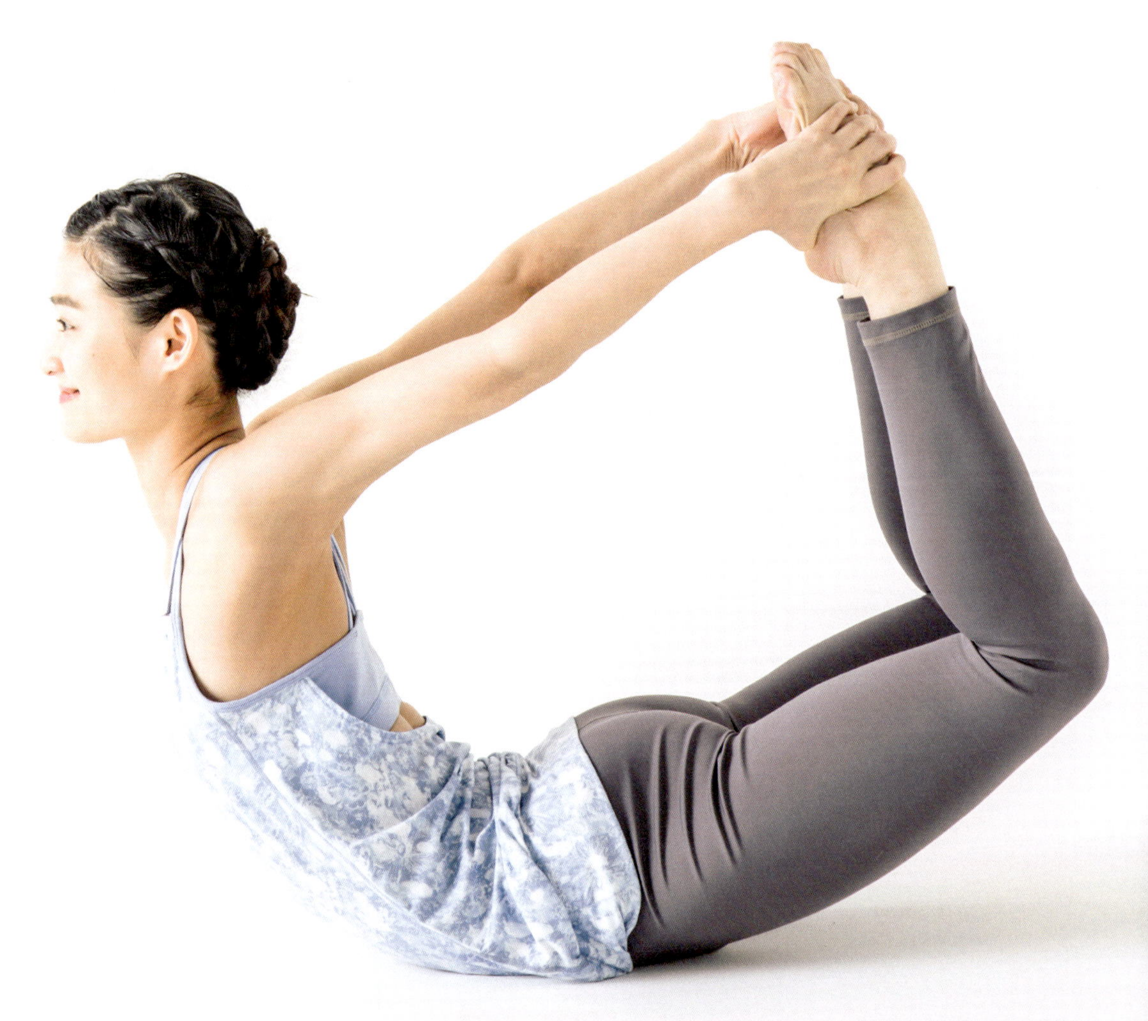

START
脚は腰幅
程度に開く
肩甲骨を内側に
寄せ肩を後ろに引く
首を長くする
イメージで
膝が開かないよう
内転筋を使う
これでも
OK
2で片脚を曲げて足の甲をつかみ、上げた脚と反対側の手を伸ばして上体を反らす。

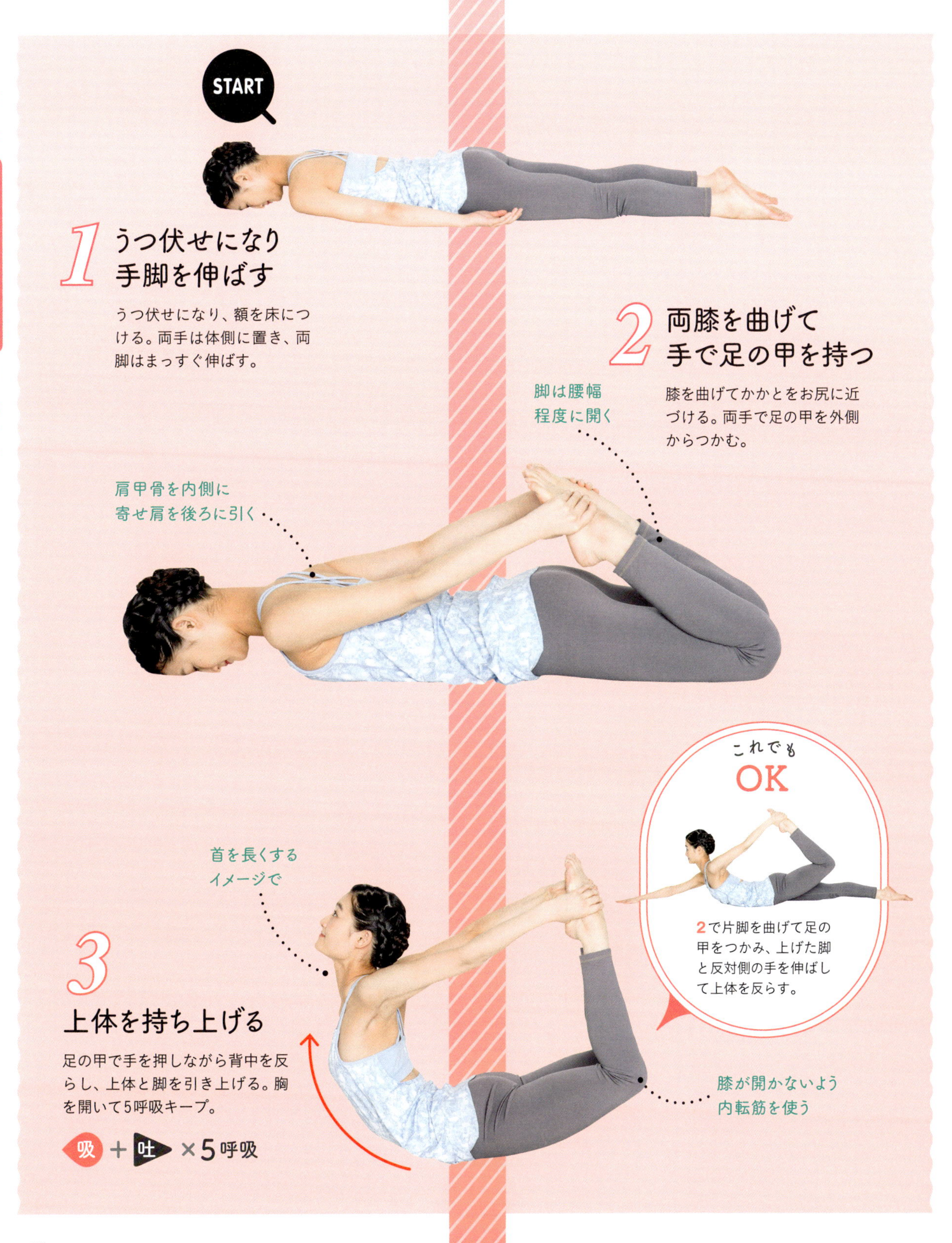

1 うつ伏せになり手脚を伸ばす

うつ伏せになり、額を床につける。両手は体側に置き、両脚はまっすぐ伸ばす。

2 両膝を曲げて手で足の甲を持つ

膝を曲げてかかとをお尻に近づける。両手で足の甲を外側からつかむ。

3 上体を持ち上げる

足の甲で手を押しながら背中を反らし、上体と脚を引き上げる。胸を開いて5呼吸キープ。

吸 + 吐 ×5呼吸

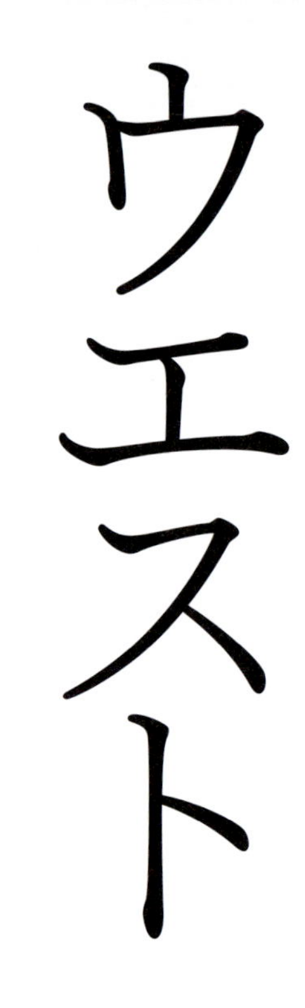

パリヴルッタパールシュヴァコーナーサナ

【parivrtta=ねじった　parsva=脇腹　kona=角】 Prayers Twist Pose

プレイヤーズツイストのポーズ

脚を前後に開き、お腹をダイナミックにねじってウエストにアプローチ。下半身の筋肉をしっかり使うので代謝が上がり、全身のシェイプアップにも効果的です。

そのほかの効果

脚の引き締め、体幹の強化

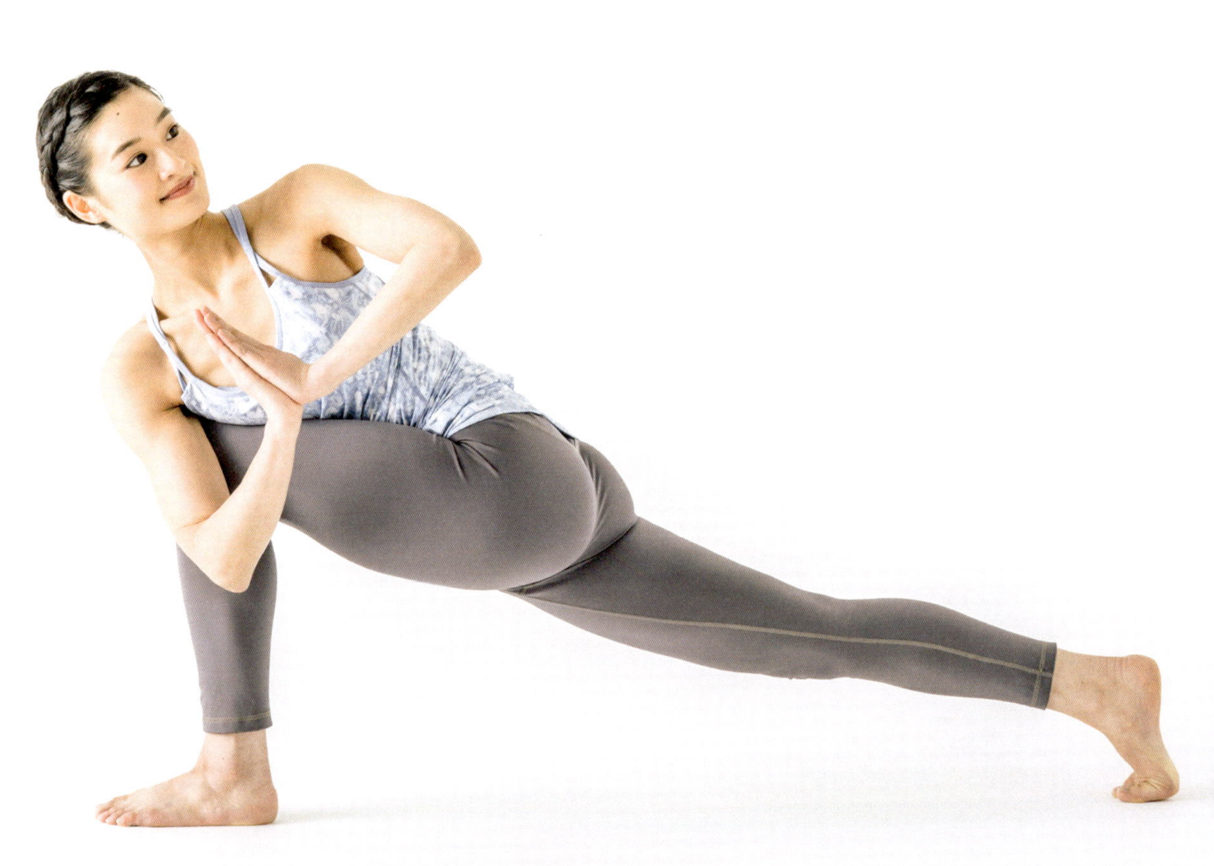

START
つま先を
正面に向ける
膝下からつま先は
真後ろに伸ばす
かかとを遠くに押し出すように
意識し、膝を伸ばす

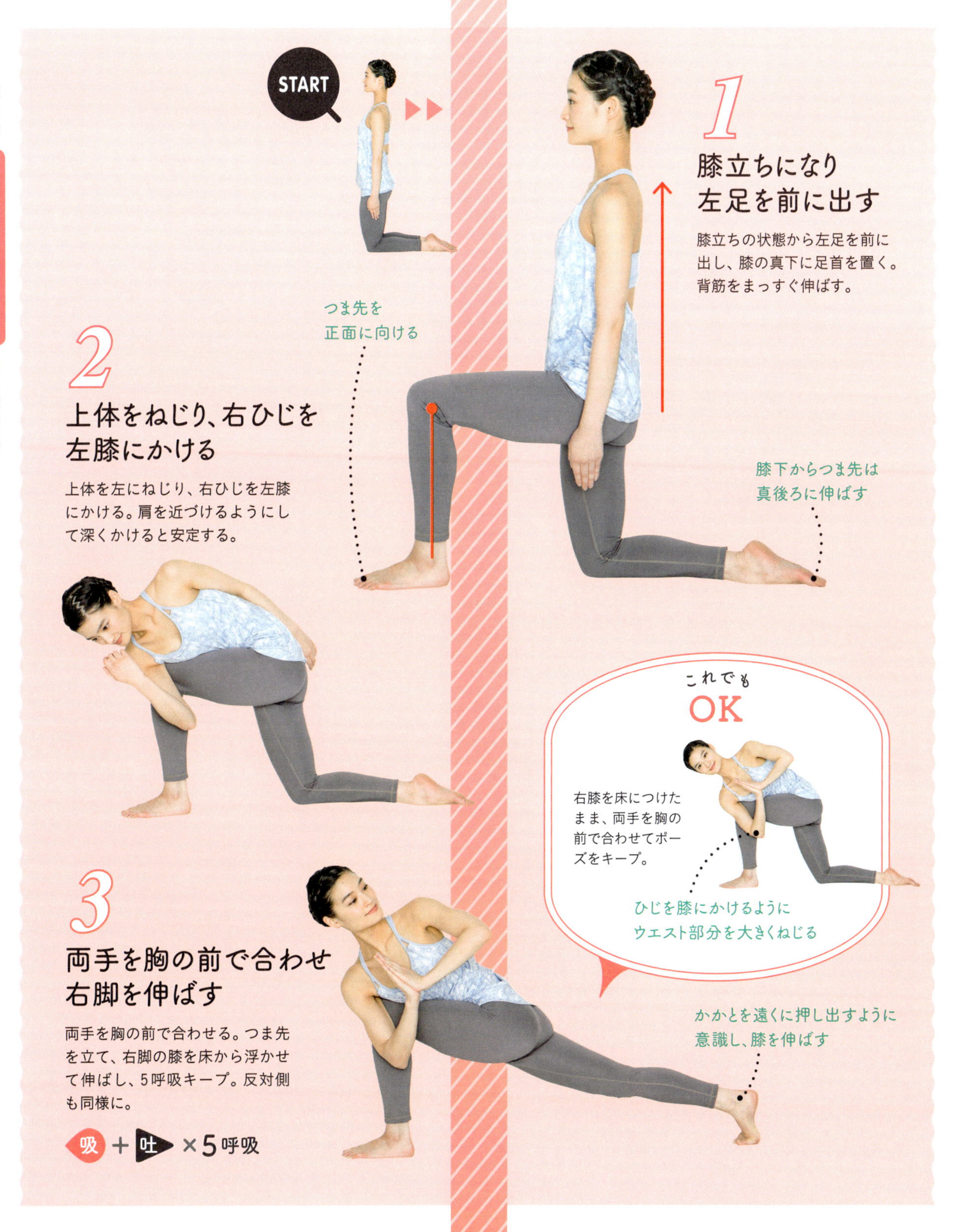

1 膝立ちになり左足を前に出す

膝立ちの状態から左足を前に出し、膝の真下に足首を置く。背筋をまっすぐ伸ばす。

2 上体をねじり、右ひじを左膝にかける

上体を左にねじり、右ひじを左膝にかける。肩を近づけるようにして深くかけると安定する。

3 両手を胸の前で合わせ右脚を伸ばす

両手を胸の前で合わせる。つま先を立て、右脚の膝を床から浮かせて伸ばし、5呼吸キープ。反対側も同様に。

吸 + 吐 ×5呼吸

これでも
OK

右膝を床につけたまま、両手を胸の前で合わせてポーズをキープ。

ひじを膝にかけるように
ウエスト部分を大きくねじる

下腹部

ナーヴァーサナ【nava=舟】 Boat Pose

舟のポーズ

お腹の引き上げを意識して、体幹の筋肉を使ってバランスをキープします。お腹周りが整うほか、インナーマッスルが強化されることで姿勢も美しくなります。

そのほかの効果

体幹の強化、便秘解消

※腰痛があるときは行わない。

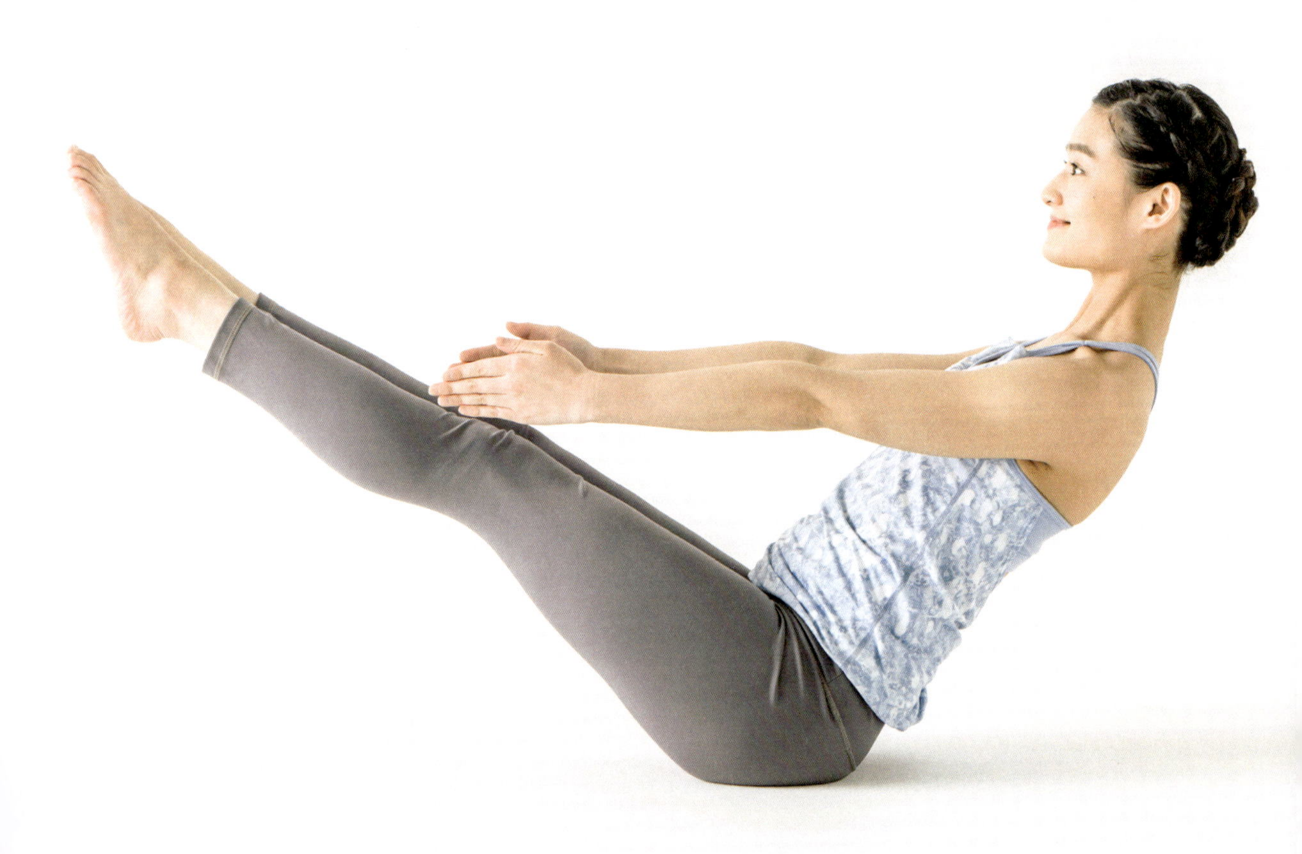

START
内転筋を使って
脚は閉じておく
背中を長く伸ばし
続けるイメージで
余分な力を抜き
肩を下げる
体幹の
筋肉を使う

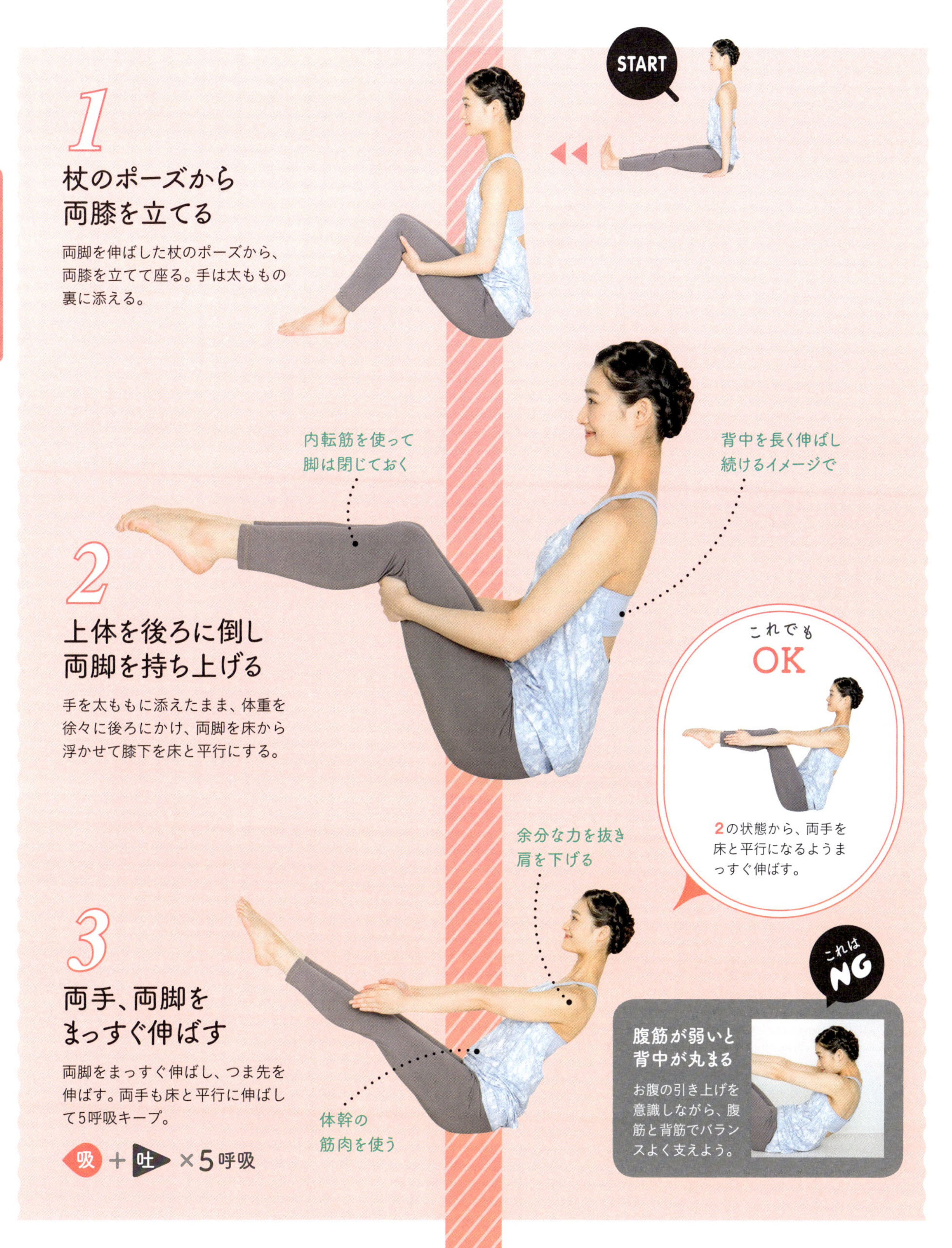

1 杖のポーズから両膝を立てる

両脚を伸ばした杖のポーズから、両膝を立てて座る。手は太ももの裏に添える。

2 上体を後ろに倒し両脚を持ち上げる

手を太ももに添えたまま、体重を徐々に後ろにかけ、両脚を床から浮かせて膝下を床と平行にする。

3 両手、両脚をまっすぐ伸ばす

両脚をまっすぐ伸ばし、つま先を伸ばす。両手も床と平行に伸ばして5呼吸キープ。

吸 + 吐 ×5呼吸

これでもOK

2の状態から、両手を床と平行になるようまっすぐ伸ばす。

これはNG

腹筋が弱いと背中が丸まる

お腹の引き上げを意識しながら、腹筋と背筋でバランスよく支えよう。

太もも

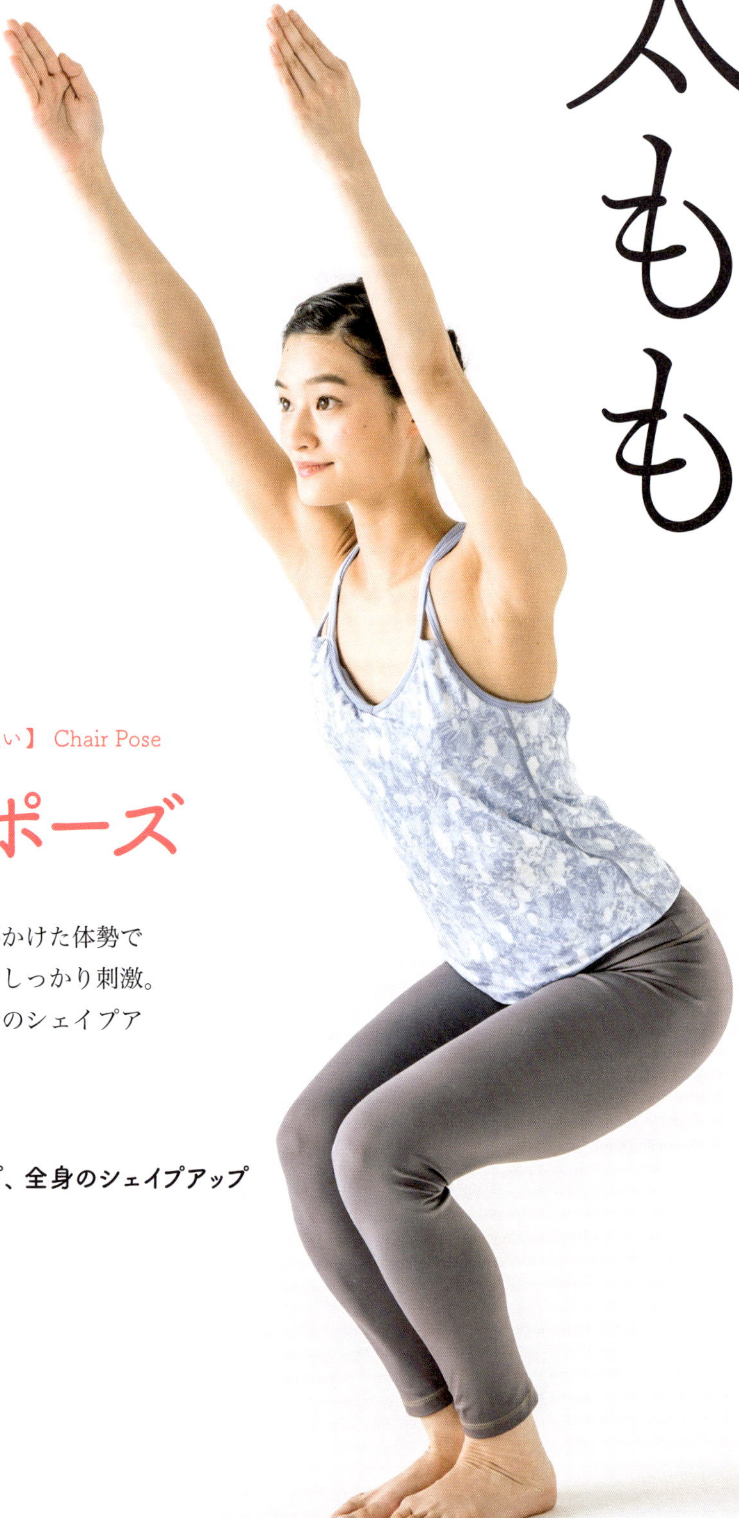

ウッカーターサナ【utkata=力強い】 Chair Pose

イスのポーズ

空気椅子のように空中で腰かけた体勢でキープするので、太ももをしっかり刺激。代謝が上がりやすく、全身のシェイプアップにつながります。

そのほかの効果

体幹の強化、集中力アップ、全身のシェイプアップ

※腰痛があるときは行わない。

START

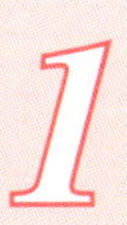

両手、両脚を揃えて立つ

足の親指を揃えて、脚を中心に引き寄せる。背筋をまっすぐ伸ばし、腕は体側に自然に下ろす。

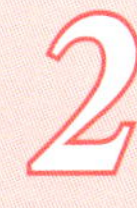

膝を曲げて胸の前で合掌

膝を曲げてお尻を後ろに引き、腰を落とす。背筋をまっすぐ伸ばし、両手を胸の前で合わせる。

膝はつま先より
前に出しすぎない

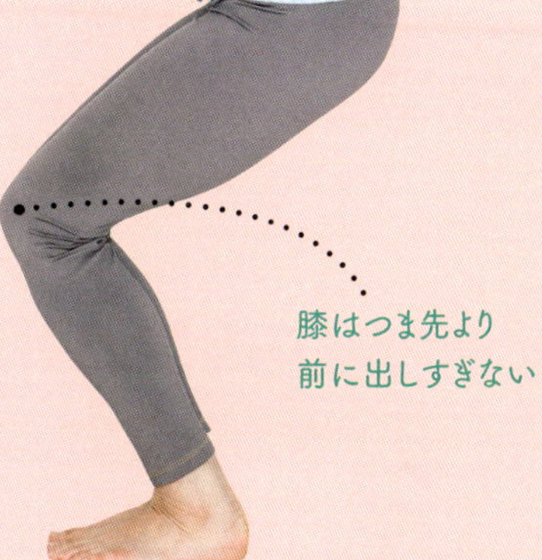

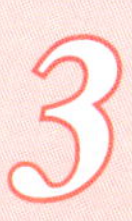

両手を伸ばして視線も上へ

両手を耳の横でまっすぐ伸ばし、肩幅に開く。胸を開き、視線を斜め上に向けて5呼吸キープ。

吸 + 吐 ×5呼吸

お尻を後ろに
引き続ける意識で

つま先が浮きやすいので
足裏全体でしっかり床を
押すよう意識

これでも
OK

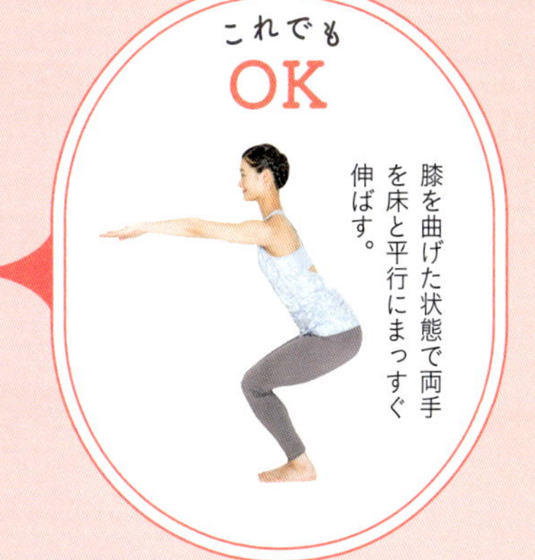

膝を曲げた状態で両手を床と平行にまっすぐ伸ばす。

合掌しながらツイストしてウエスト引き締め！

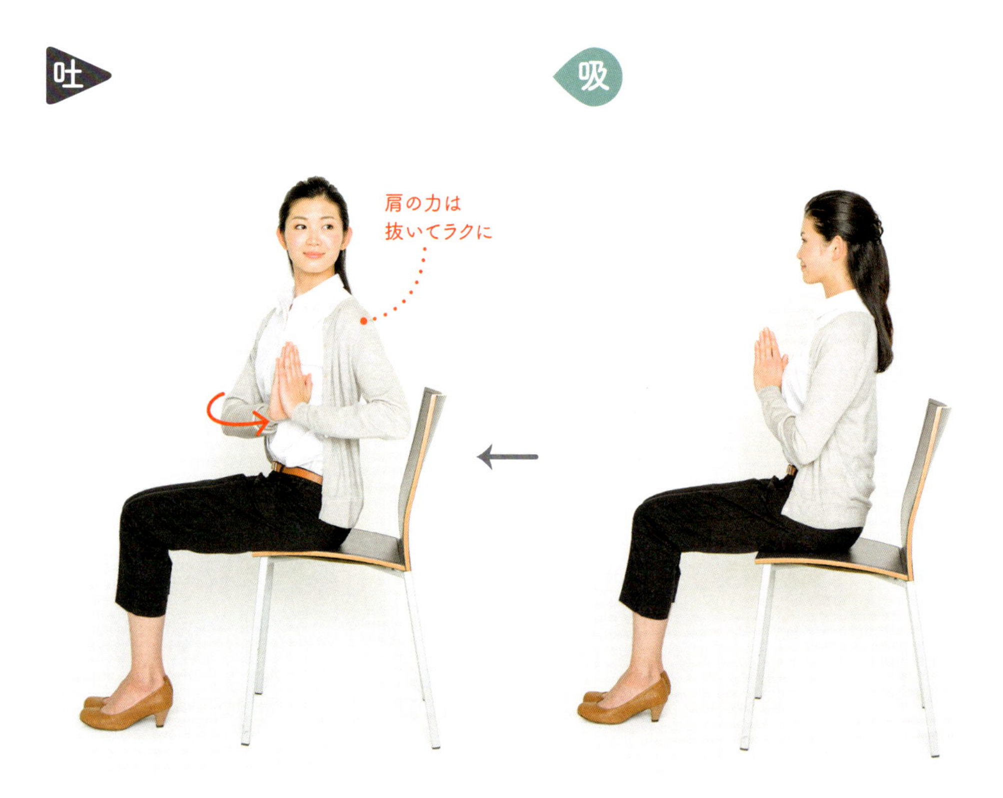

息を吐きながら上体をねじる

息を吐きながら上体を左にねじる。両脚を閉じ、坐骨で椅子を押して背筋を伸ばす。左側を見て5呼吸キープ。反対側も同様に。

椅子に浅く座り合掌する

椅子に浅く座り、背もたれから体を離す。両脚を閉じ、膝の下に足首を置く。両手を胸の前で合わせる。骨盤を立て、息を吸いながら背筋をまっすぐ伸ばす。

ゆがみ解消ヨガ

ヨガは体のゆがみ解消にも効果的。
偏った筋肉や骨格を整えます。

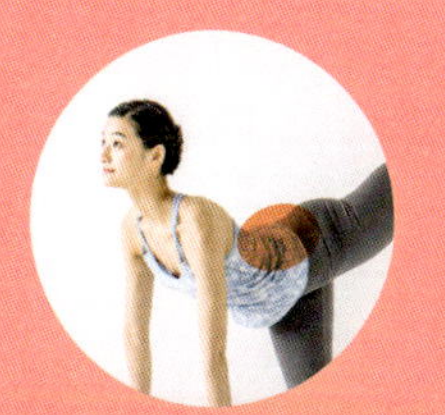
骨盤A

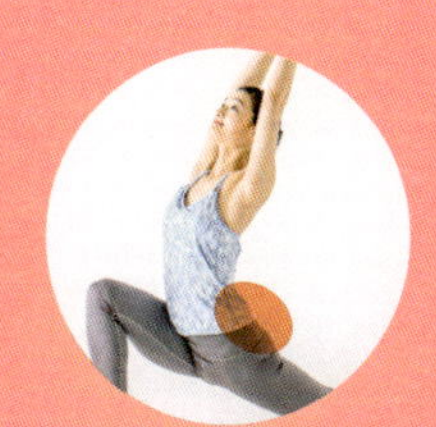
骨盤B

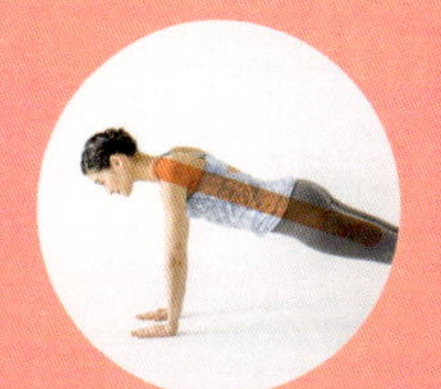
体幹A

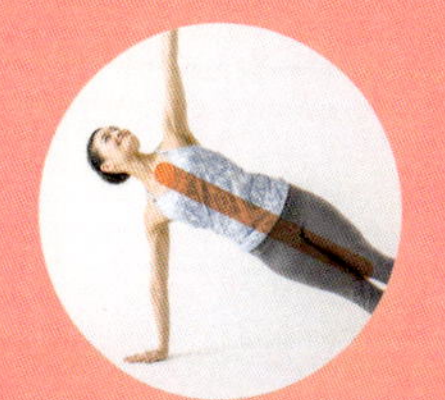
体幹B

骨盤A

ヴィヤガラーサナ【vyaghara=虎】 Tiger Pose

トラのポーズ

呼吸に合わせて股関節と背骨を動かすことで、骨盤のゆがみを整えます。背中や肩甲骨周りのこわばりもほぐれ、筋肉のバランスも整っていきます。

そのほかの効果

体幹の強化、自律神経を整える、肩こり・腰痛解消

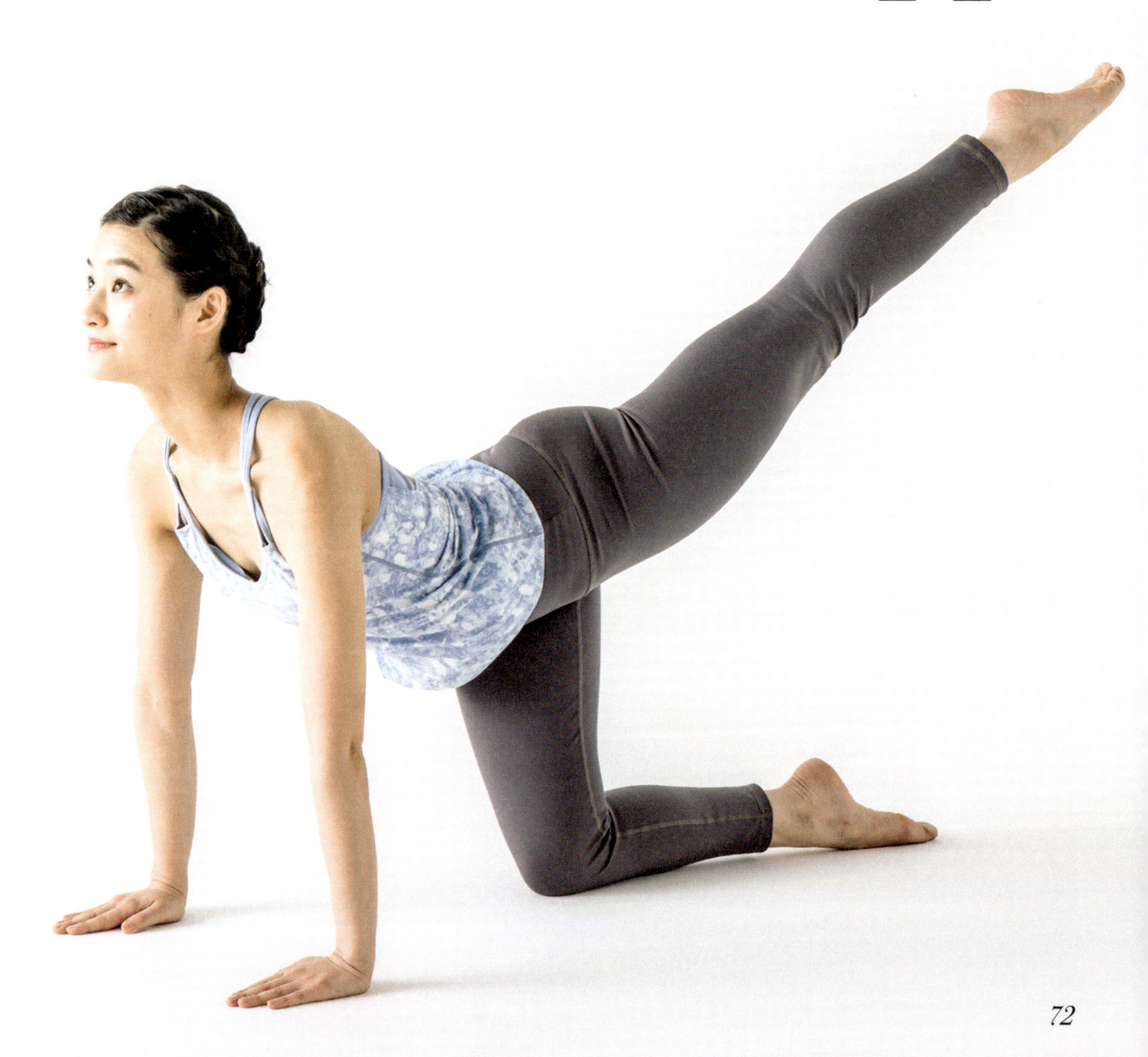

START

1 左脚を伸ばし背中を反らす

四つんばいの姿勢から、息を吸いながら背中を反らし左脚を斜め後ろに伸ばす。視線は斜め上に。

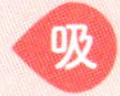

脚をつけ根から伸ばす

これでも OK

背中を反らしたときに、膝を曲げた状態で持ち上げる。

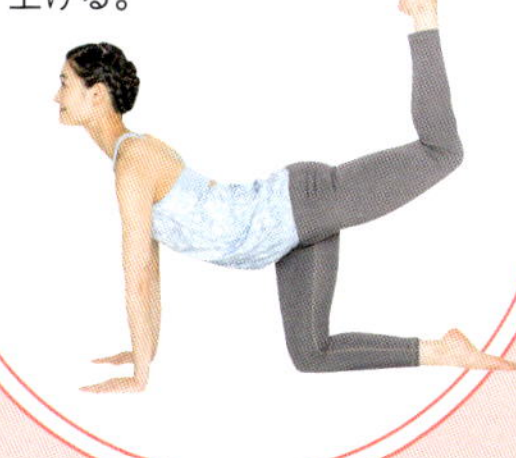

2 背中を丸めて額と膝を寄せる

息を吐きながら背中を丸めてお腹を縮め、額と左膝を引き寄せる。1、2を3セット繰り返す。反対側も同様に。

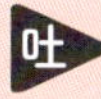

椎骨の1つ1つにスペースをつくるように

挑戦してみよう

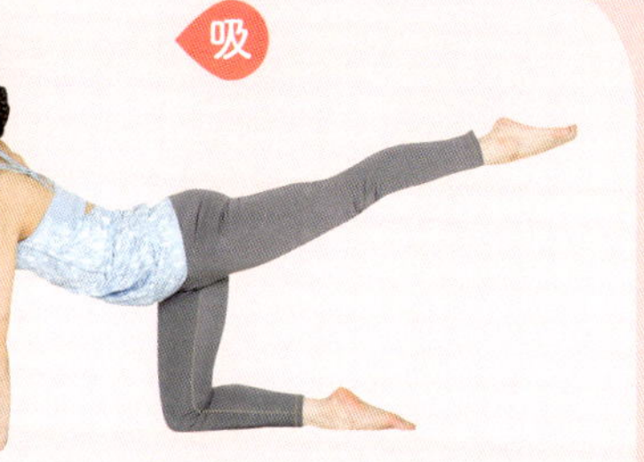

吸

背中を反らすタイミングで、伸ばした左脚と反対側の右手を斜め上へ伸ばす。

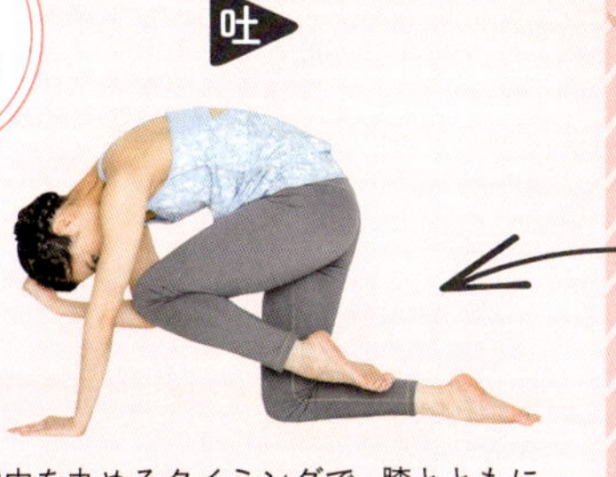

吐

背中を丸めるタイミングで、膝とともに右ひじを曲げて双方を近づける。

ゆがみ解消ヨガ ❷

骨盤B

アンジャネーヤーサナ【anjaneya=三日月】 Crescent Moon Pose

三日月のポーズ

脚のつけ根の筋肉（腸腰筋）を大きく伸ばすことで、骨盤のゆがみを調整。全身の伸びを感じながら胸を開きましょう。

そのほかの効果

脚の引き締め、婦人科系の不調解消

※腰痛があるときは行わない。

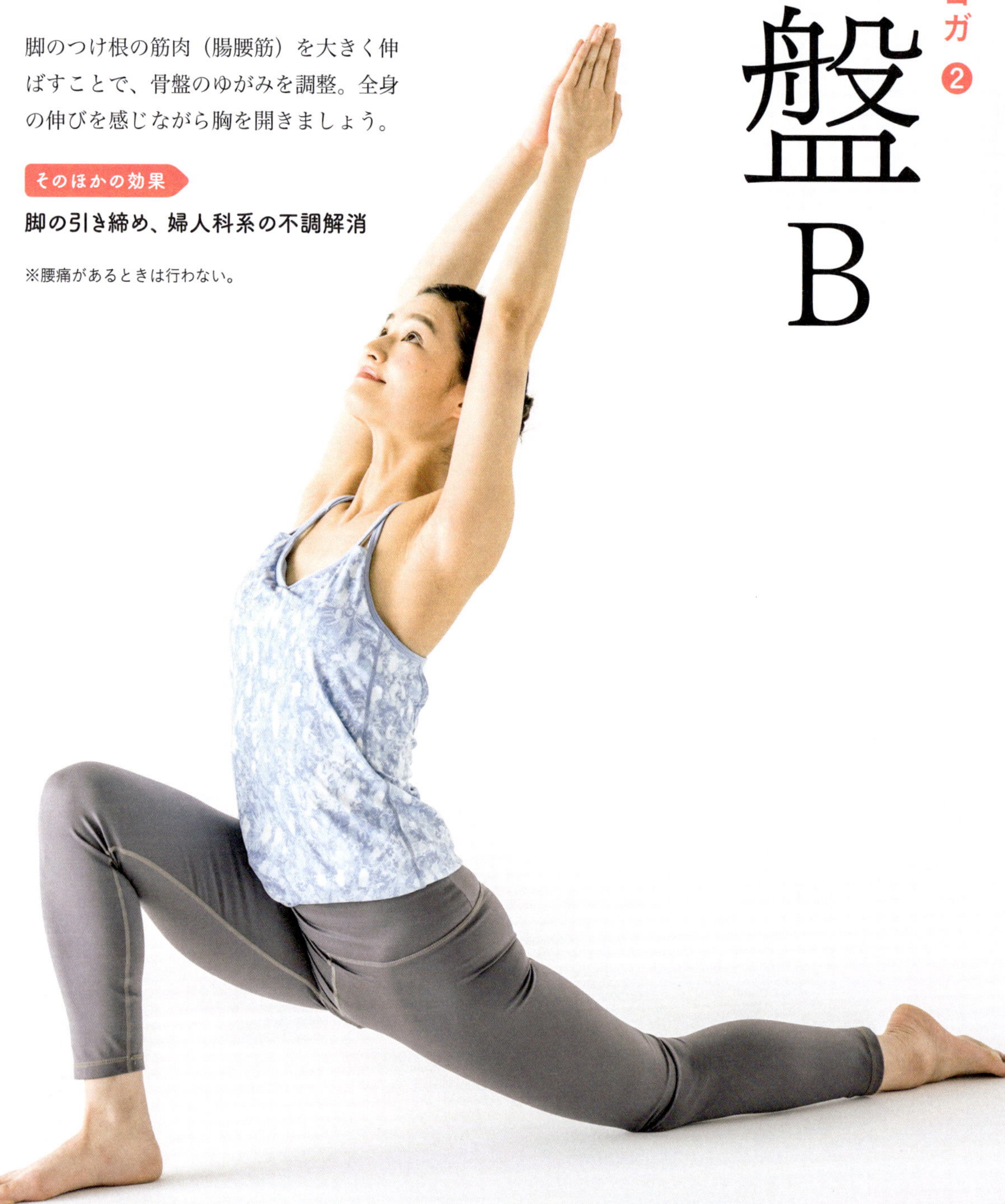

START
膝が内側に入らない
よう正面に向ける
骨盤を立てて
正面に向ける
肩を下げて
首を長く伸ばす

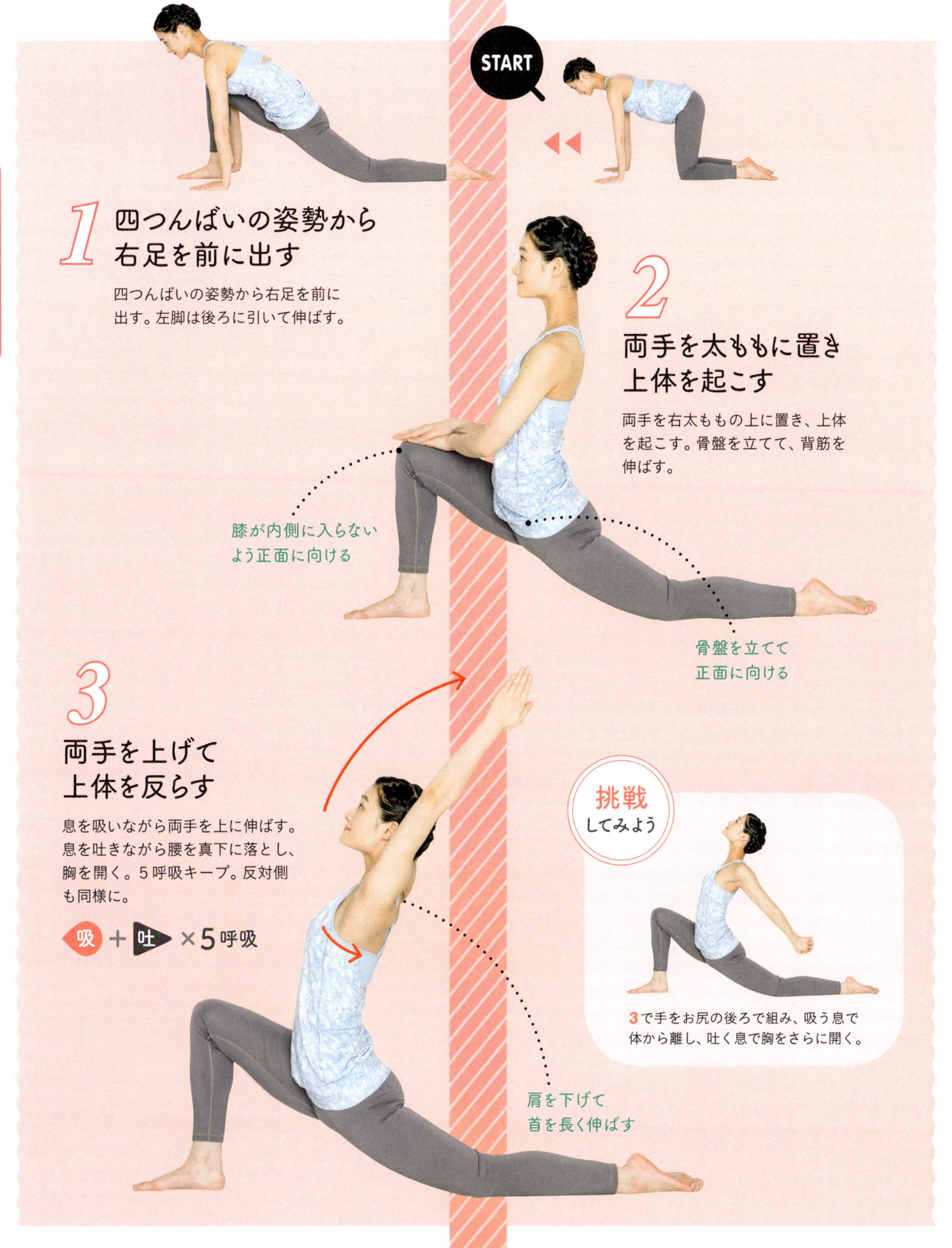

1 四つんばいの姿勢から右足を前に出す

四つんばいの姿勢から右足を前に出す。左脚は後ろに引いて伸ばす。

2 両手を太ももに置き上体を起こす

両手を右太ももの上に置き、上体を起こす。骨盤を立てて、背筋を伸ばす。

3 両手を上げて上体を反らす

息を吸いながら両手を上に伸ばす。息を吐きながら腰を真下に落とし、胸を開く。5呼吸キープ。反対側も同様に。

吸 ＋ 吐 ×5呼吸

挑戦してみよう

3で手をお尻の後ろで組み、吸う息で体から離し、吐く息で胸をさらに開く。

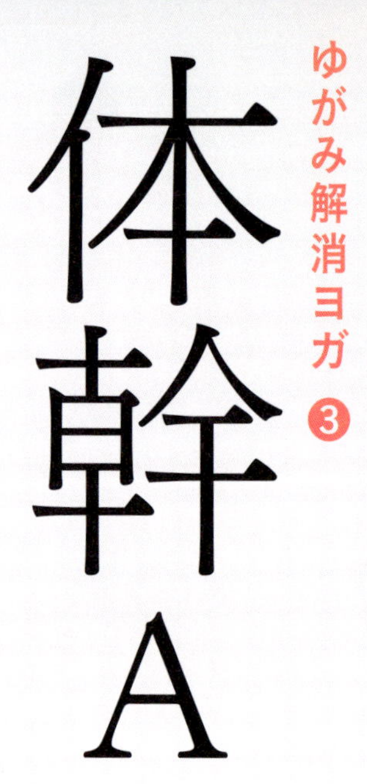

クンバカーサナ【kumbhaka=息を止めている間・止息】 Plank Pose

プランクポーズ（下向き）

体幹の筋肉を使い、体を一直線の状態でキープ。全身の筋肉を強化するパワフルなポーズです。腹筋と背筋をバランスよく使ってポーズの安定を目指しましょう。

そのほかの効果

全身の引き締め、脂肪燃焼、姿勢を整える

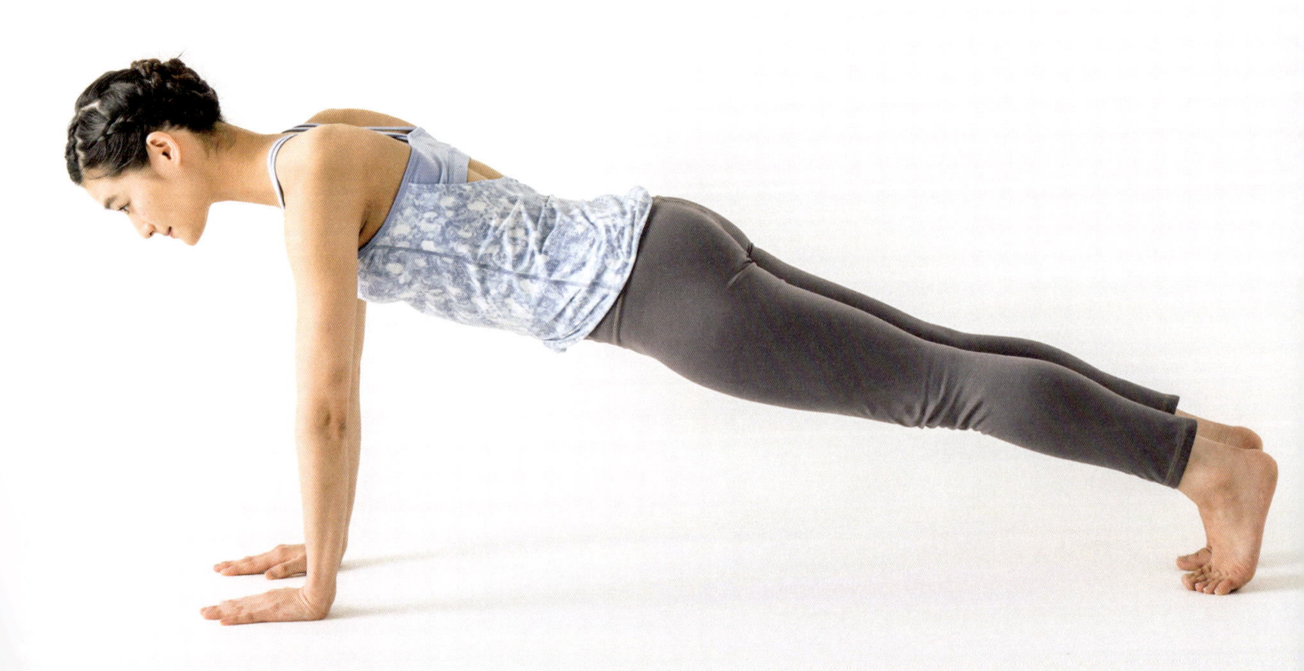

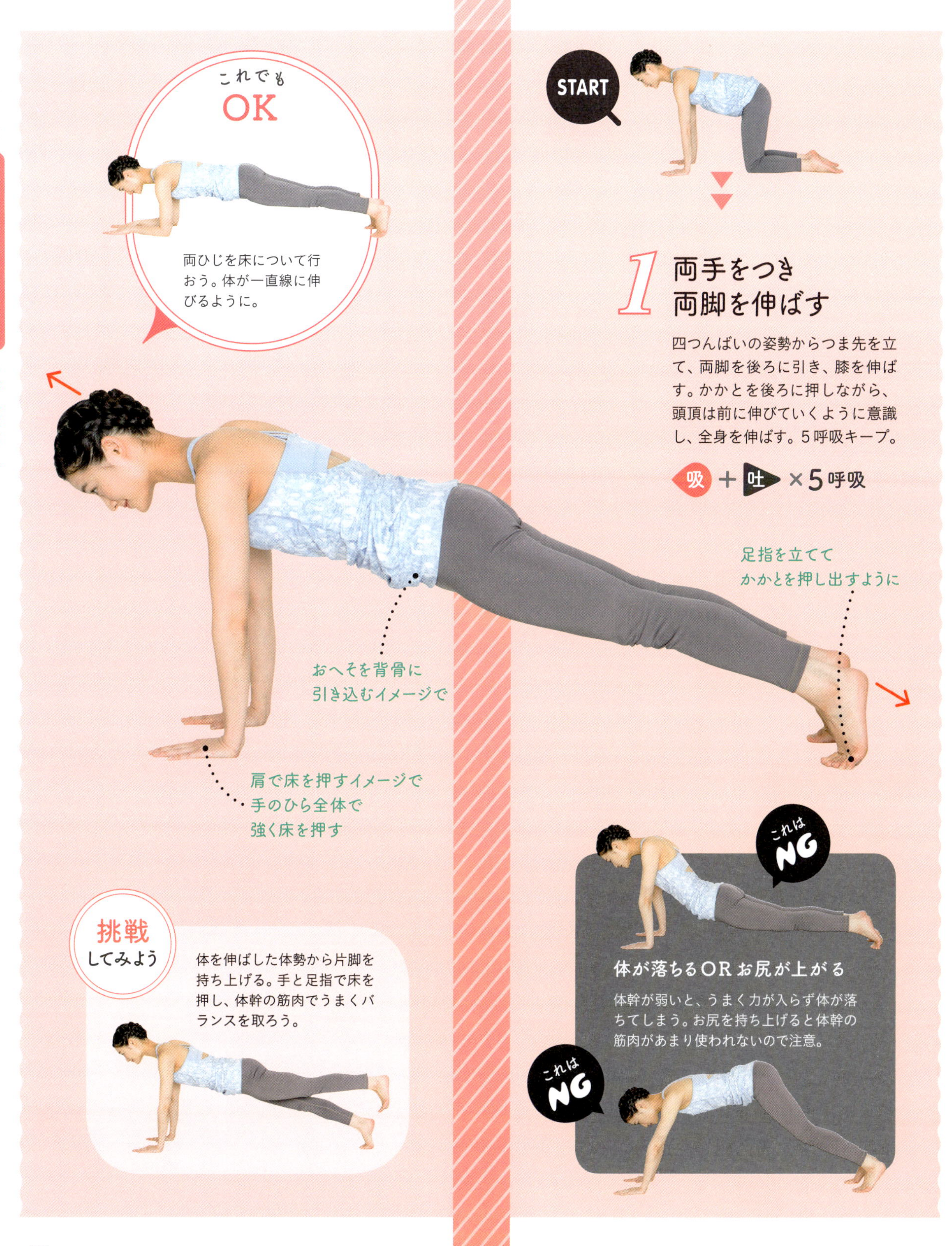

START

1 両手をつき両脚を伸ばす

四つんばいの姿勢からつま先を立て、両脚を後ろに引き、膝を伸ばす。かかとを後ろに押しながら、頭頂は前に伸びていくように意識し、全身を伸ばす。5呼吸キープ。

吸＋吐×5呼吸

足指を立てて
かかとを押し出すように

おへそを背骨に
引き込むイメージで

肩で床を押すイメージで
手のひら全体で
強く床を押す

これでもOK

両ひじを床について行おう。体が一直線に伸びるように。

挑戦してみよう

体を伸ばした体勢から片脚を持ち上げる。手と足指で床を押し、体幹の筋肉でうまくバランスを取ろう。

これはNG　体が落ちるORお尻が上がる

体幹が弱いと、うまく力が入らず体が落ちてしまう。お尻を持ち上げると体幹の筋肉があまり使われないので注意。

ゆがみ解消ヨガ 4

体幹B

ヴァシシュターサナ【vasisitha=賢者ヴァシシュタ】
Side Plank Pose

プランクポーズ（横向き）

日常生活であまり使わない体の側面を刺激。横向きの状態で骨盤から上体をまっすぐ伸ばし、体側の筋肉を鍛えます。体全体をバランスよく整えることでスタイルアップにも。

そのほかの効果

体側の筋肉の強化、脂肪燃焼

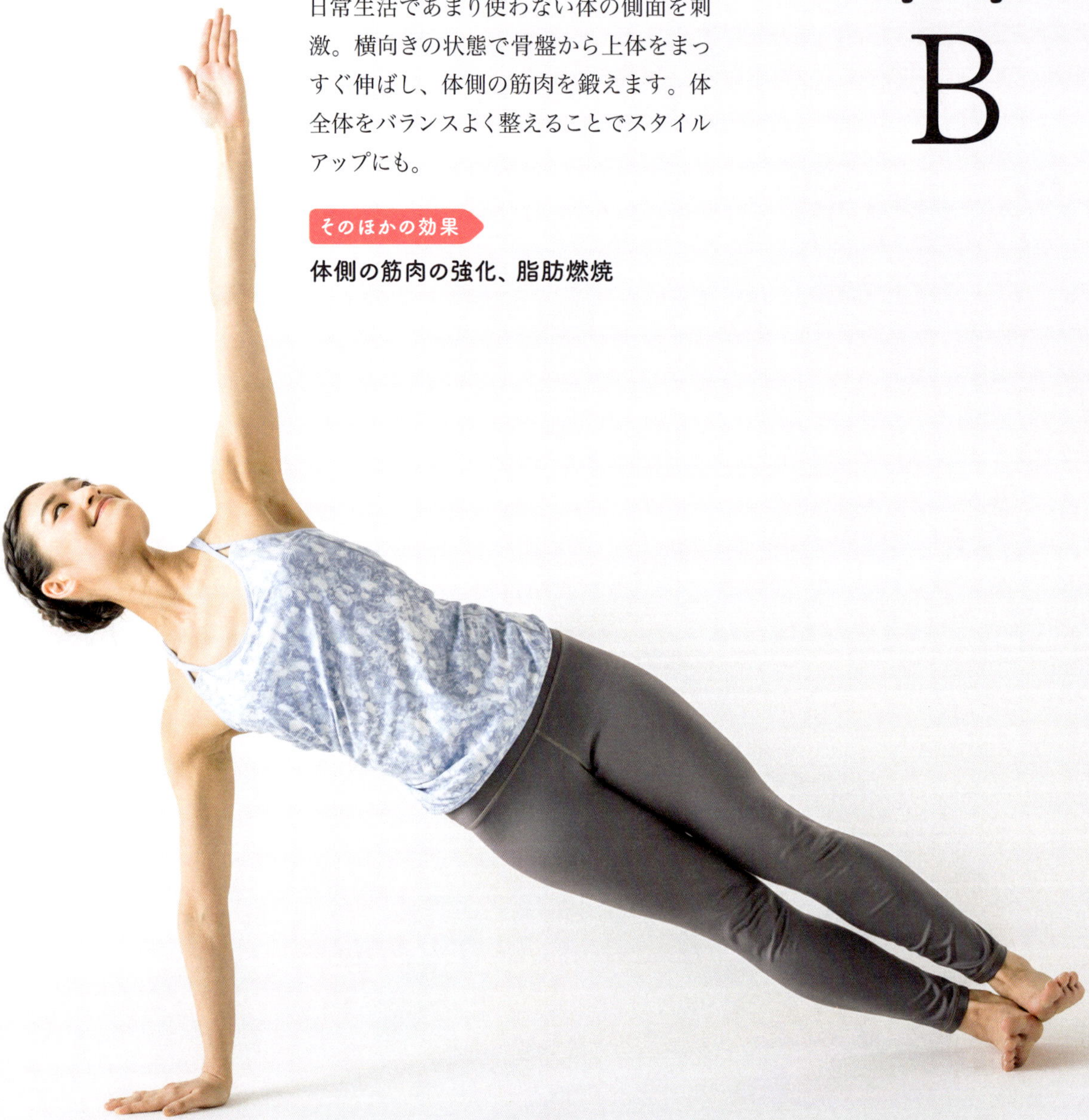

START
肩の下に
手首をつく
下になった側の
腰を引き上げる
肋骨を閉じて
背中が反ら
ないように
これでも
OK

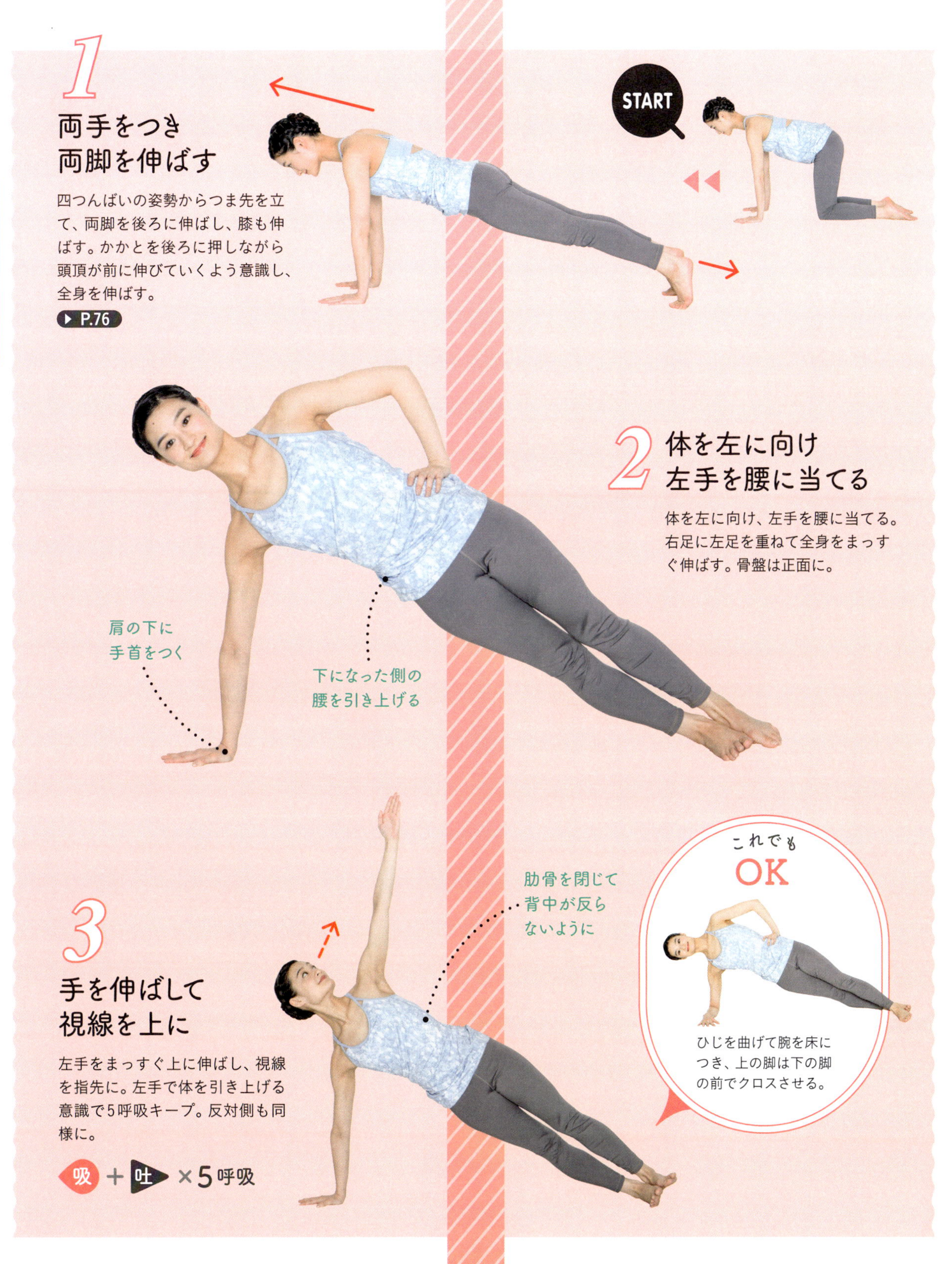

1 両手をつき 両脚を伸ばす

四つんばいの姿勢からつま先を立て、両脚を後ろに伸ばし、膝も伸ばす。かかとを後ろに押しながら頭頂が前に伸びていくよう意識し、全身を伸ばす。

▶ P.76

2 体を左に向け 左手を腰に当てる

体を左に向け、左手を腰に当てる。右足に左足を重ねて全身をまっすぐ伸ばす。骨盤は正面に。

3 手を伸ばして 視線を上に

左手をまっすぐ上に伸ばし、視線を指先に。左手で体を引き上げる意識で5呼吸キープ。反対側も同様に。

吸＋吐×5呼吸

ひじを曲げて腕を床につき、上の脚は下の脚の前でクロスさせる。

背骨を前後に動かして、ゆがみ解消

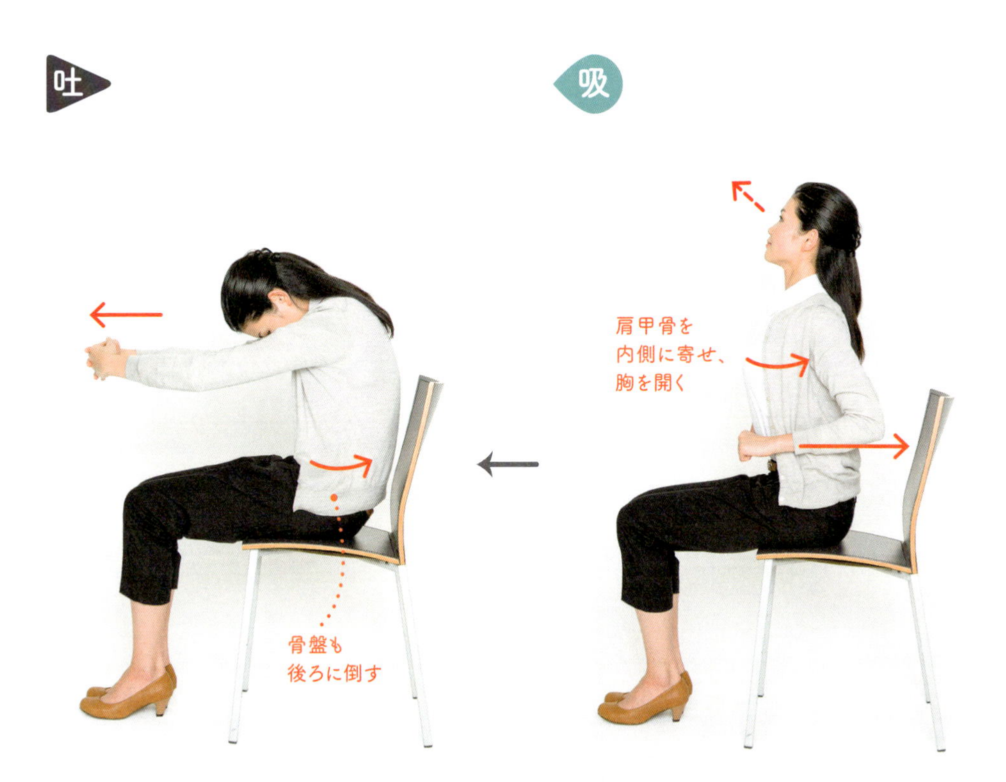

息を吐きながら背中を丸める

息を吐きながら手を前に伸ばし、同時に背中を丸める。みぞおちを後ろに押し出し、おへそを背骨に近づけるイメージで、視線もおへそに。これを３セット繰り返す。

椅子に浅く座り、吸いながらひじを引く

椅子に浅く座り、背もたれから体を離す。骨盤を立て、背筋をまっすぐ伸ばす。両脚を腰幅くらいに開いて安定させ、膝の下に足首を置く。息を吸いながらひじを後ろに引いて胸を広げ、視線は斜め上に。

不調解消ヨガ

普段の生活で感じているプチ不調を
ヨガで改善しましょう。

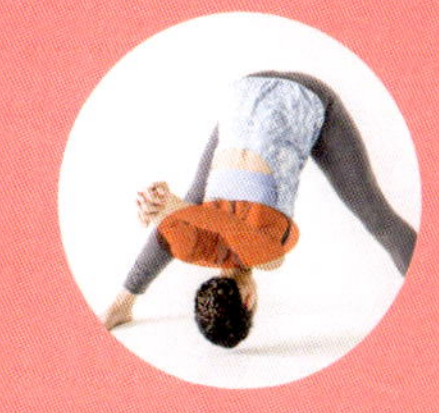

肩こり・首こり

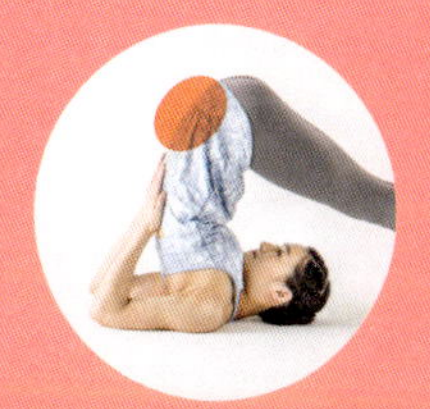

腰痛

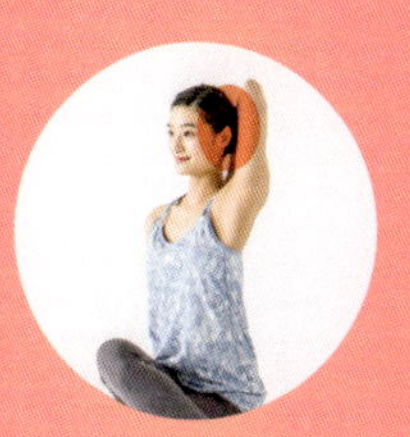

偏頭痛

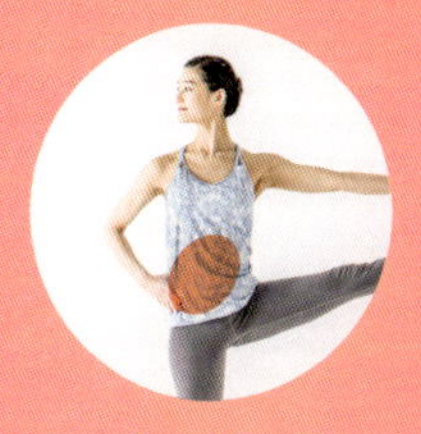

婦人科系A

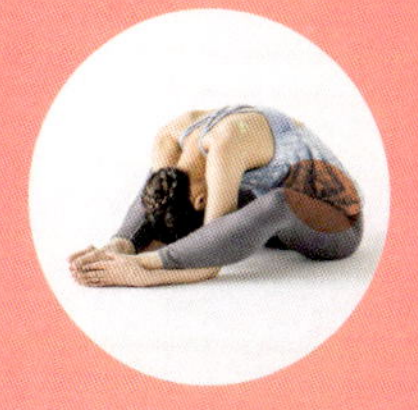

婦人科系B

不調解消ヨガ 1

肩こり・首こり

パードーッタナーサナ【prasarita=伸びた・広がった padottana=脚を強く伸ばす】 Wide-Legged Forward Bend Pose

立位の開脚前屈ポーズ

肩や肩甲骨周りの筋肉がほぐれ、肩こり解消に効果的。前屈すると上体が逆さになるため、首も頭の重さから解放されてラクになります。

そのほかの効果

脚の引き締め、骨盤を整える

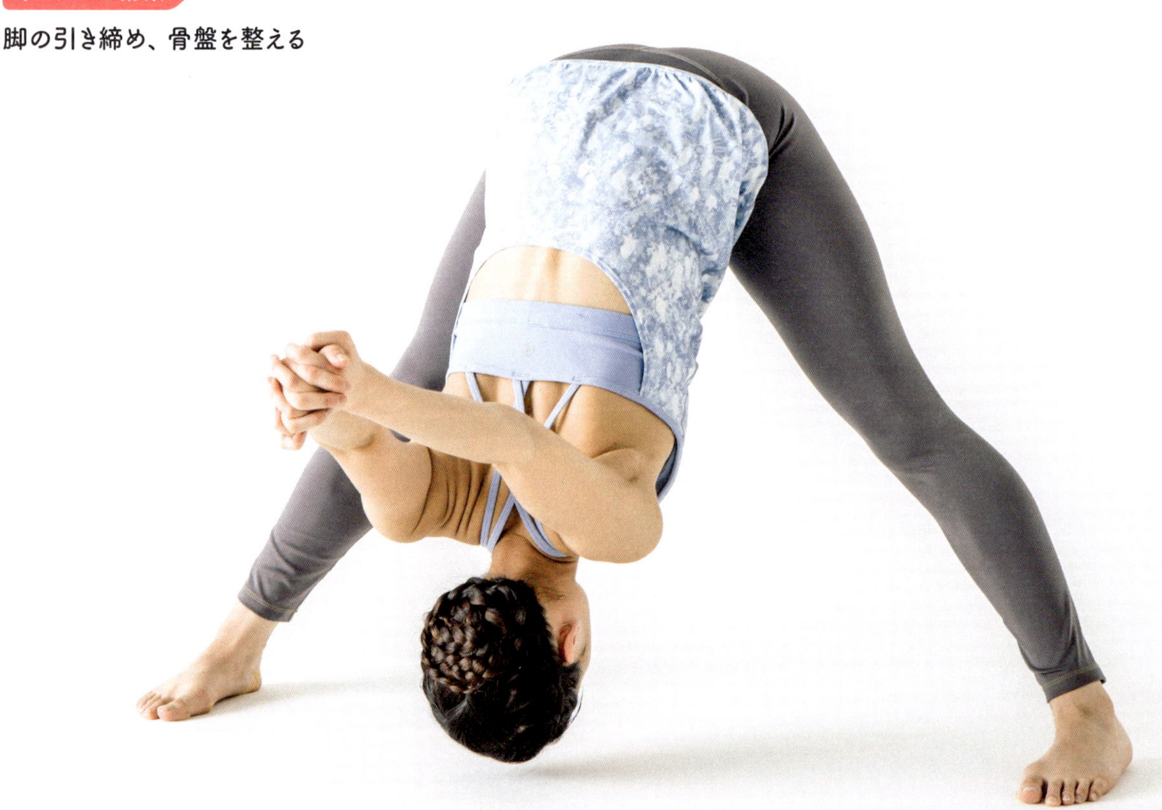

START
手首までしっかり
合わせる意識で
脚の内側を
引き上げて
内転筋を使う
坐骨を上に
引き上げる意識で
肩甲骨を内側に
引き寄せる

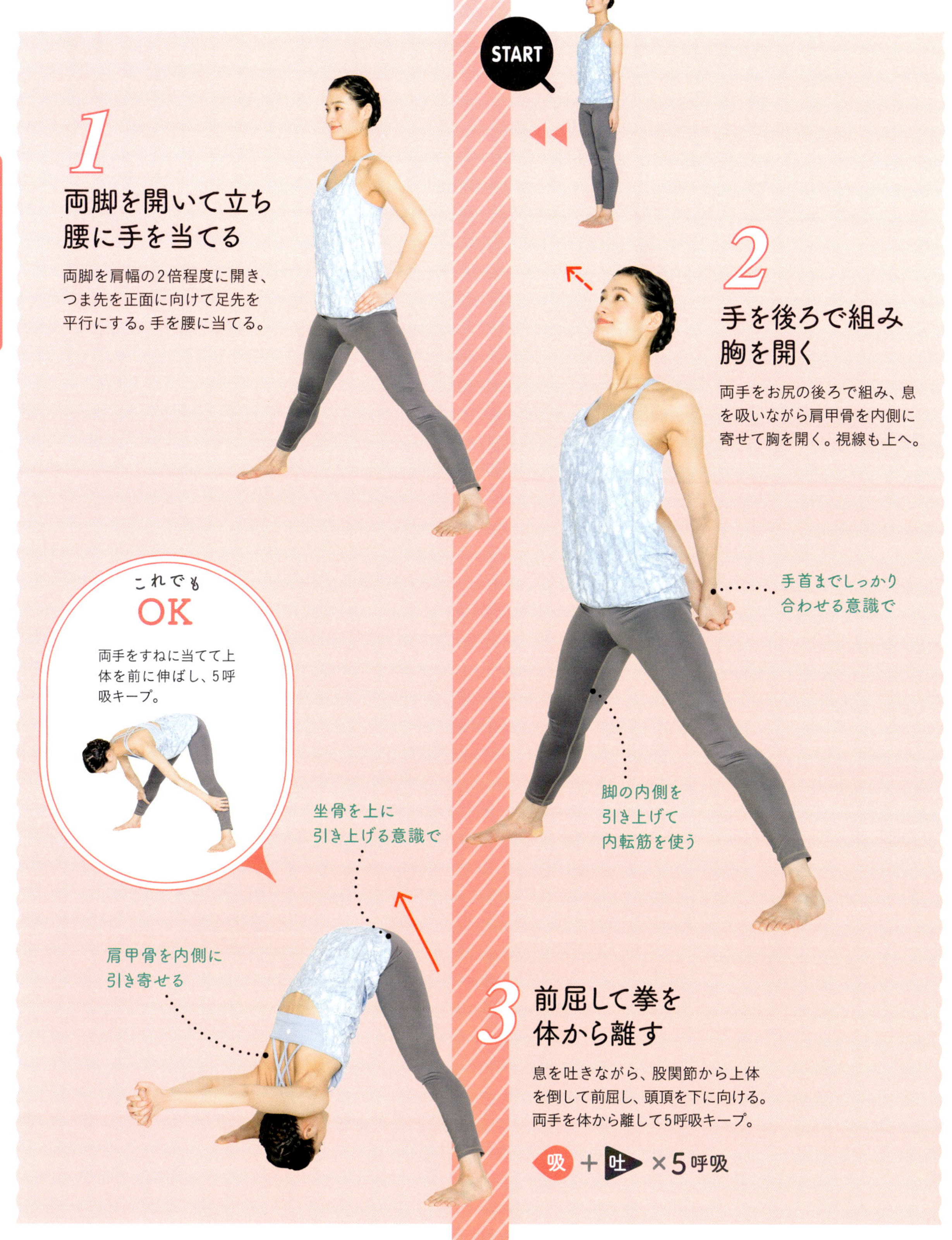

1 両脚を開いて立ち腰に手を当てる

両脚を肩幅の2倍程度に開き、つま先を正面に向けて足先を平行にする。手を腰に当てる。

2 手を後ろで組み胸を開く

両手をお尻の後ろで組み、息を吸いながら肩甲骨を内側に寄せて胸を開く。視線も上へ。

3 前屈して拳を体から離す

息を吐きながら、股関節から上体を倒して前屈し、頭頂を下に向ける。両手を体から離して5呼吸キープ。

吸 ＋ 吐 ×5呼吸

これでもOK

両手をすねに当てて上体を前に伸ばし、5呼吸キープ。

不調解消ヨガ❷

腰痛

ハラーサナ【hala=鋤（すき）】Plow Pose

スキのポーズ

骨盤が前傾して反り腰になっていると、
腰の筋肉が縮んで緊張し、腰痛の原因に。
背中を丸めることで背中や腰がしっかり
伸びて、縮こまった筋肉を解放します。

そのほかの効果

肩こり解消、リラックス、内臓の活性化

※首に痛みがあるときは行わない。

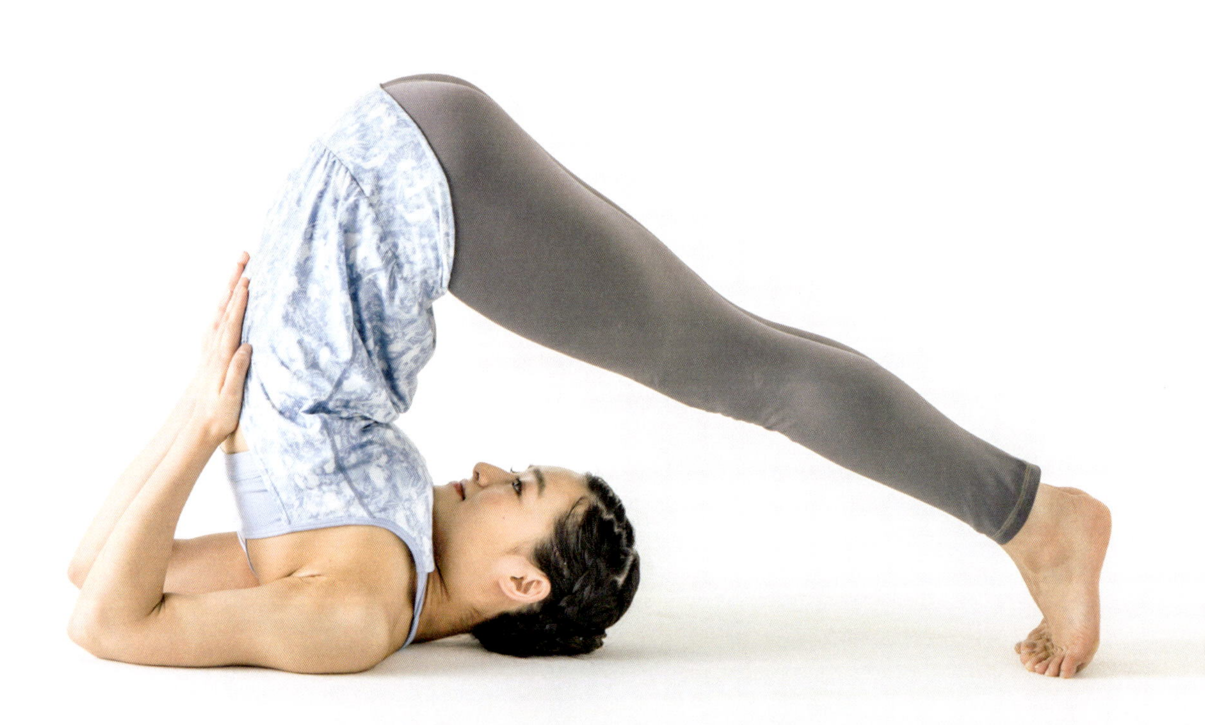

START
お腹の力を使って
動きをコントロールする
かかとを押して
脚の後面を
伸ばす
首が詰まらないように
肩と耳を遠ざける

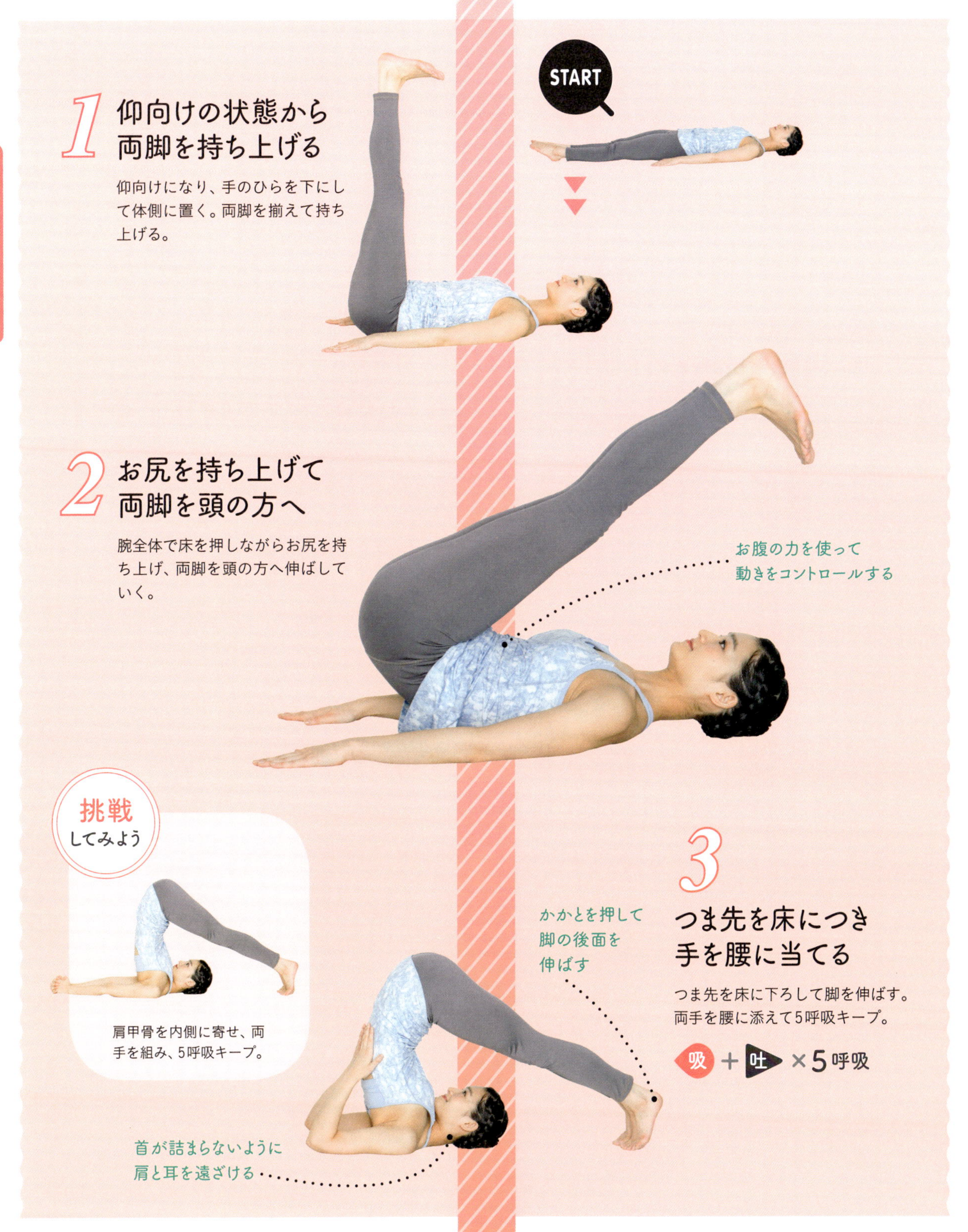

1 仰向けの状態から両脚を持ち上げる

仰向けになり、手のひらを下にして体側に置く。両脚を揃えて持ち上げる。

2 お尻を持ち上げて両脚を頭の方へ

腕全体で床を押しながらお尻を持ち上げ、両脚を頭の方へ伸ばしていく。

3 つま先を床につき手を腰に当てる

つま先を床に下ろして脚を伸ばす。両手を腰に添えて5呼吸キープ。

吸 + 吐 ×5呼吸

挑戦してみよう

肩甲骨を内側に寄せ、両手を組み、5呼吸キープ。

不調解消ヨガ③

偏頭痛

ゴームカーサナ【go=牛　mukha=顔】 Cow Face Pose

牛の顔のポーズ

牛の顔を模したポーズ。背中に腕を回すことで背面がほぐれ、滞っていた頭部への血流が促され、頭痛の緩和に。肩こりの解消にもひと役買ってくれます。

そのほかの効果

肩こり解消、骨盤を整える

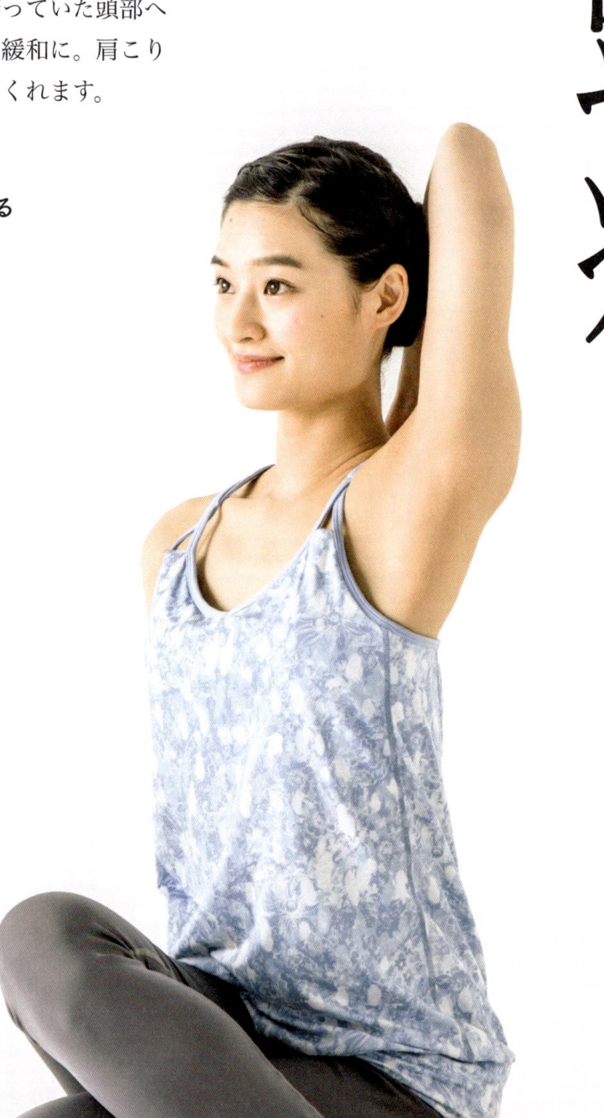

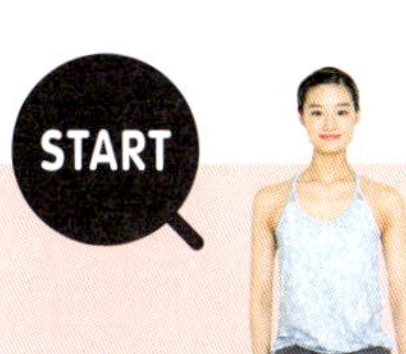

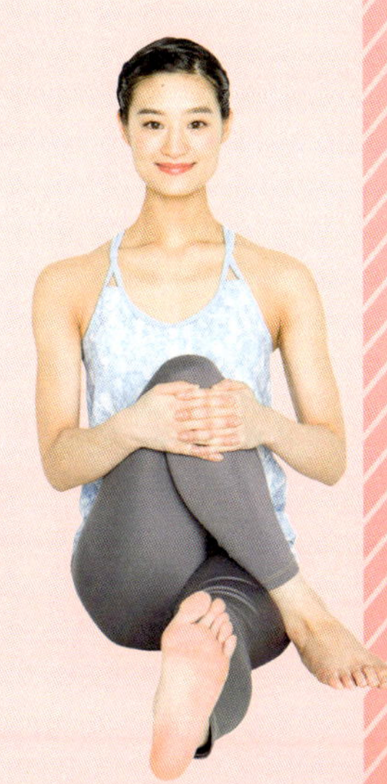

1 右膝を立て 脚の外側に置く

両脚を伸ばして座り、骨盤を立てて背筋を伸ばす。右膝を立て、伸ばした左脚の外側に右足を置く。

2 両膝を重ね 左腕を上げる

左膝を曲げてかかとを右のお尻に近づける。右のつま先を外に流して両膝を体の中心で重ねる。左腕を上げる。

背中はまっすぐ伸びた状態を維持する

左右の膝を体の中心で重ねる

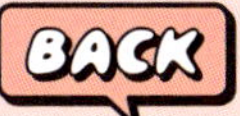

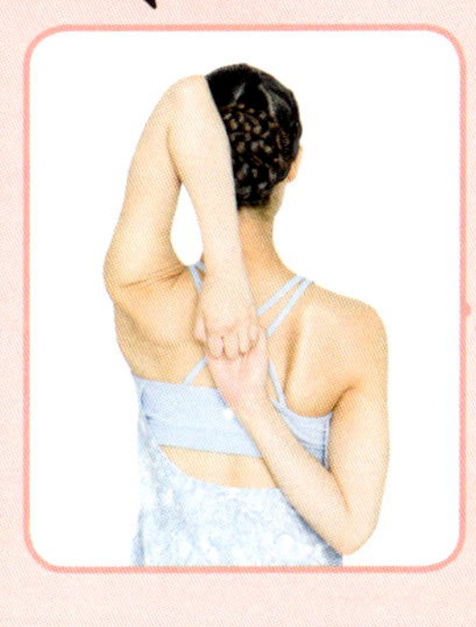

これでも
OK

背中で両手をつなげない場合は、タオルでサポートする。

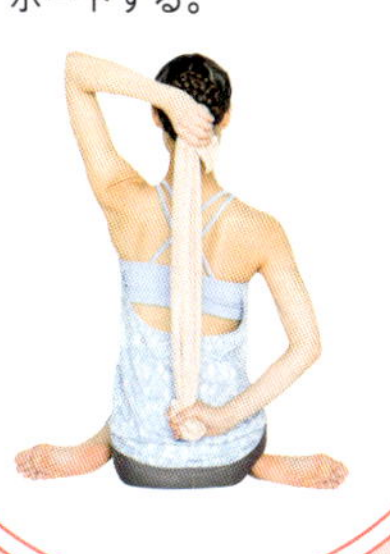

3 左ひじを曲げ 背中で手をつなぐ

左ひじを曲げ、背中で両手をつなぐ。胸を開いて5呼吸キープ。反対側も同様に。

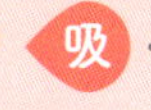 ＋ 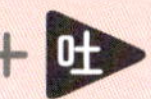 ×5呼吸

不調解消ヨガ 4

婦人科系A

ウッティタハスタパーダーングシュターサナ
【utthita=伸ばす　hasta=手　padangustha=足の親指】
Extended Hand to Big Toe Pose

足の親指をつかんで伸ばすポーズ

脚を大きく開き、股関節周りを解放。骨盤内のめぐりをよくし、婦人科系の不調をやわらげます。軸脚や下腹部の力を使ってバランスを取りましょう。

そのほかの効果

脚の引き締め、股関節周りの柔軟性アップ

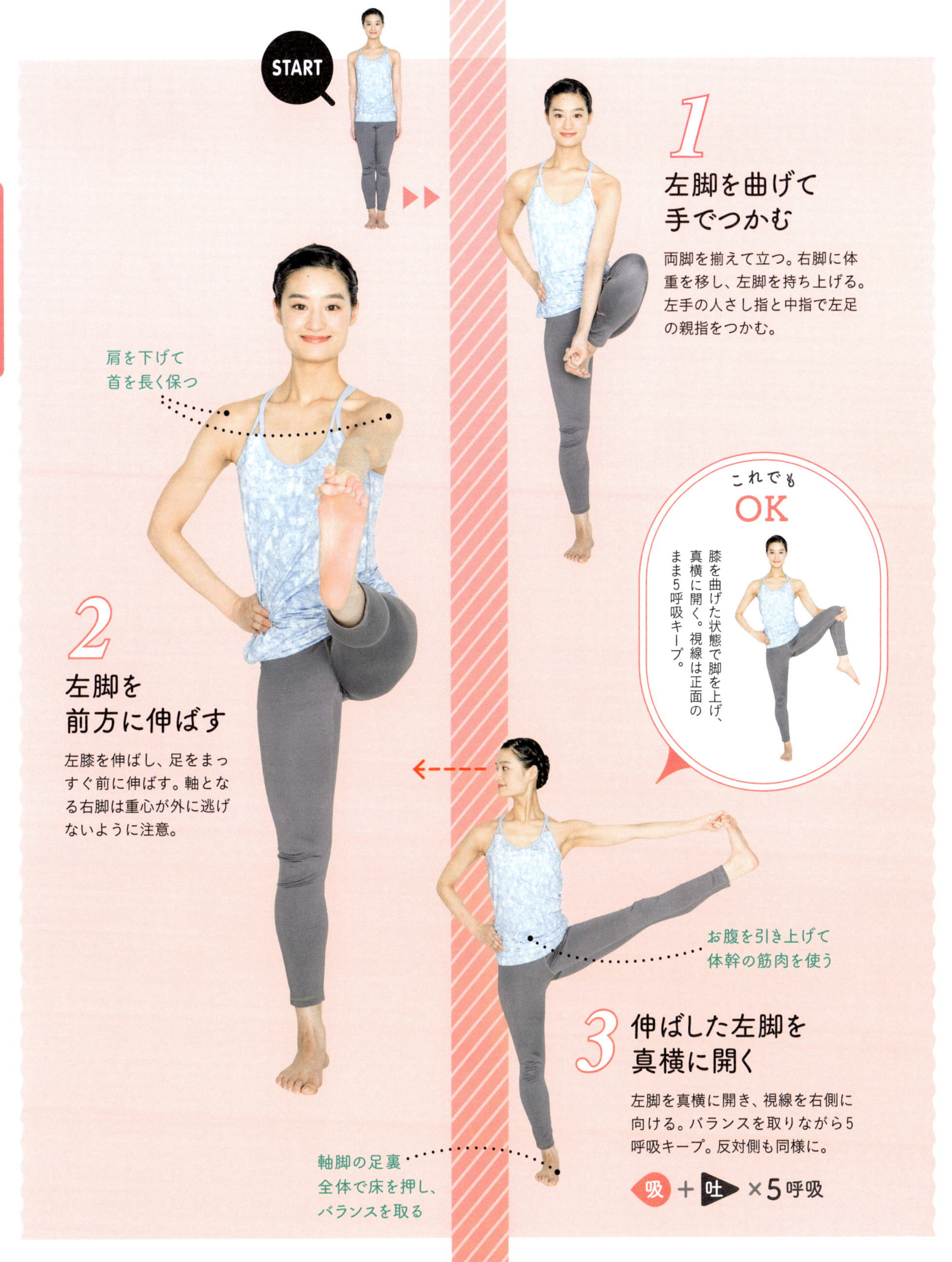
START
1
左脚を曲げて
手でつかむ
両脚を揃えて立つ。右脚に体重を移し、左脚を持ち上げる。左手の人さし指と中指で左足の親指をつかむ。
これでも
OK
膝を曲げた状態で脚を上げ、真横に開く。視線は正面のまま5呼吸キープ。
肩を下げて
首を長く保つ
2
左脚を
前方に伸ばす
左膝を伸ばし、足をまっすぐ前に伸ばす。軸となる右脚は重心が外に逃げないように注意。
お腹を引き上げて
体幹の筋肉を使う
3
伸ばした左脚を
真横に開く
左脚を真横に開き、視線を右側に向ける。バランスを取りながら5呼吸キープ。反対側も同様に。
吸 + 吐 ×5呼吸
軸脚の足裏
全体で床を押し、
バランスを取る

不調解消ヨガ5

婦人科系B

Pearl Pose

真珠貝のポーズ

足裏を合わせたがっせきのポーズから前屈し、上半身をリラックス。骨盤周辺の筋肉がゆるみ、奥底にたまっていた緊張を解放。冷えの解消にも効果的です。

そのほかの効果

腰痛解消、リラックス、股関節周りの柔軟性アップ

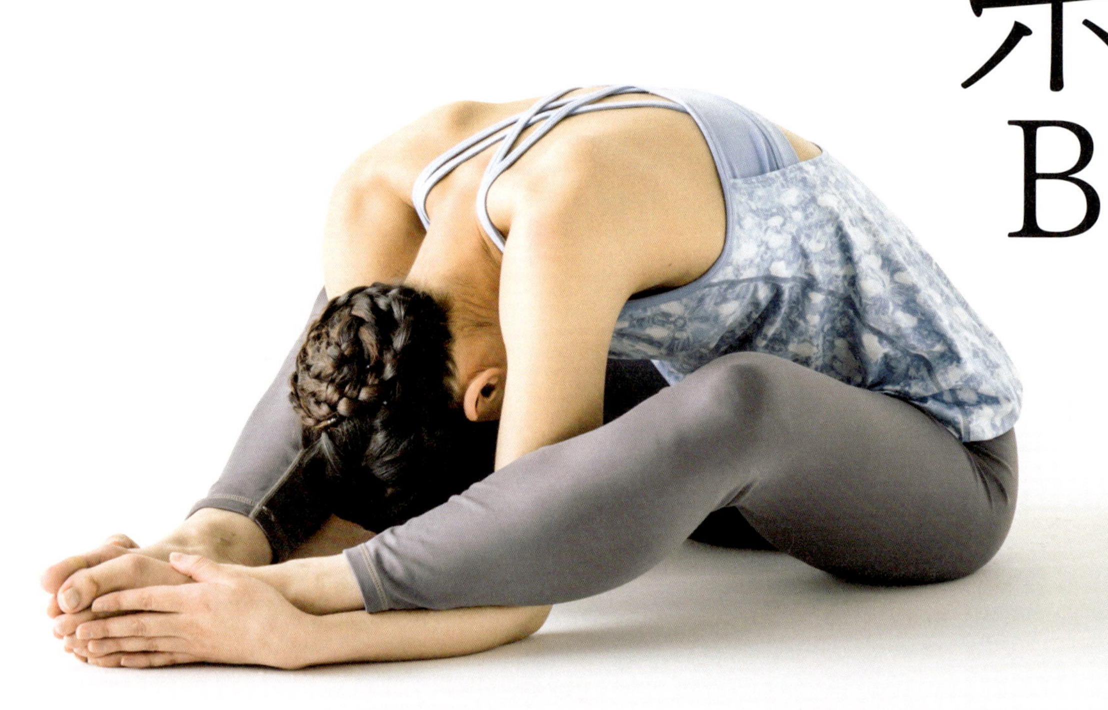

1

足裏を合わせ 両膝を外側に倒す

足裏を合わせたがっせきのポーズから足の位置を少し前に移動させる。

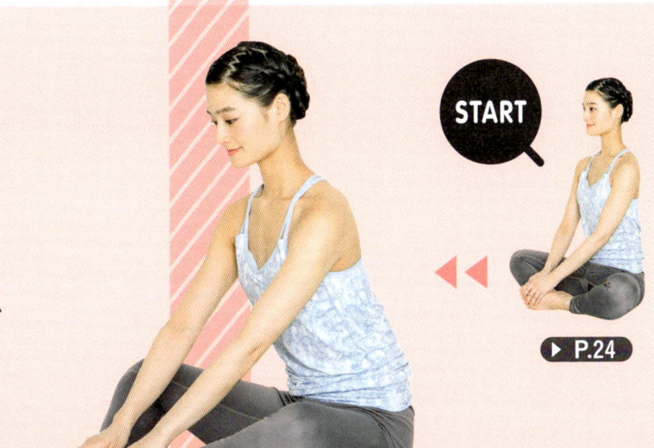

▶ P.24

2

両手を床につき 背筋を伸ばす

両ひじを曲げて床につき、ふくらはぎの下に入れる。息を吸いながら背筋を伸ばす。

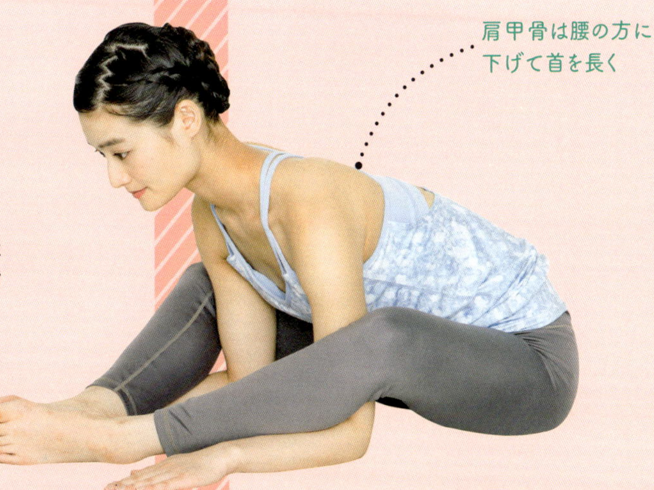

3

息を吐きながら 上体を前に倒す

両手で足の甲を包み、息を吐きながら上体を前に倒す。体の力を抜いて5呼吸キープ。

体の力を抜き、
ゆったりと呼吸する

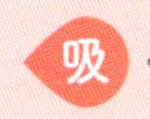

＋ 吐 ×5呼吸

首と目元のストレッチで眼精疲労ケア！

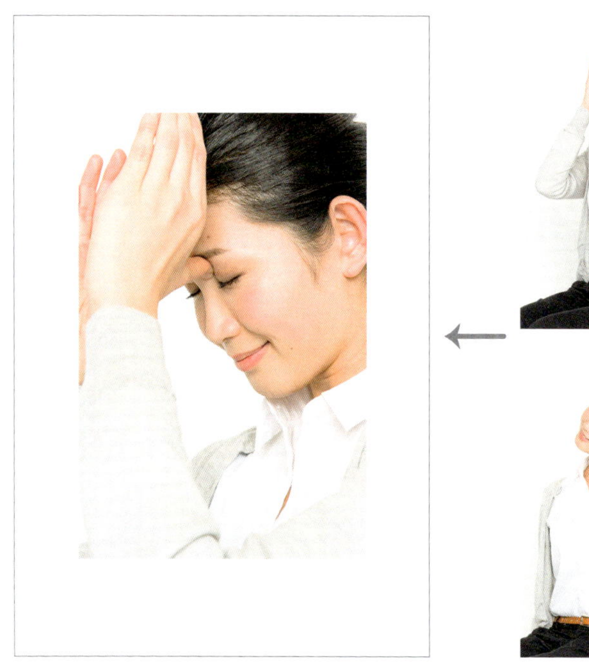

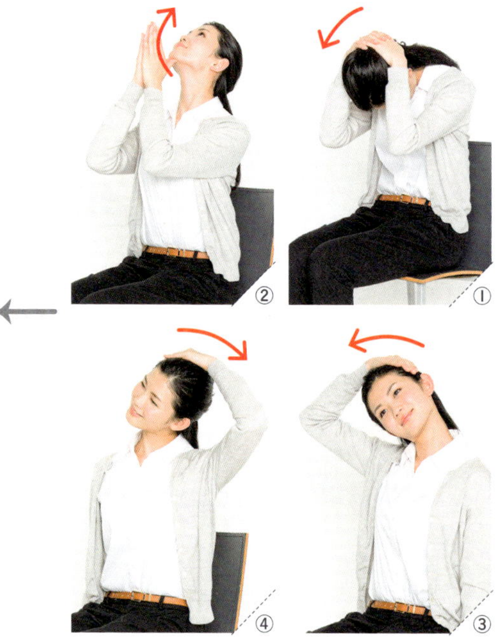

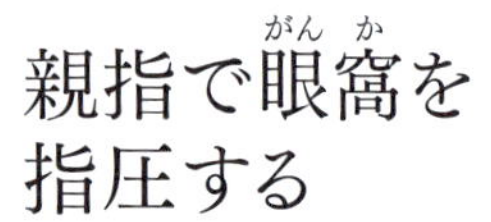

親指で眼窩（がんか）を指圧する

親指で眉頭の下の目のくぼみを押す。頭の重みをのせるようにして、気持ちいい程度の圧をかけながら5呼吸キープ。肩の力を抜き、体はリラックスさせて。

頭を前後左右に倒してストレッチ

①両手を頭の後ろで組み、前に倒して首の後ろを伸ばす。②顔を正面に戻し、親指であごを上げて首の前面を伸ばす。③④頭を右、左に倒す。それぞれ5呼吸キープ。

デトックスヨガ

ヨガで不要なものを排出すると、
全身のめぐりもよくなります。

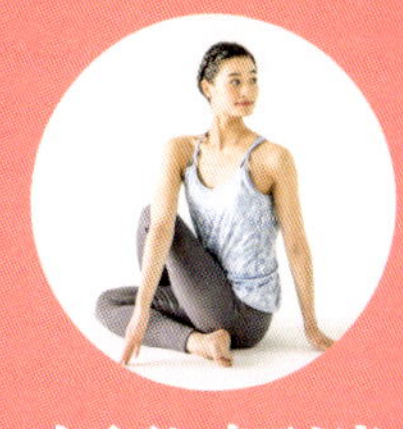

便秘解消

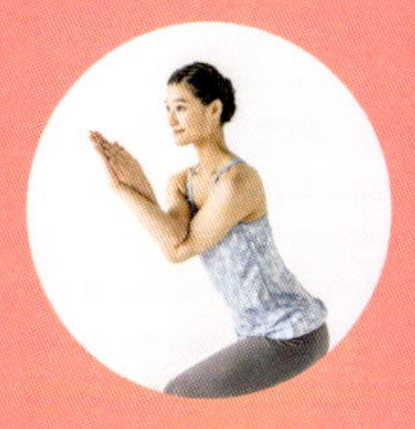

むくみ解消

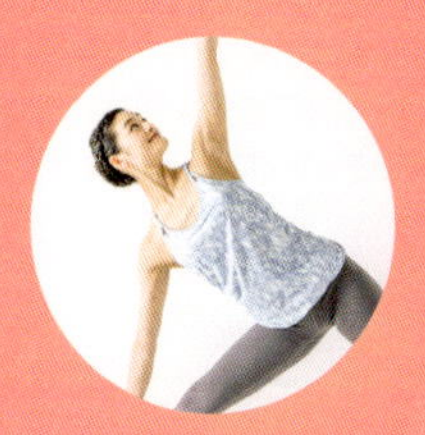

代謝アップ

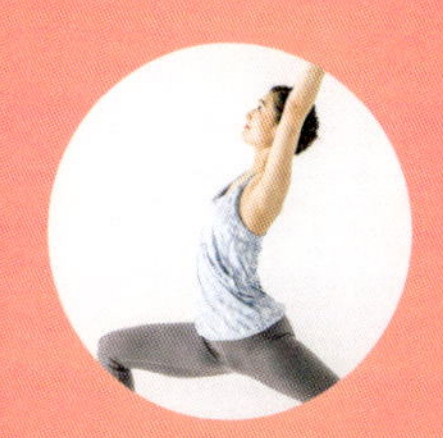

血行促進A

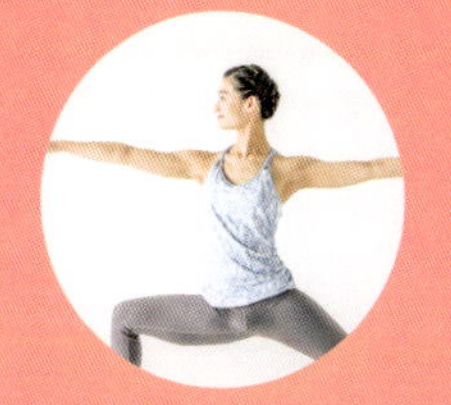

血行促進B

デトックスヨガ 1

便秘解消

アルダマッツェーンドラーサナ【ardha=半分の　matsyendra=魚の王】
Half Lord of the Fishes Pose

半分の魚の王のポーズ

体をねじって腸に刺激を与え、お通じを促します。背骨や骨盤のゆがみを整える効果も。腰椎から頸椎に向かって、丁寧に体をねじるとポーズが深まります。

そのほかの効果

背骨・骨盤を整える、ウエストを引き締める

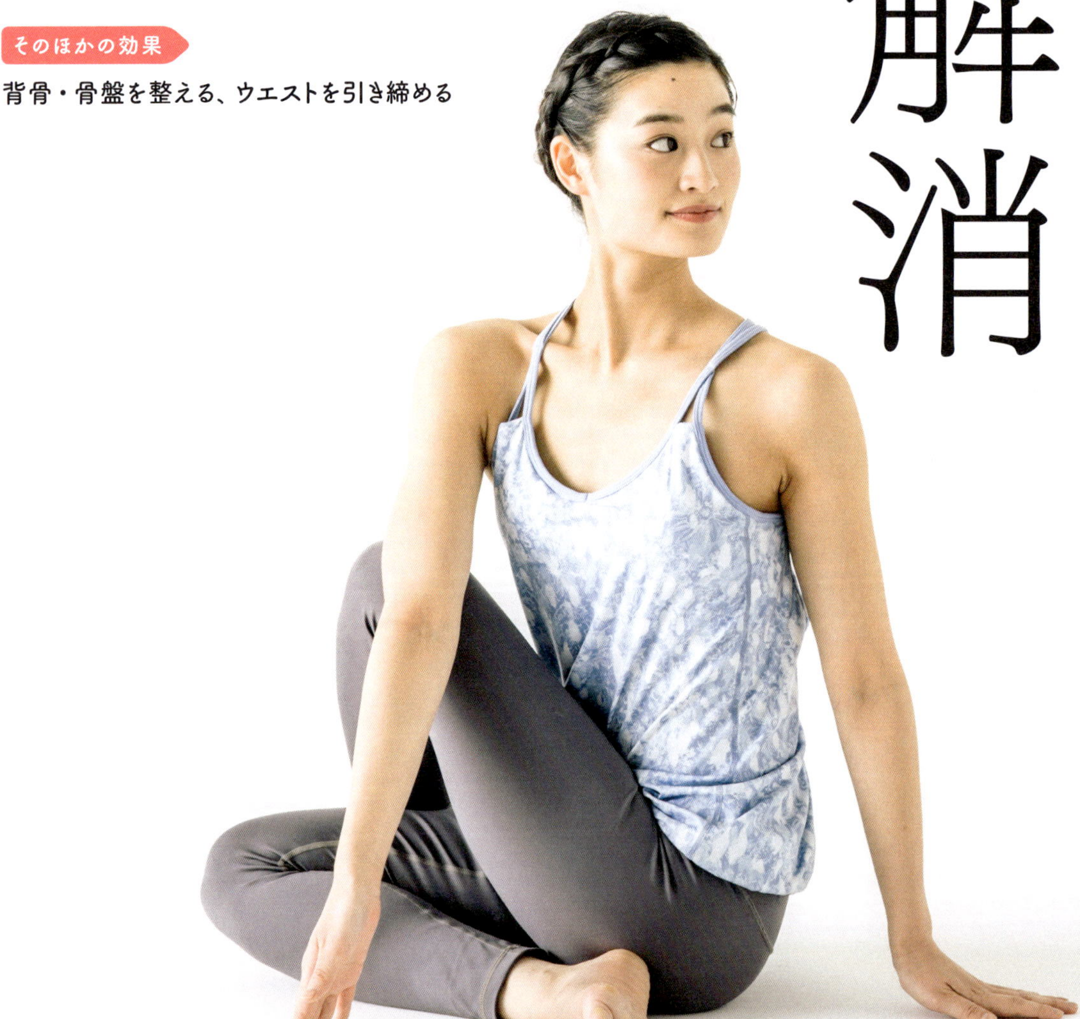

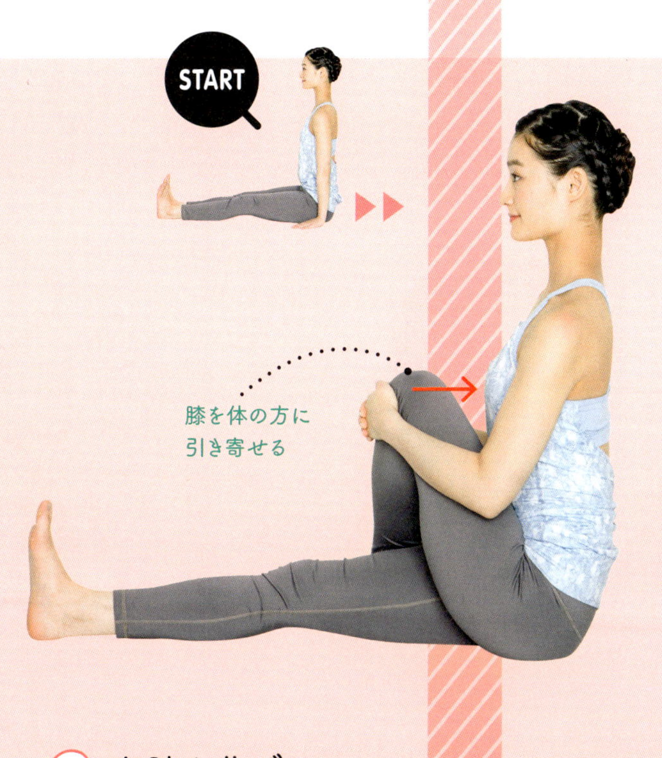

1 脚を伸ばして座り左膝を立てる

両脚を伸ばして座り、骨盤を立てて背筋を伸ばす。左膝を立て、右脚の外側に置く。

2 右膝を曲げてかかとを左のお尻に近づける

伸ばしていた右脚の膝を曲げ、かかとを左側のお尻に近づける。骨盤を立て、背筋を伸ばす。

骨盤を立て、胸を高く引き上げる

これでもOK

1の状態から右脚を伸ばしたまま、上体をねじって5呼吸キープ。

胸が閉じないよう鎖骨を左右に広げるイメージで

3 上体をねじってキープする

上体を左にねじって、右腕を左脚の外側にかけ、左手をお尻の後ろに置く。視線はねじった先を見て5呼吸キープ。反対側も同様に。

吸＋吐 ×5呼吸

デトックスヨガ ②

むくみ解消

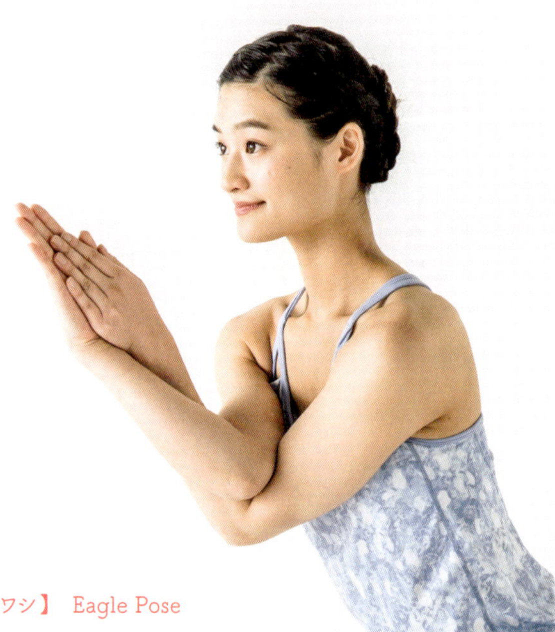

ガルダーサナ【garuda=ワシ】 Eagle Pose

わしのポーズ

両腕、両脚を絡め合わせることで、ポーズ後に体が一気に解放され、ゆるみます。血液や老廃物が流れ、むくみの解消に◎。体の軸も整います。

そのほかの効果

肩こり解消、体幹の強化、集中力を高める

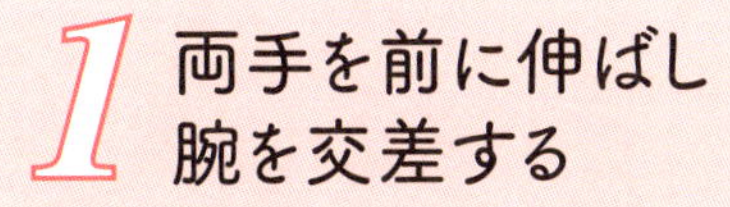

1 両手を前に伸ばし腕を交差する

両脚を揃えて立つ。両手を肩の高さで前に伸ばし、手のひらを上に向けて、ひじの上あたりから右腕を上にして深く交差させる。

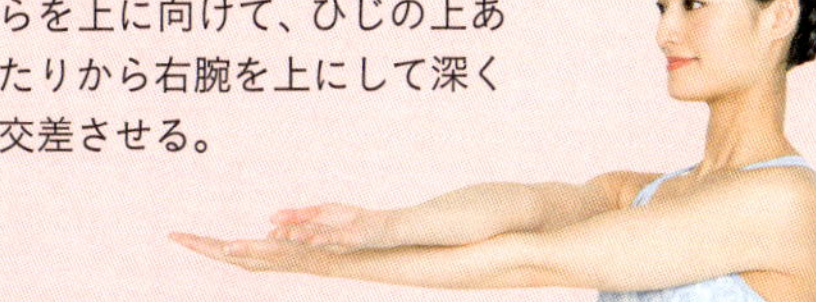

FRONT

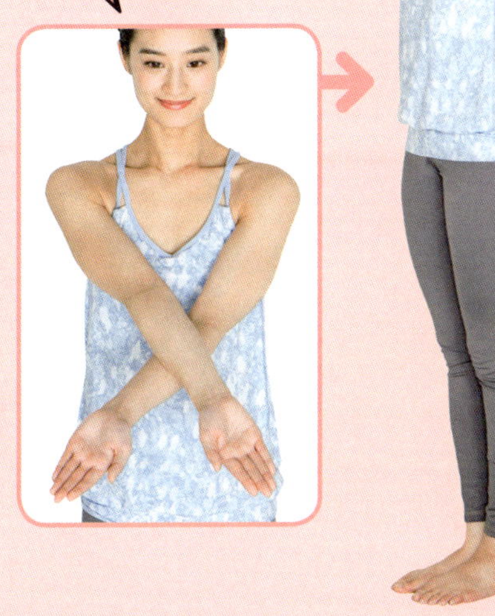

START

FRONT

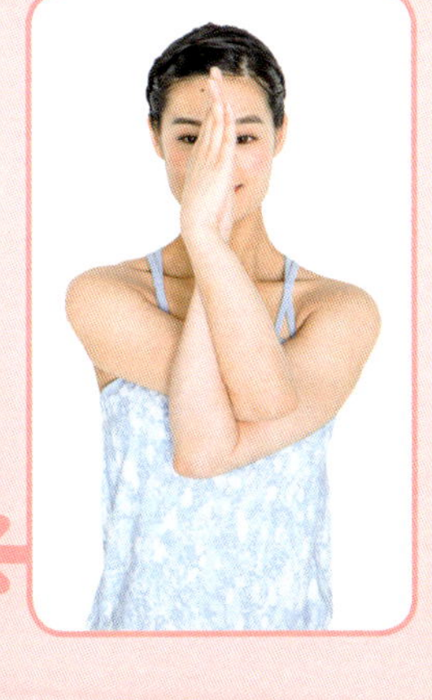

ひじあたりまで深く重ねると絡めやすい

2 両腕を絡め両脚を重ねる

両手は手のひらを合わせるように絡める。膝を曲げて左脚を右脚に絡め、左のつま先を右ふくらはぎにかける。

3 お尻を後ろに引き上体を前に倒す

お尻を引いて上体を前に倒す。腕同士、脚同士を引っ張り合うようにし、5呼吸キープ。反対側も同様に。

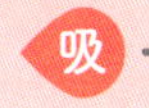

＋
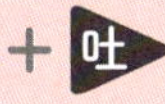

×5呼吸

手は体から離すような意識で

お尻を後ろに引いて、背筋を伸ばす

これでも OK

体を前に倒さず、2の状態でキープ。ひじと膝が体の中心にくるよう意識する。

デトックスヨガ③

代謝アップ

ウッティタ トリコーナーサナ【utthita=伸ばす trikona=三角】
Extended Triangle Pose

三角のポーズ

全身で三角形を描くヨガの代表的なポーズ。両脚でしっかり床を踏み、体幹を使って体を引き上げます。胸を大きく開いて心地よい伸びを味わいましょう。

そのほかの効果

体幹の強化、内臓の活性化、リフレッシュ

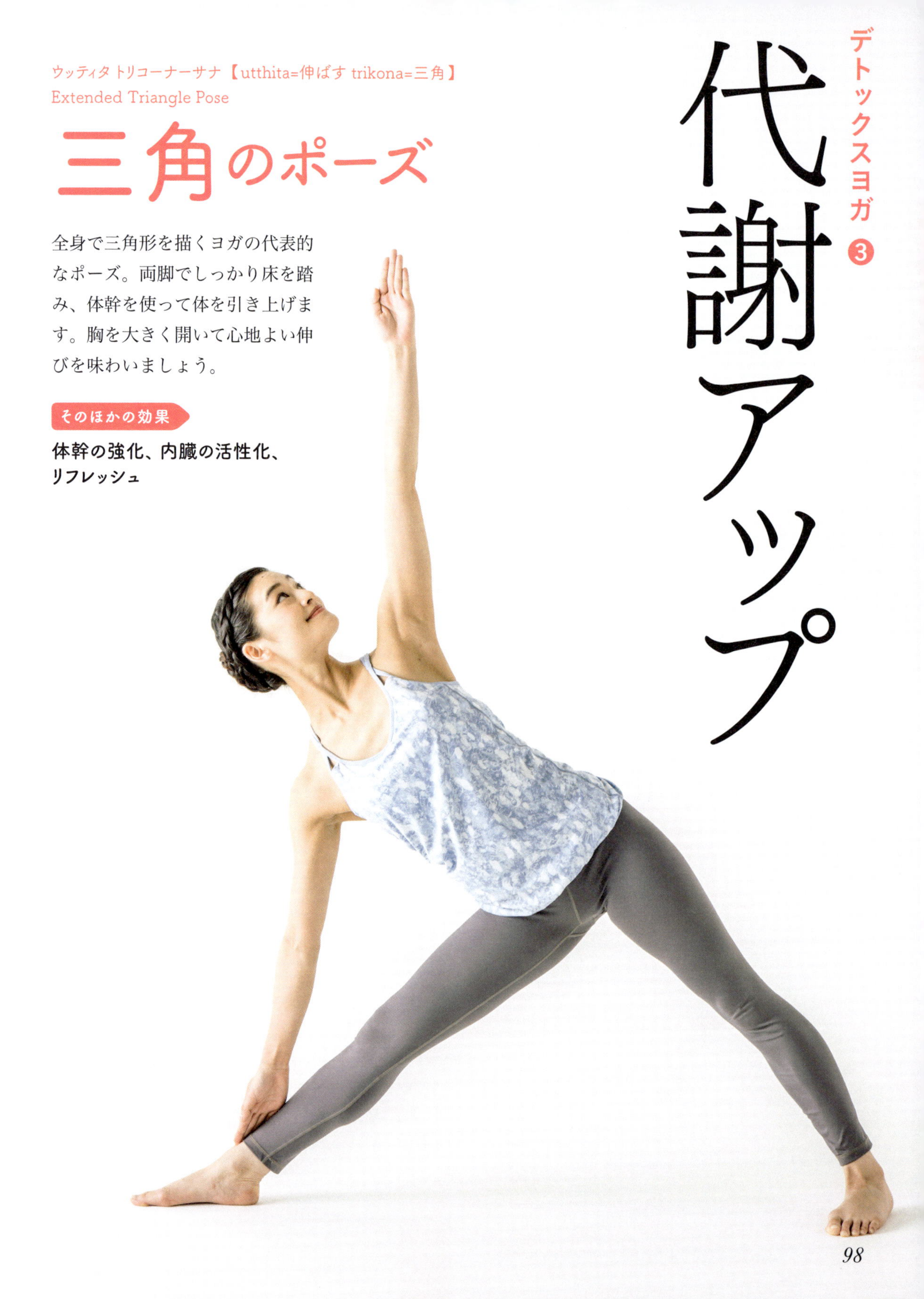

START
膝はつま先と
同じ方向に向ける
骨盤が前に
倒れないように
手は
膝以外に
添える

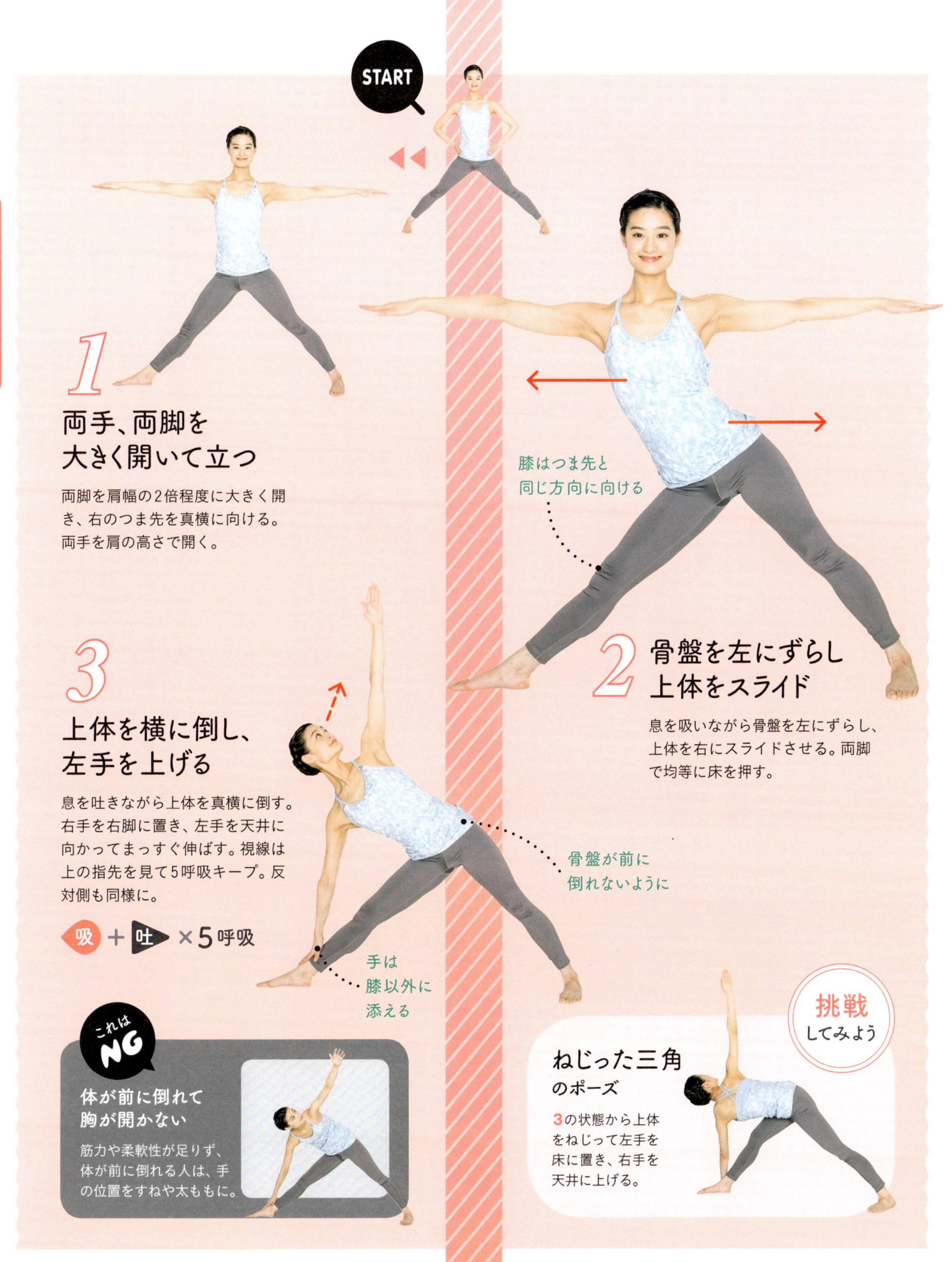

1 両手、両脚を大きく開いて立つ

両脚を肩幅の2倍程度に大きく開き、右のつま先を真横に向ける。両手を肩の高さで開く。

2 骨盤を左にずらし上体をスライド

息を吸いながら骨盤を左にずらし、上体を右にスライドさせる。両脚で均等に床を押す。

3 上体を横に倒し、左手を上げる

息を吐きながら上体を真横に倒す。右手を右脚に置き、左手を天井に向かってまっすぐ伸ばす。視線は上の指先を見て5呼吸キープ。反対側も同様に。

吸 + 吐 ×5呼吸

これはNG 体が前に倒れて胸が開かない

筋力や柔軟性が足りず、体が前に倒れる人は、手の位置をすねや太ももに。

挑戦してみよう ねじった三角のポーズ

3の状態から上体をねじって左手を床に置き、右手を天井に上げる。

血行促進A

ヴィーラバッドラーサナI【virabhadra=戦士】 Warrior I Pose

戦士のポーズI

下肢の筋肉をパワフルに使うので代謝も大幅アップ！　両脚で力強く大地を踏みしめ、上半身をしなやかに上へ伸ばして、戦士のような力強さを感じましょう。

そのほかの効果

脚の引き締め、体幹の強化、リフレッシュ

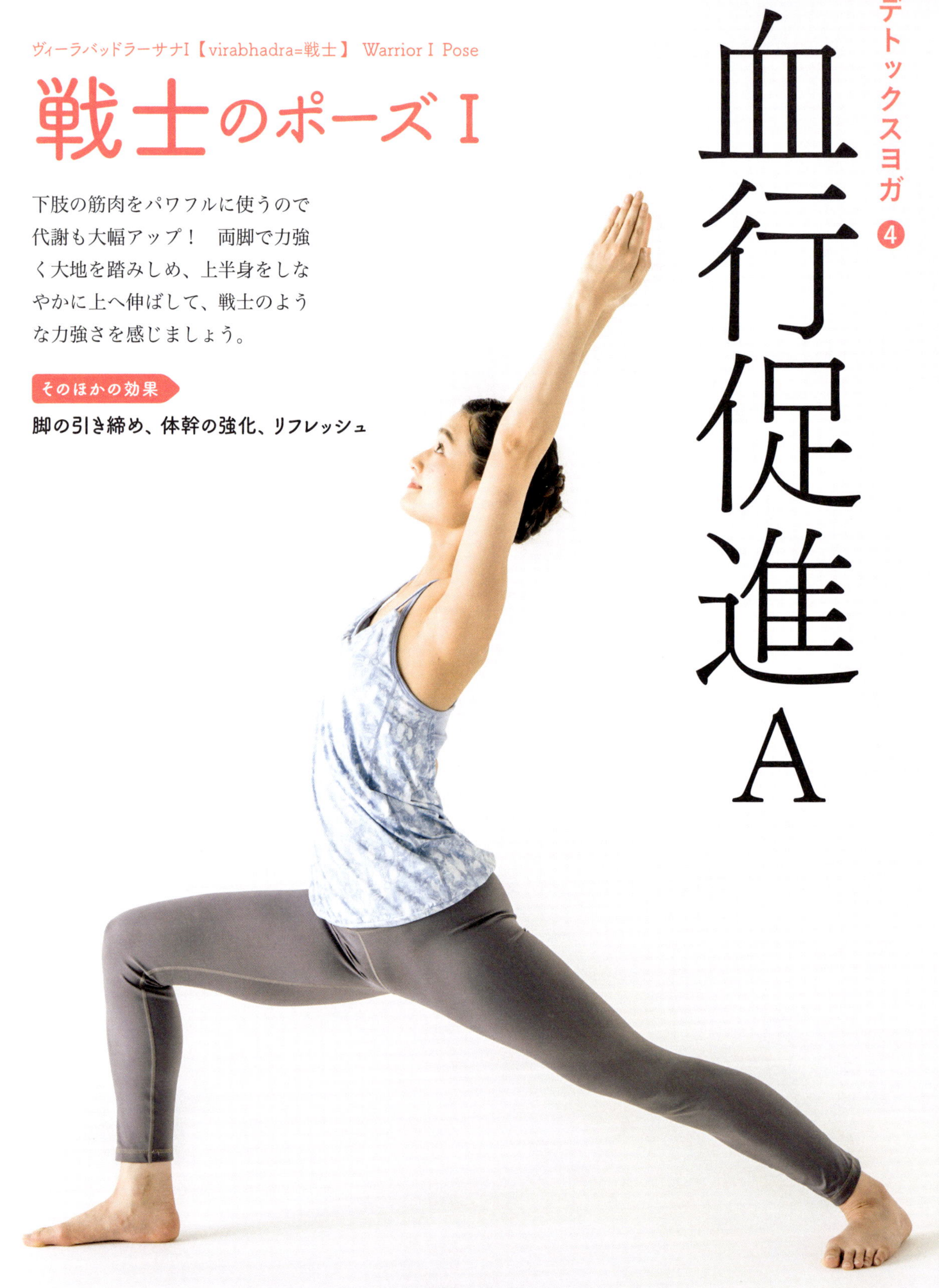

START
股関節を内旋させる意識で
骨盤を正面に向ける
つま先を
やや外向きに
これは
NG
膝はつま先
より前に
出ないように
かかとで床を押し、
脚全体を強く使う
吸 + 吐 ×5呼吸

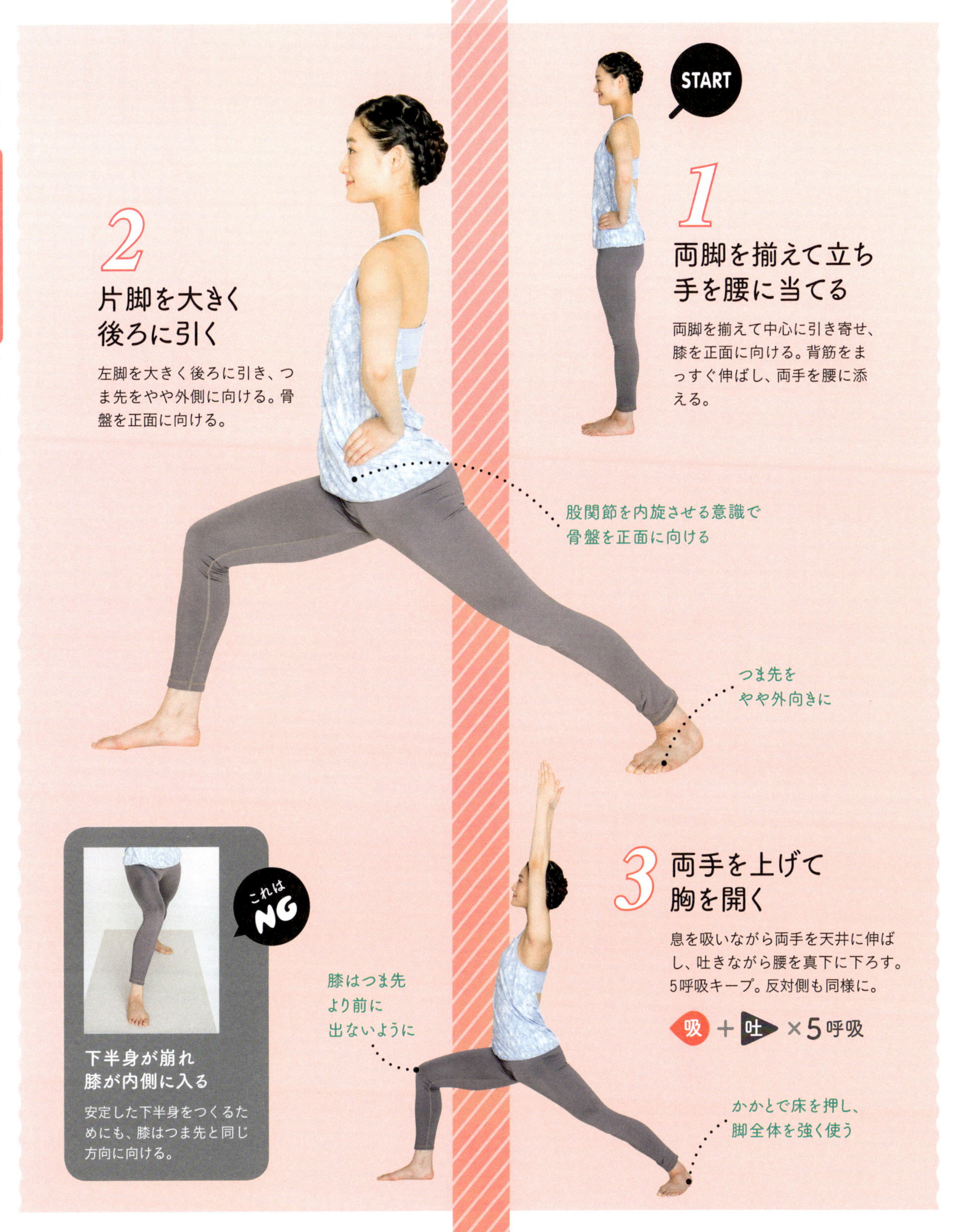

1 両脚を揃えて立ち 手を腰に当てる

両脚を揃えて中心に引き寄せ、膝を正面に向ける。背筋をまっすぐ伸ばし、両手を腰に添える。

2 片脚を大きく後ろに引く

左脚を大きく後ろに引き、つま先をやや外側に向ける。骨盤を正面に向ける。

3 両手を上げて胸を開く

息を吸いながら両手を天井に伸ばし、吐きながら腰を真下に下ろす。5呼吸キープ。反対側も同様に。

下半身が崩れ 膝が内側に入る

安定した下半身をつくるためにも、膝はつま先と同じ方向に向ける。

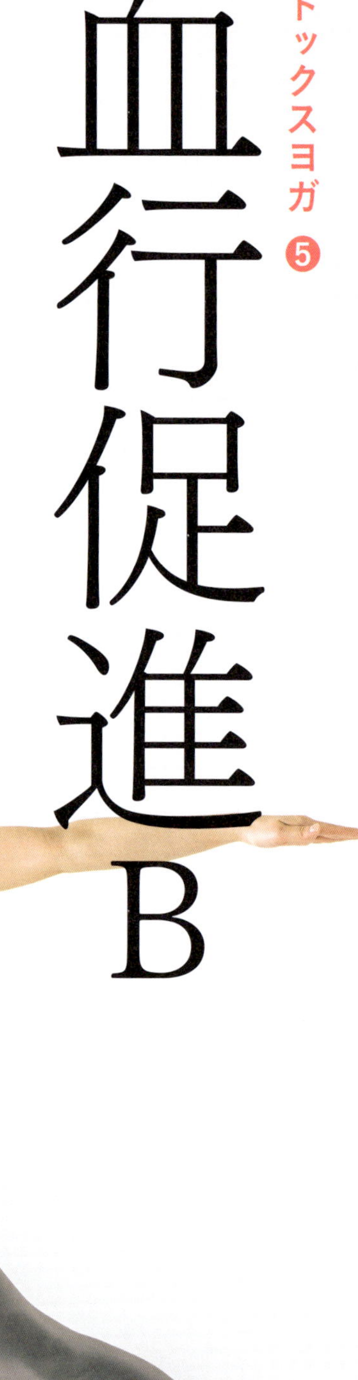

ヴィーラバッドラーサナII【virabhadra=戦士】 Warrior II Pose

戦士のポーズII

戦士のポーズIとともに、立位の代表的なポーズの1つ。腰を落として重心を低くすることでポーズがより安定し、快適にキープできます。

そのほかの効果

脚の引き締め、股関節周りの柔軟性アップ

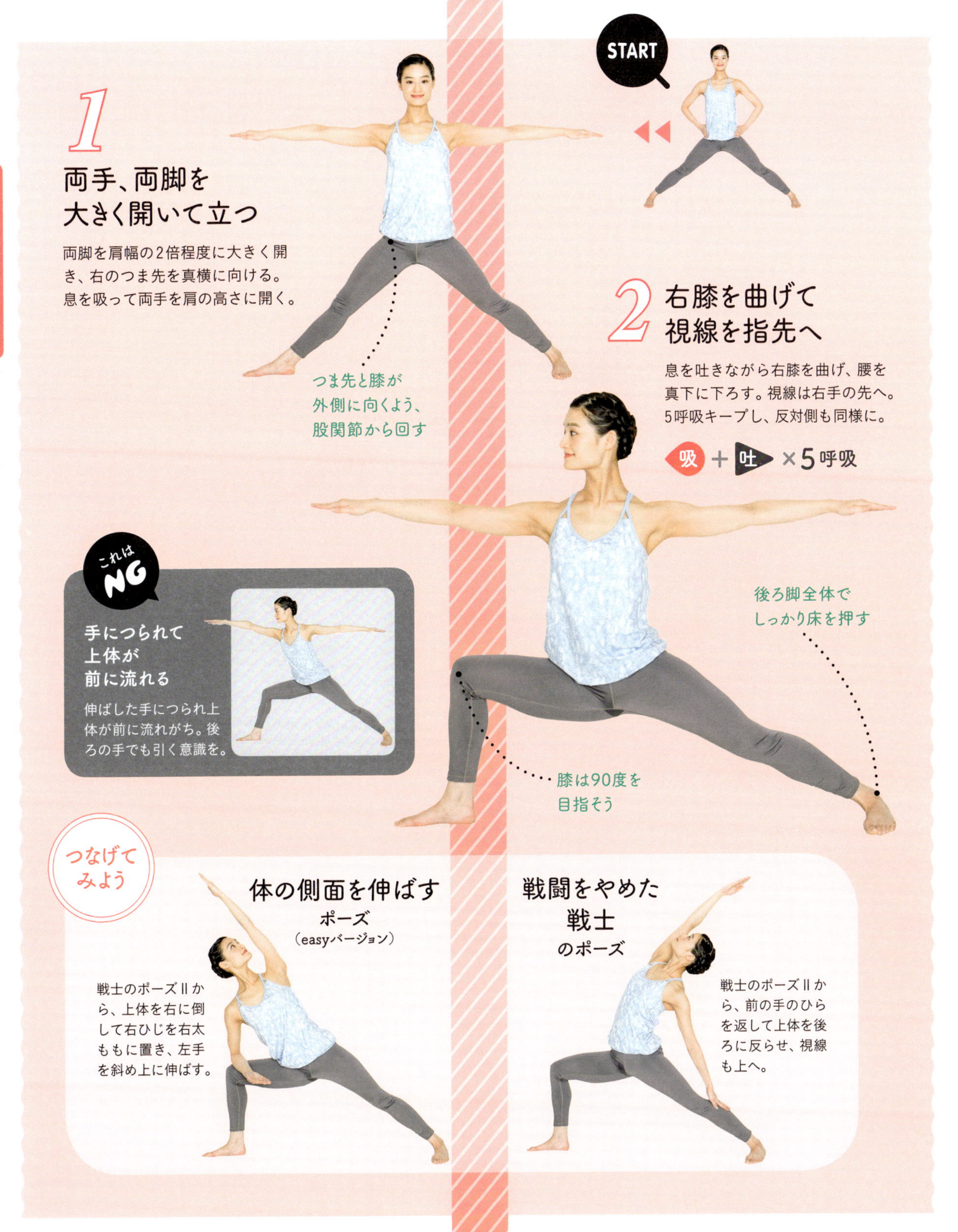

START

1 両手、両脚を大きく開いて立つ

両脚を肩幅の2倍程度に大きく開き、右のつま先を真横に向ける。息を吸って両手を肩の高さに開く。

つま先と膝が外側に向くよう、股関節から回す

2 右膝を曲げて視線を指先へ

息を吐きながら右膝を曲げ、腰を真下に下ろす。視線は右手の先へ。5呼吸キープし、反対側も同様に。

吸 + 吐 ×5呼吸

後ろ脚全体でしっかり床を押す

膝は90度を目指そう

これはNG 手につられて上体が前に流れる

伸ばした手につられ上体が前に流れがち。後ろの手でも引く意識を。

つなげてみよう

体の側面を伸ばすポーズ（easyバージョン）

戦士のポーズⅡから、上体を右に倒して右ひじを右太ももに置き、左手を斜め上に伸ばす。

戦闘をやめた戦士のポーズ

戦士のポーズⅡから、前の手のひらを返して上体を後ろに反らせ、視線も上へ。

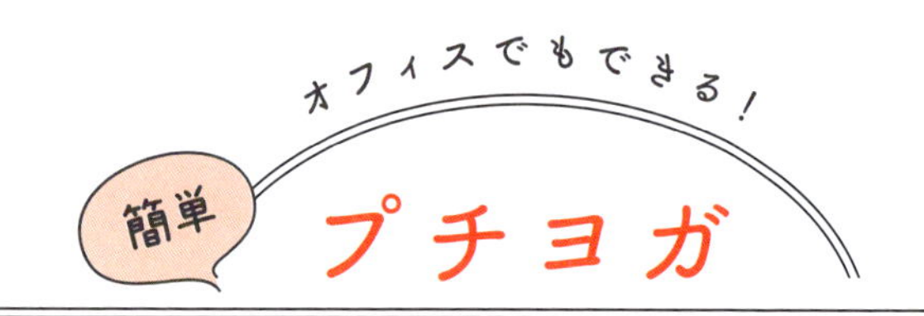

椅子に座ったコアラのポーズでむくみ解消

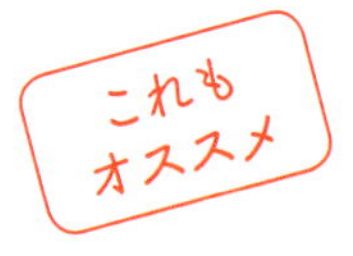

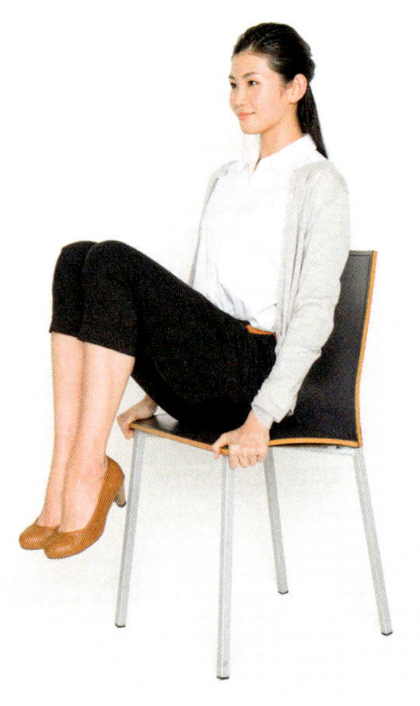

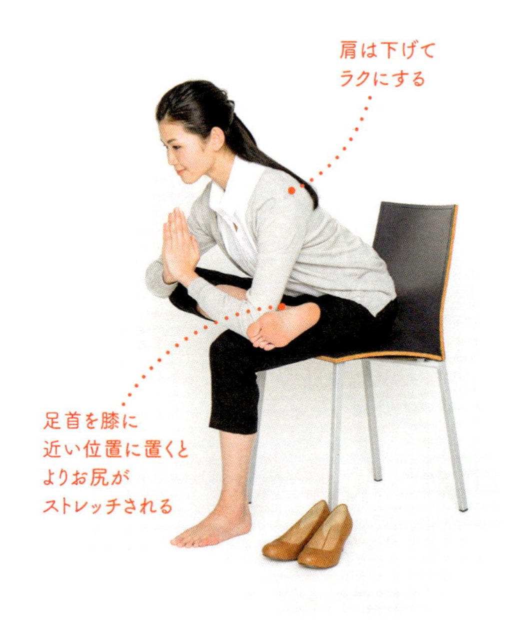

お腹の力を使って両脚を持ち上げる

椅子に座り、両脚を揃える。背筋を伸ばし、手で座面を持ちながら腹筋を使って両脚を持ち上げ、5呼吸キープ。腹筋を使いながらゆっくり脚を下ろす。

※腰痛があるときは行わない。

脚を組んで合掌し、上体を前に倒す

椅子に座り、右足首を左の太ももにのせ、膝を外側に倒す。胸の前で合掌し、息を吐きながら上体を前に倒して5呼吸キープ（座ったコアラのポーズ）。脚を入れ替えて同様に。

リラックスヨガ

ポーズとともに呼吸を深めて
神経系を休め、ひと息つきましょう。

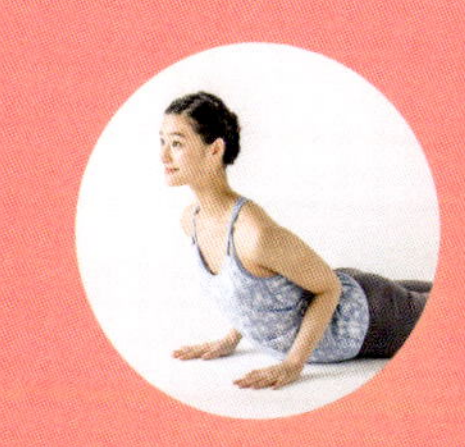

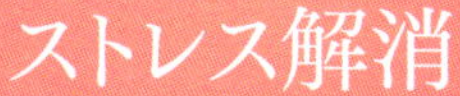

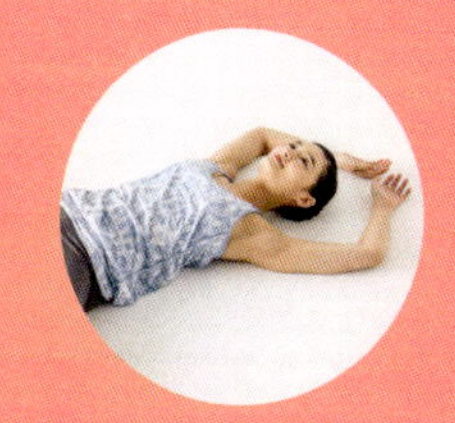

快眠

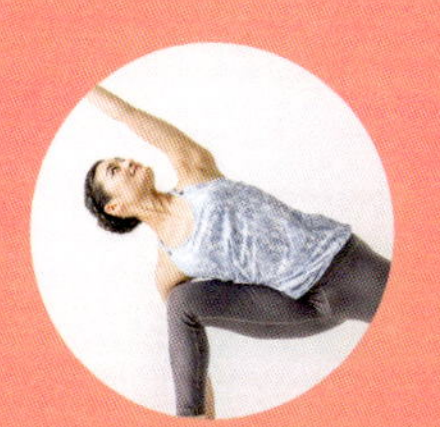

疲労回復

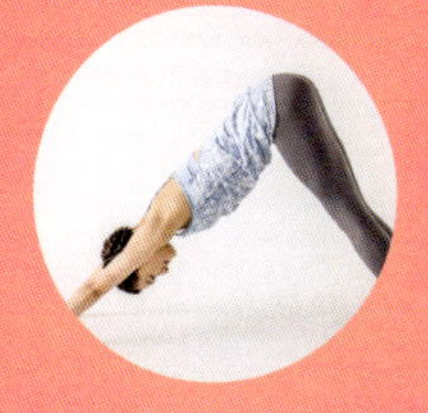

全身ほぐし

リラックスヨガ 1

ストレス解消

ブジャンガーサナ【bhuj=曲げる　gam=行く　bhujanga=コブラ】
Cobra Pose

コブラのポーズ

蛇のように体を持ち上げて反らし、胸や腹部をストレッチ。気持ちよく胸を開いて呼吸すれば、心にたまったイライラやモヤモヤも出ていきます。

そのほかの効果

疲労の回復、姿勢を整える、リフレッシュ

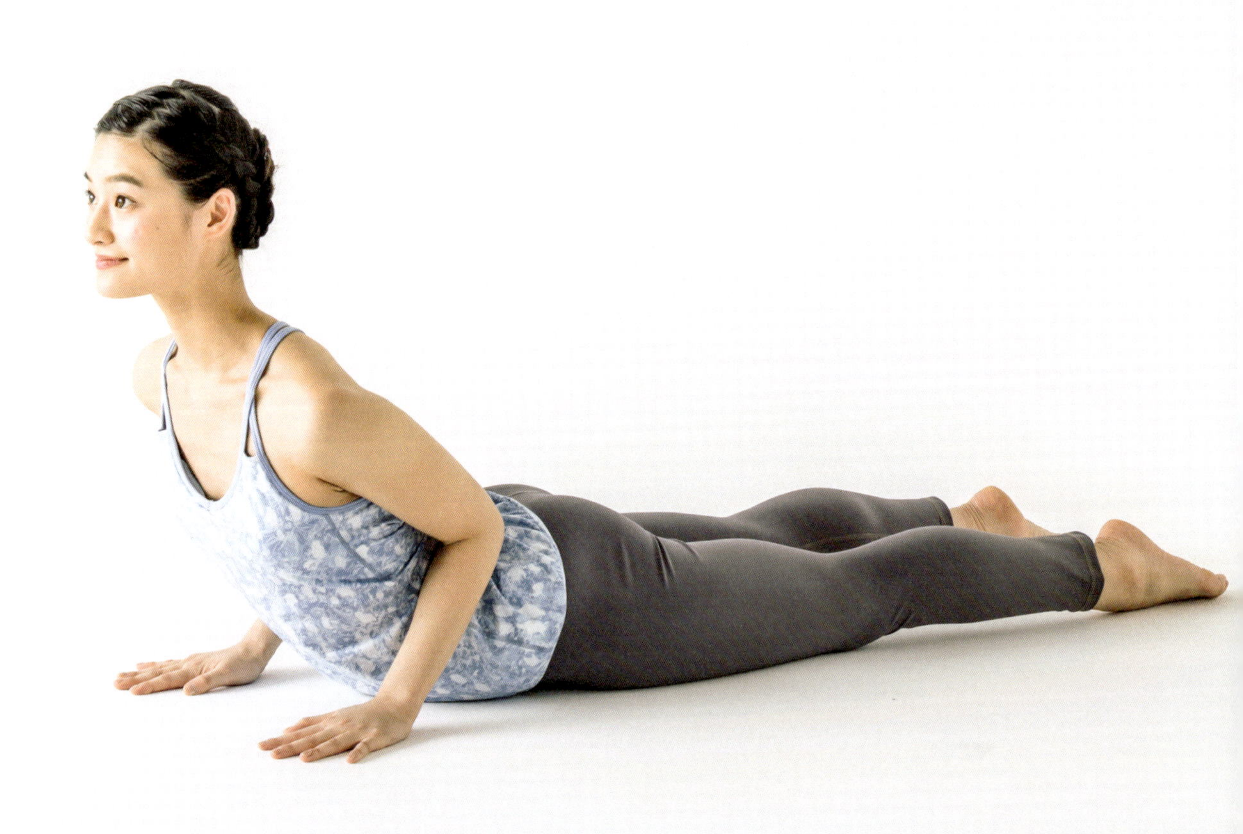

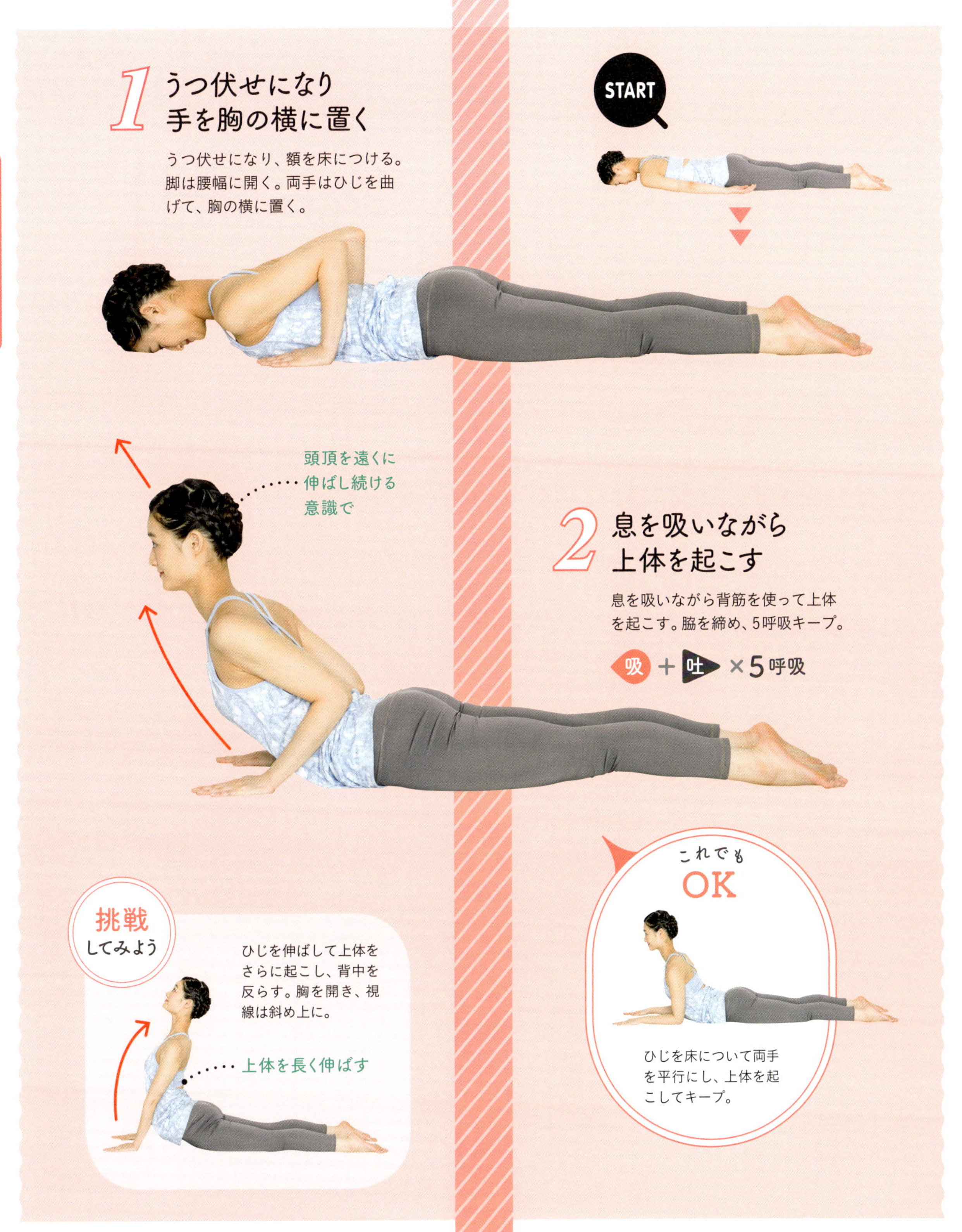

1 うつ伏せになり手を胸の横に置く

うつ伏せになり、額を床につける。脚は腰幅に開く。両手はひじを曲げて、胸の横に置く。

START

頭頂を遠くに伸ばし続ける意識で

2 息を吸いながら上体を起こす

息を吸いながら背筋を使って上体を起こす。脇を締め、5呼吸キープ。

吸＋吐×5呼吸

これでもOK

ひじを床について両手を平行にし、上体を起こしてキープ。

挑戦してみよう

ひじを伸ばして上体をさらに起こし、背中を反らす。胸を開き、視線は斜め上に。

上体を長く伸ばす

スプタバッダコーナーサナ【supta=横たわる】
Reclining Bound Angle Pose

仰向けのがっせきのポーズ

横たわった状態で足裏を合わせて開き、股関節や骨盤周りを解放するポーズ。全身がゆるみ、心地よい眠りへと誘われます。眠る前に布団の中で行うのもおすすめ。

そのほかの効果

婦人科系の不調解消、股関節周りの柔軟性アップ

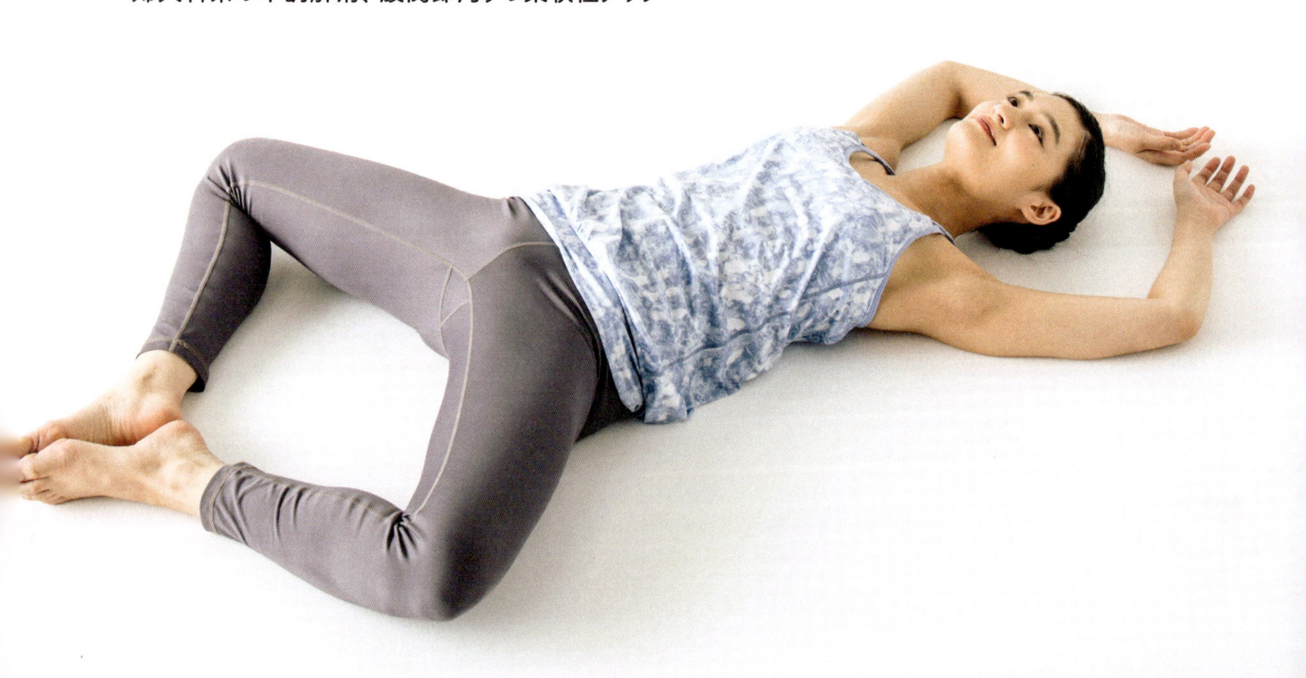

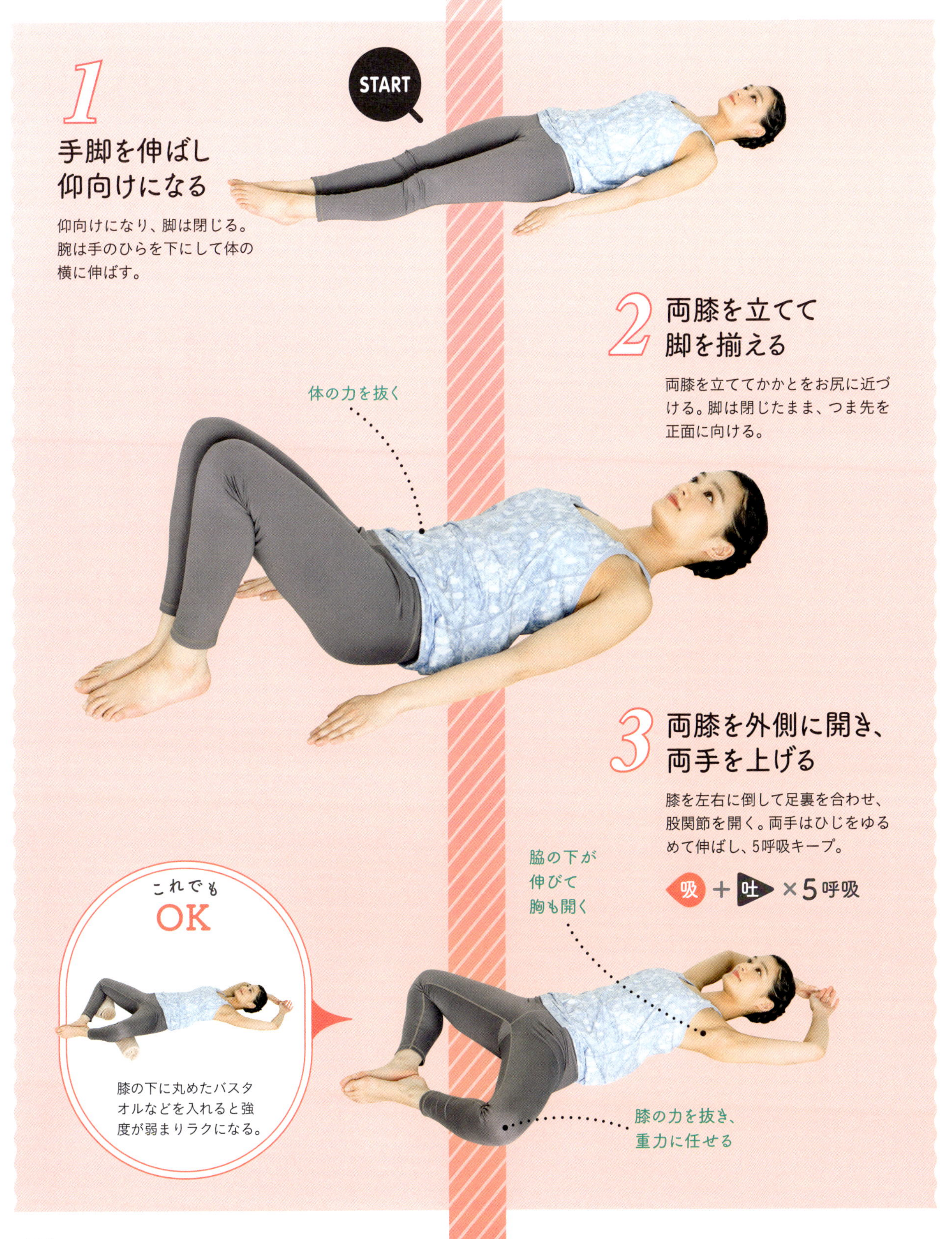

1 手脚を伸ばし仰向けになる

仰向けになり、脚は閉じる。腕は手のひらを下にして体の横に伸ばす。

2 両膝を立てて脚を揃える

両膝を立ててかかとをお尻に近づける。脚は閉じたまま、つま先を正面に向ける。

3 両膝を外側に開き、両手を上げる

膝を左右に倒して足裏を合わせ、股関節を開く。両手はひじをゆるめて伸ばし、5呼吸キープ。

吸 ＋ 吐 ×5呼吸

これでも OK

膝の下に丸めたバスタオルなどを入れると強度が弱まりラクになる。

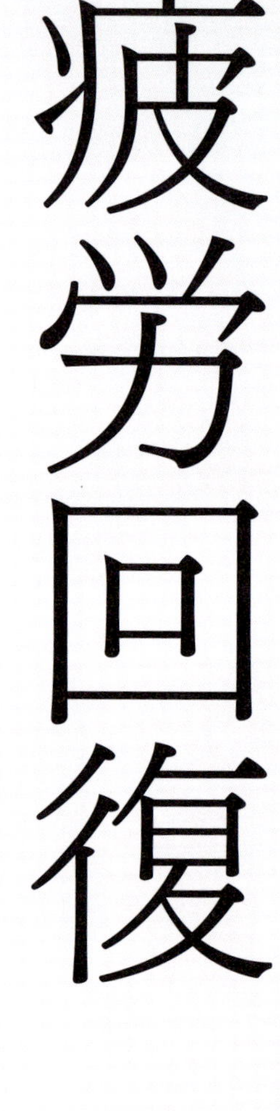

ウッティタ パールシュヴァコーナーサナ【utthita=伸ばす　parsva=側面　kona=角】 Extended Side Angle Pose

体の側面を伸ばすポーズ

足先から手の指先まで、体側をダイナミックに広げていくポーズ。脚と手で引っ張り合うようにして全身をストレッチし、めぐりをよくしましょう。

そのほかの効果

便秘解消、内臓の活性化、ウエスト・脚の引き締め

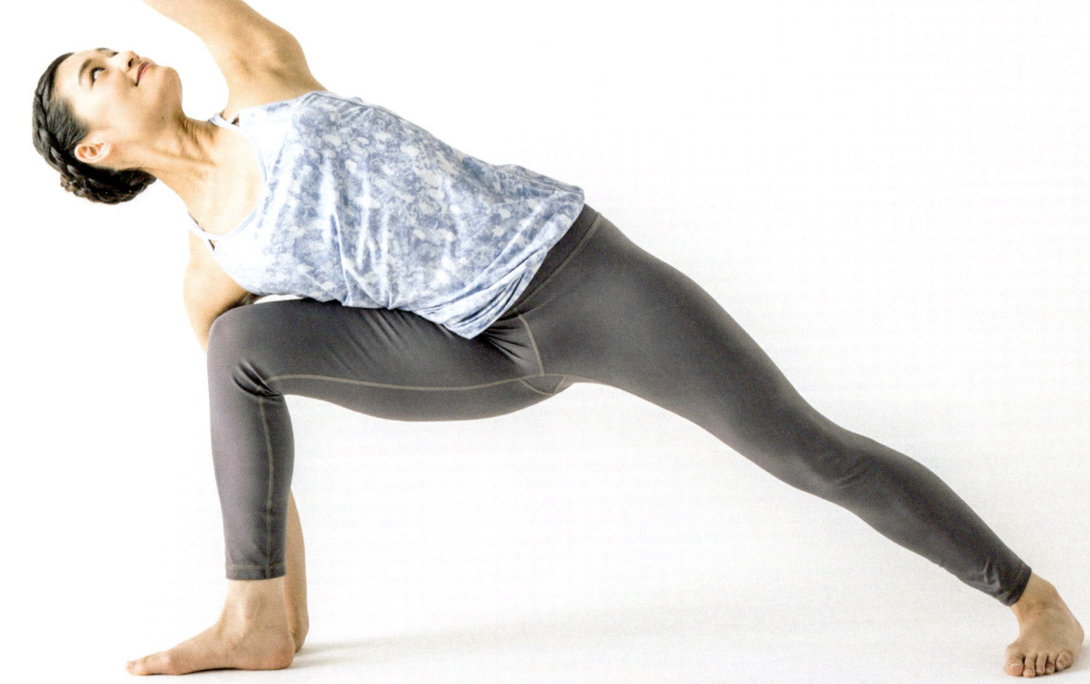

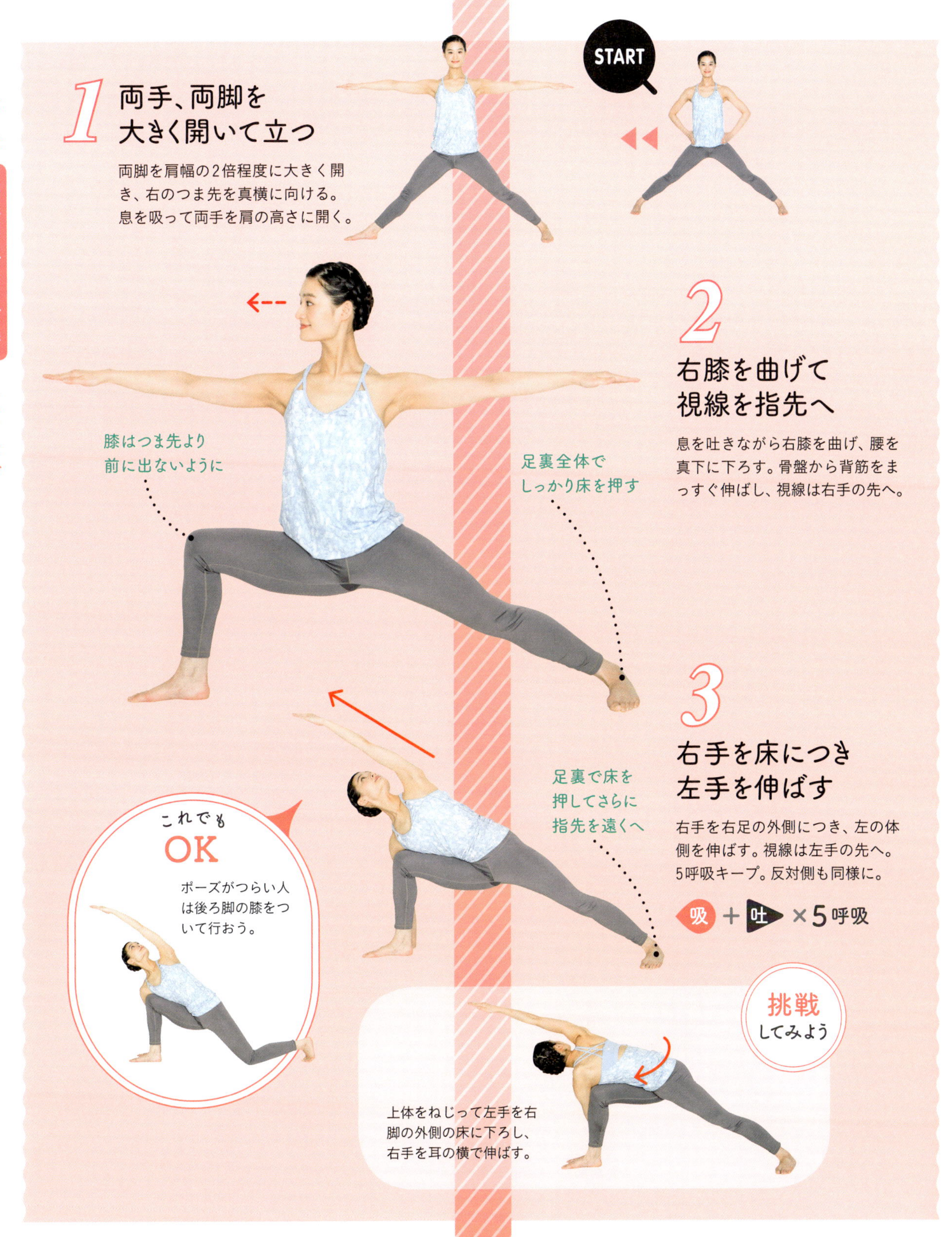
START
1
両手、両脚を
大きく開いて立つ
両脚を肩幅の2倍程度に大きく開き、右のつま先を真横に向ける。息を吸って両手を肩の高さに開く。
2
右膝を曲げて
視線を指先へ
息を吐きながら右膝を曲げ、腰を真下に下ろす。骨盤から背筋をまっすぐ伸ばし、視線は右手の先へ。
膝はつま先より
前に出ないように
足裏全体で
しっかり床を押す
3
右手を床につき
左手を伸ばす
右手を右足の外側につき、左の体側を伸ばす。視線は左手の先へ。5呼吸キープ。反対側も同様に。
吸 + 吐 ×5呼吸
足裏で床を
押してさらに
指先を遠くへ
これでも
OK
ポーズがつらい人は後ろ脚の膝をついて行おう。
挑戦
してみよう
上体をねじって左手を右脚の外側の床に下ろし、右手を耳の横で伸ばす。

リラックスヨガ 4

全身ほぐし

アドームカシュヴァーナーサナ【adho mukha=顔を下に向ける　svana=犬】
Downward Facing Dog Pose

ダウンドッグポーズ

犬が伸びをする様子を模したおなじみのポーズ。両手、両足で大地を踏みしめ、全身を気持ちよく伸ばします。頭が心臓より下になるため、鎮静効果も高いポーズです。

そのほかの効果

肩こり・腰痛解消、リフレッシュ

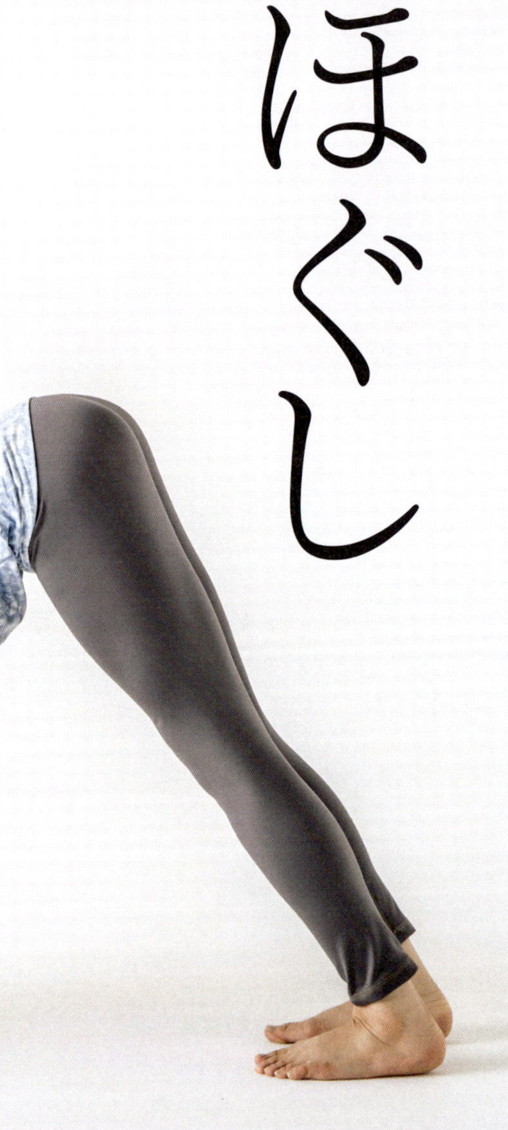

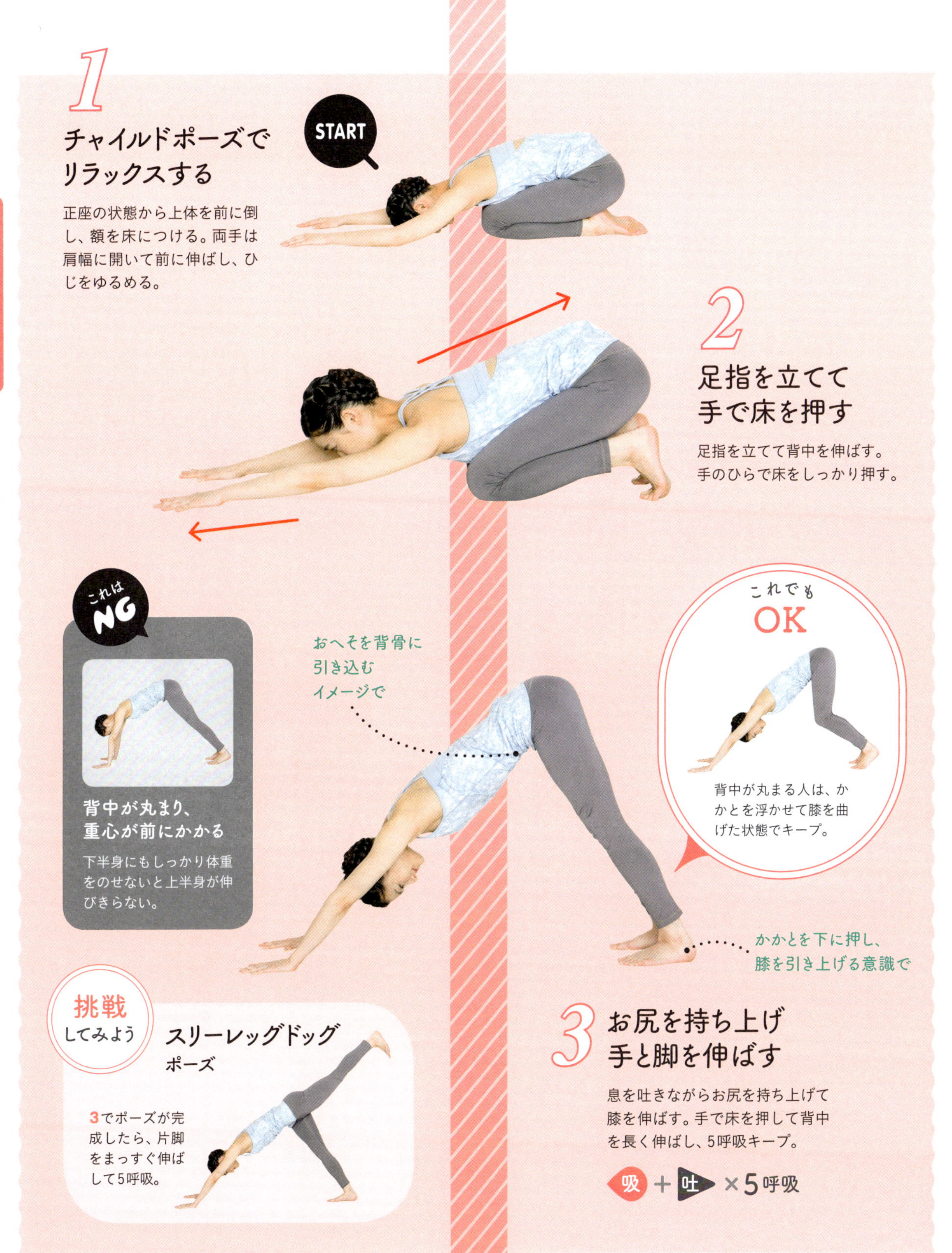

1 チャイルドポーズでリラックスする

START

正座の状態から上体を前に倒し、額を床につける。両手は肩幅に開いて前に伸ばし、ひじをゆるめる。

2 足指を立てて手で床を押す

足指を立てて背中を伸ばす。手のひらで床をしっかり押す。

これはNG

背中が丸まり、重心が前にかかる

下半身にもしっかり体重をのせないと上半身が伸びきらない。

おへそを背骨に引き込むイメージで

かかとを下に押し、膝を引き上げる意識で

これでもOK

背中が丸まる人は、かかとを浮かせて膝を曲げた状態でキープ。

3 お尻を持ち上げ手と脚を伸ばす

息を吐きながらお尻を持ち上げて膝を伸ばす。手で床を押して背中を長く伸ばし、5呼吸キープ。

吸 + 吐 ×5呼吸

挑戦してみよう スリーレッグドッグポーズ

3でポーズが完成したら、片脚をまっすぐ伸ばして5呼吸。

お腹を温める腹式呼吸でリラックス

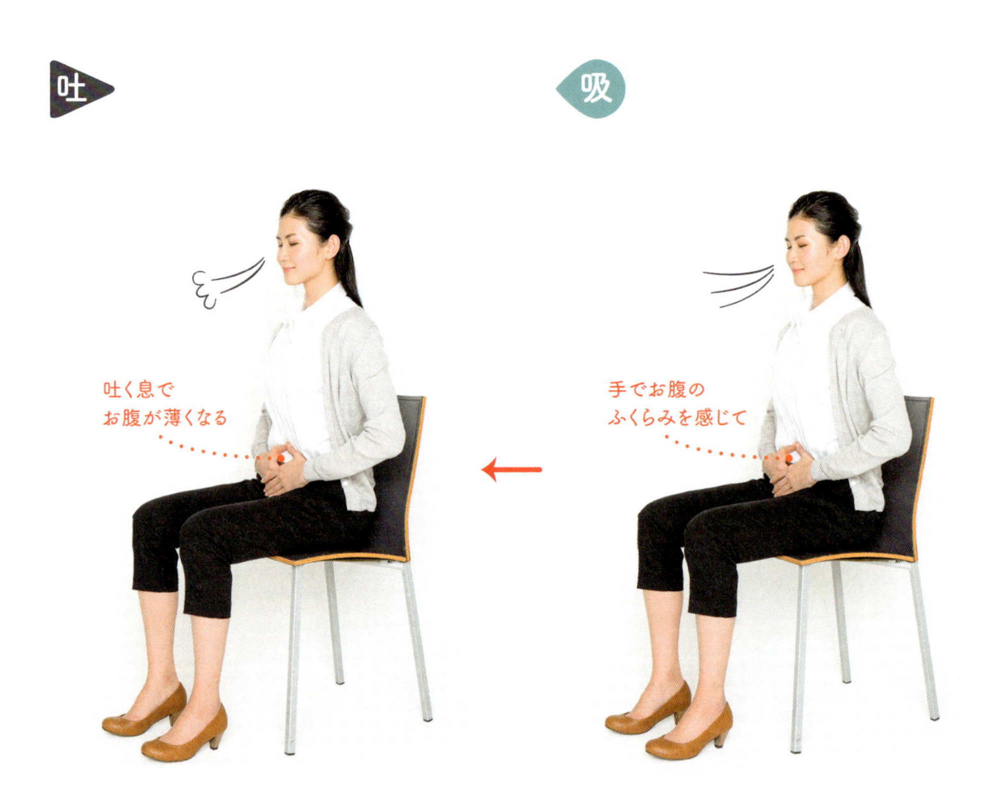

ゆったりと長く息を吐く

ゆったりと息を吐きながら、吐く息とともにお腹が薄くなっていくのを感じる。ゆっくりと安定したリズムで吸う、吐くを10回ほど繰り返す。

息を吸いながらお腹をふくらませる

椅子に深く腰掛け、脚を腰幅に開く。骨盤を立てて背筋を伸ばし、両手を下腹部に当てる。目を閉じて体の力みを抜き、お腹をふくらませるように息を吸う。

美を磨くヨガ

全身をバランスよく使うことで
ボディメイクも実現します。

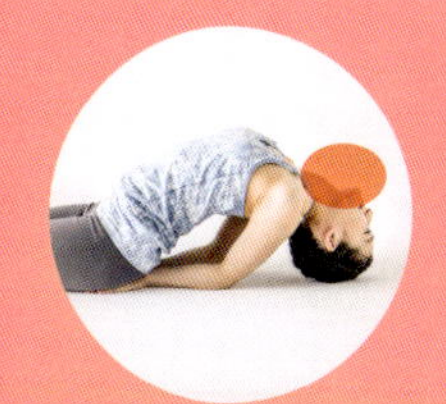

美肌

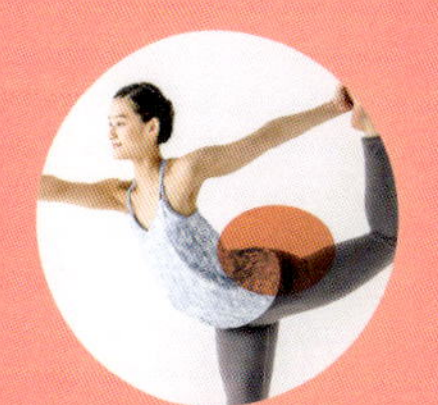

美尻

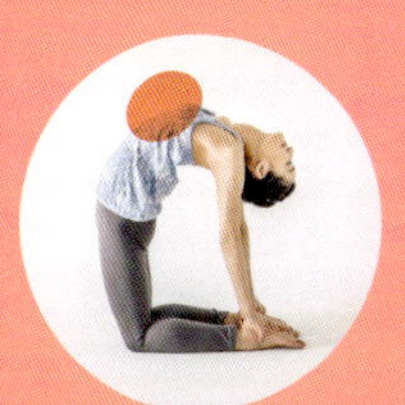

美乳

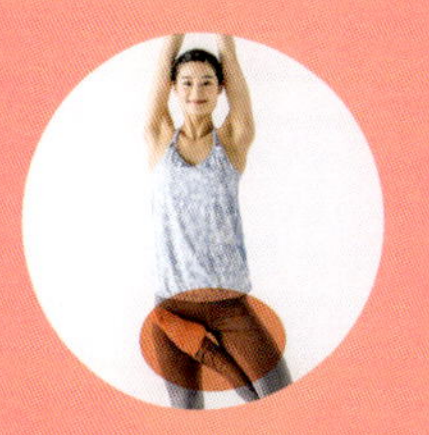

美脚

美肌

マッツヤーサナ【matsya=魚】 Fish Pose

魚のポーズ

頭頂を床につき、胸や喉を開くポーズ。甲状腺が刺激されてホルモンバランスが整いやすく、ツヤのある美しい肌に。免疫力アップにもつながります。

そのほかの効果

肩こり解消、ホルモンバランスを整える、リフレッシュ

※首、腰、頭に痛みがあるときは行わない。

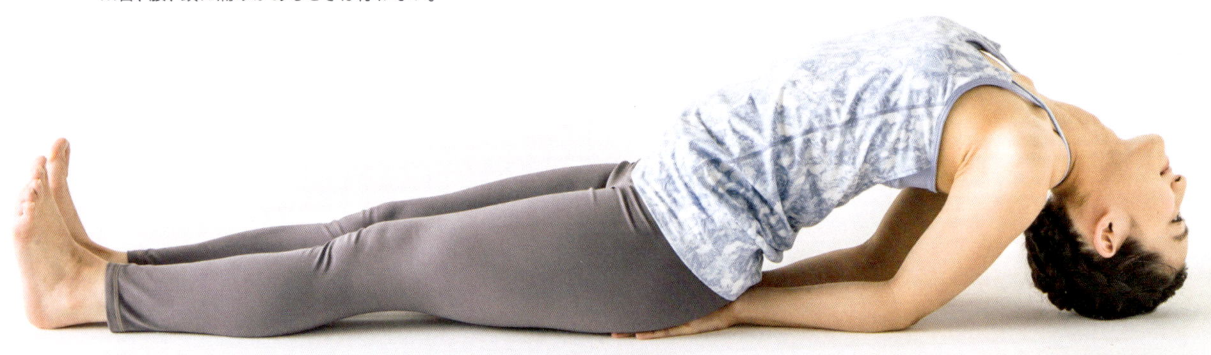

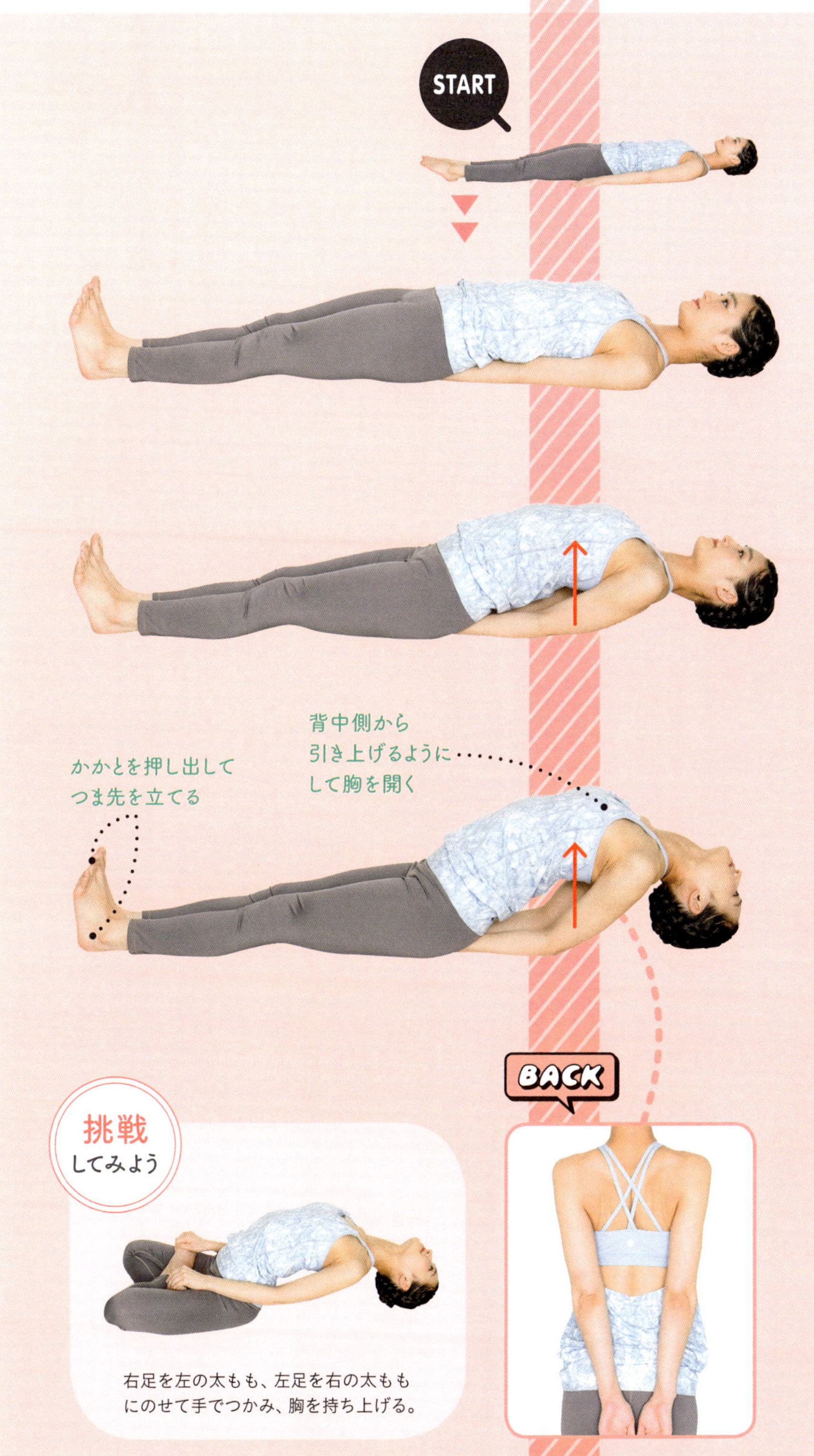

右足を左の太もも、左足を右の太ももにのせて手でつかみ、胸を持ち上げる。

1 仰向けになり腕を体の下に

仰向けになり、肩甲骨を寄せて両腕を体の下に入れ込む。手のひらは下、つま先は天井に向ける。

2 前腕で床を押し胸を持ち上げる

前腕で床を押し、胸を持ち上げていく。脚は閉じておく。

3 胸を高く持ち上げ頭頂を床につける

前腕でさらに床を押して胸を持ち上げ、頭頂を床につける。つま先を天井に向け、5呼吸キープ。

 ＋ 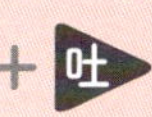 ×5呼吸

ナタラージャーサナ【nataraja=インド三大神であるシヴァの異名の1つ】
Lord of the Dance Pose

ダンサーポーズ

ヨガの代表的なバランスポーズの1つ。片脚を持ち上げて背中をしならせ、たるみがちなお尻を刺激。キュッと締まったヒップをつくります。

そのほかの効果

背中・脚の引き締め、リフレッシュ

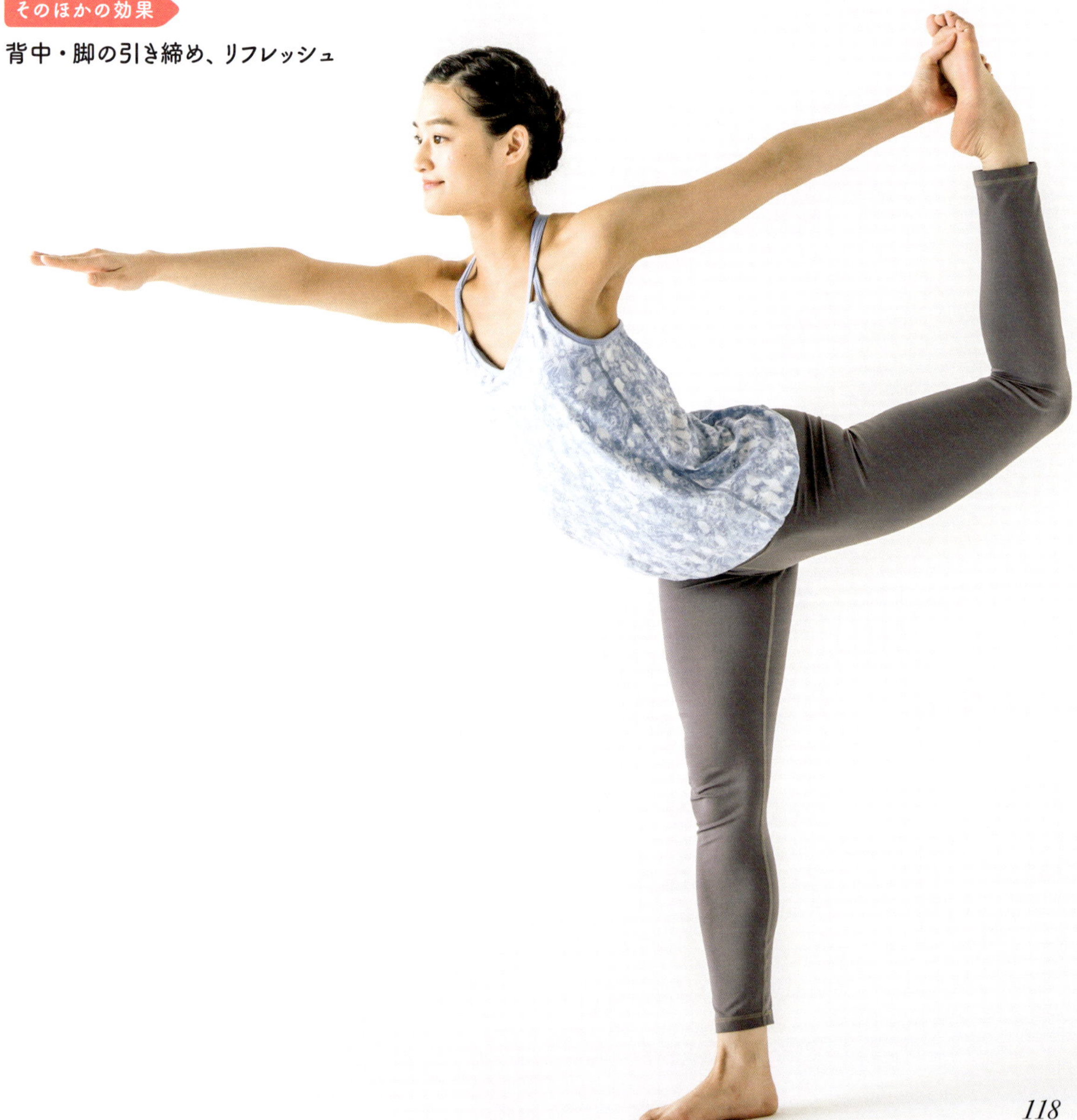

START
おへそを下に
向けて
上体をキープ
足の甲で手を
押すイメージで
軸脚は重心が
外に逃げやすい
ので注意

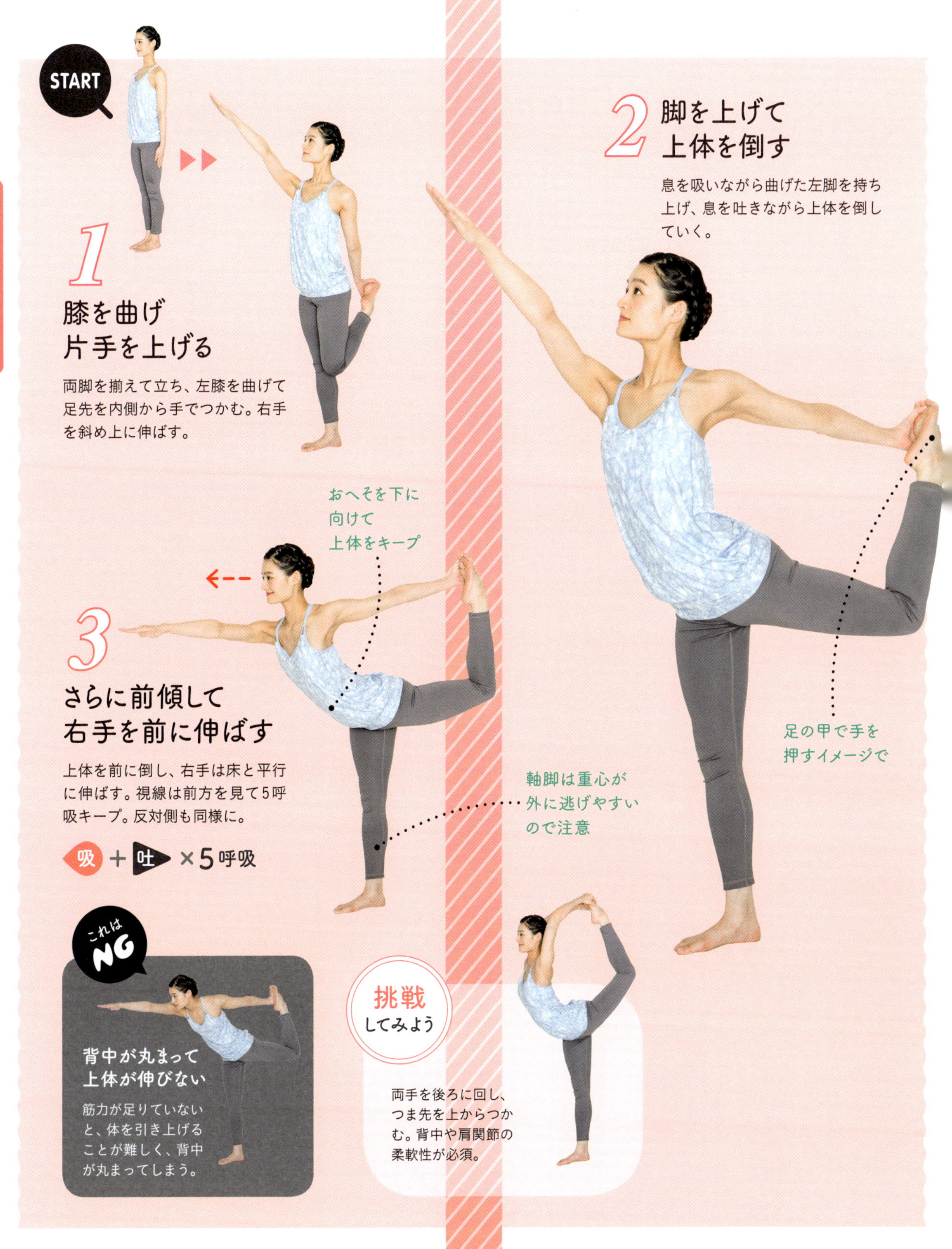

1 膝を曲げ片手を上げる

両脚を揃えて立ち、左膝を曲げて足先を内側から手でつかむ。右手を斜め上に伸ばす。

2 脚を上げて上体を倒す

息を吸いながら曲げた左脚を持ち上げ、息を吐きながら上体を倒していく。

3 さらに前傾して右手を前に伸ばす

上体を前に倒し、右手は床と平行に伸ばす。視線は前方を見て5呼吸キープ。反対側も同様に。

吸＋吐×5呼吸

これはNG

背中が丸まって上体が伸びない

筋力が足りていないと、体を引き上げることが難しく、背中が丸まってしまう。

挑戦してみよう

両手を後ろに回し、つま先を上からつかむ。背中や肩関節の柔軟性が必須。

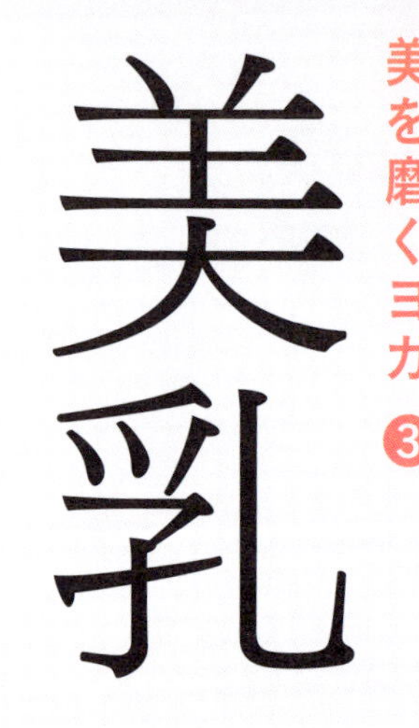

ウシュトラーサナ【ushtra=ラクダ】 Camel Pose

ラクダのポーズ

背骨を大きくしならせて胸を開き、胸周辺の筋肉をストレッチ。血液循環がよくなり、バストアップ効果が期待できます。気持ちを前向きにする効果もあります。

そのほかの効果

肩こり解消、リフレッシュ、体幹の強化

※首・腰に痛みがあるときは行わない。

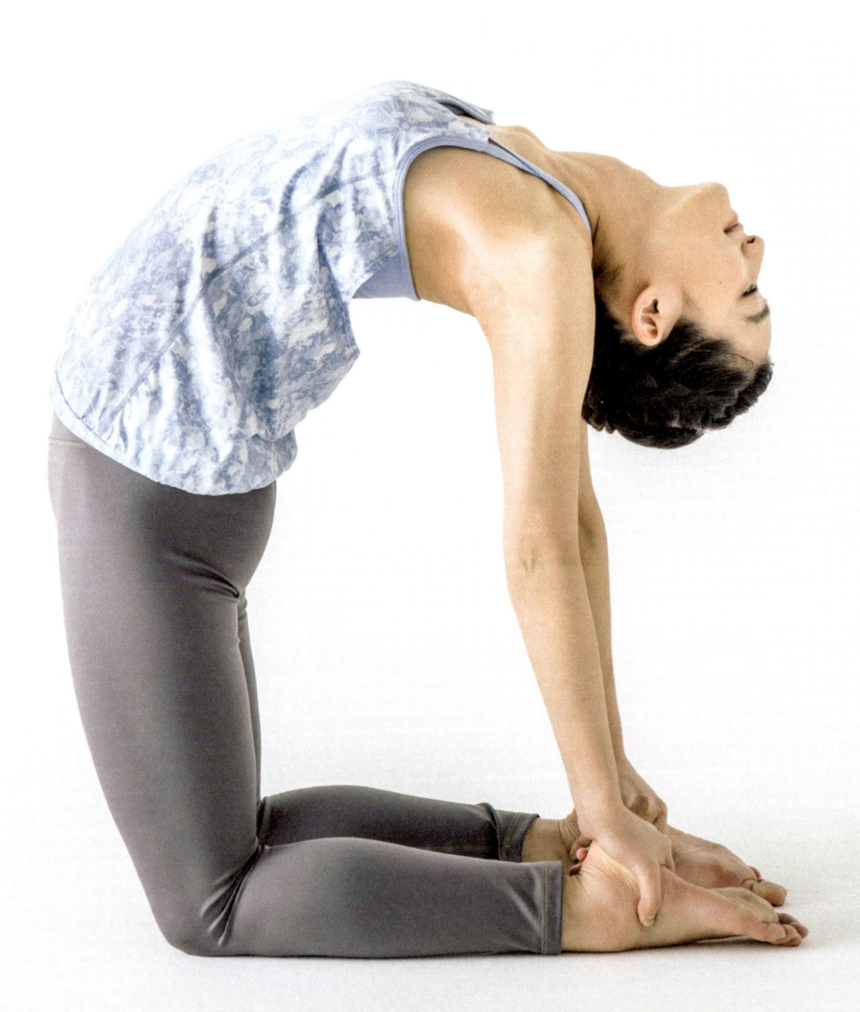

START

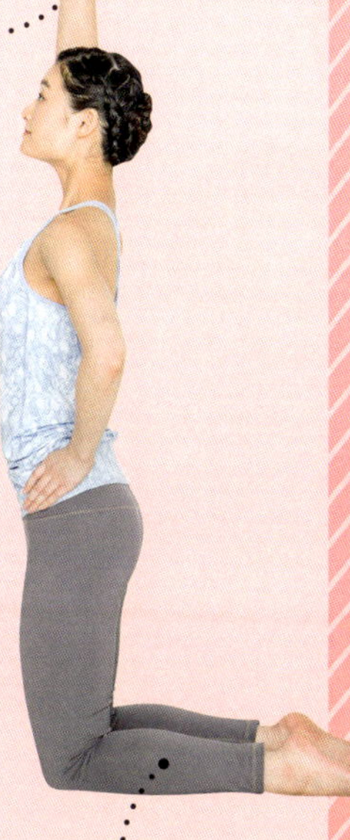

腕を上げることで
背筋をしっかり
伸ばす

1 膝立ちになり片手を上げる

正座の姿勢から膝立ちになり、脚は腰幅に開く。左手を腰に当て、息を吸いながら右手を天井に向かって伸ばす。

脚は腰幅に開き、
平行に伸ばす

これでも OK

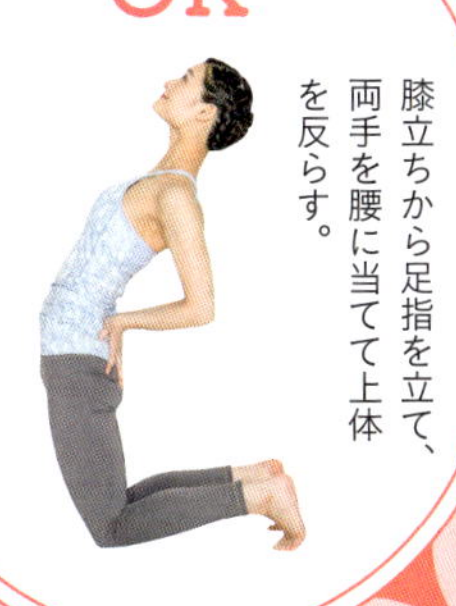

膝立ちから足指を立て、両手を腰に当てて上体を反らす。

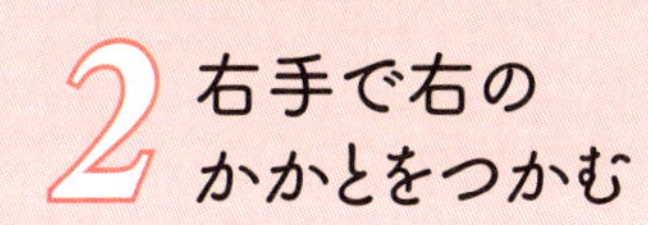

2 右手で右のかかとをつかむ

息を吐きながら、右手で右足のかかとをつかむ。

胸を天井に見せる
ようにして開く

脚のつけ根を
押し出すように

3 両手をかかとに置き上体を反らす

左手を左足のかかとに下ろし、上体を反らす。首の力を抜き、頭をラクにして5呼吸キープ。

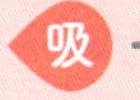

＋
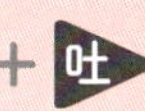

×5呼吸

美を磨くヨガ 4

美脚

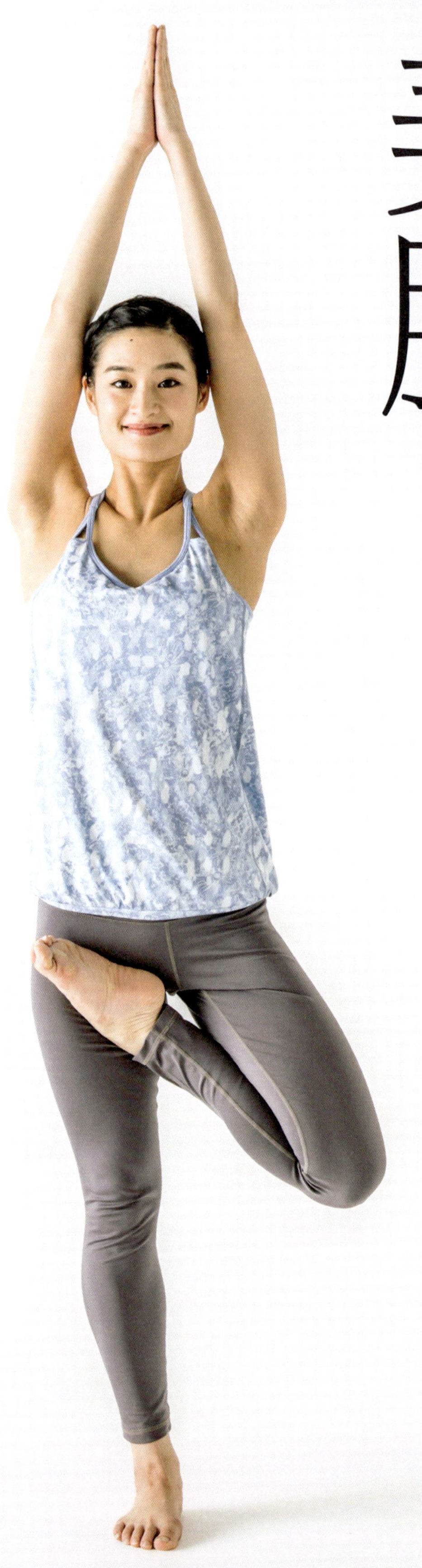

ヴルクシャーサナ【vrksa=木】 Tree Pose

木のポーズ

片脚で立つ、ヨガの代表的なバランスのポーズ。軸脚の足裏でしっかり床を踏み、重心が外に逃げないようにすることで内転筋が使われ、レッグラインが整います。

そのほかの効果

集中力アップ、気持ちを落ちつかせる、姿勢を整える、バランス力アップ

START
左右の骨盤の
高さを揃える
親指のつけ根で
床を押し重心を
体の中心に
肩を下げて耳との
距離を長く保つ

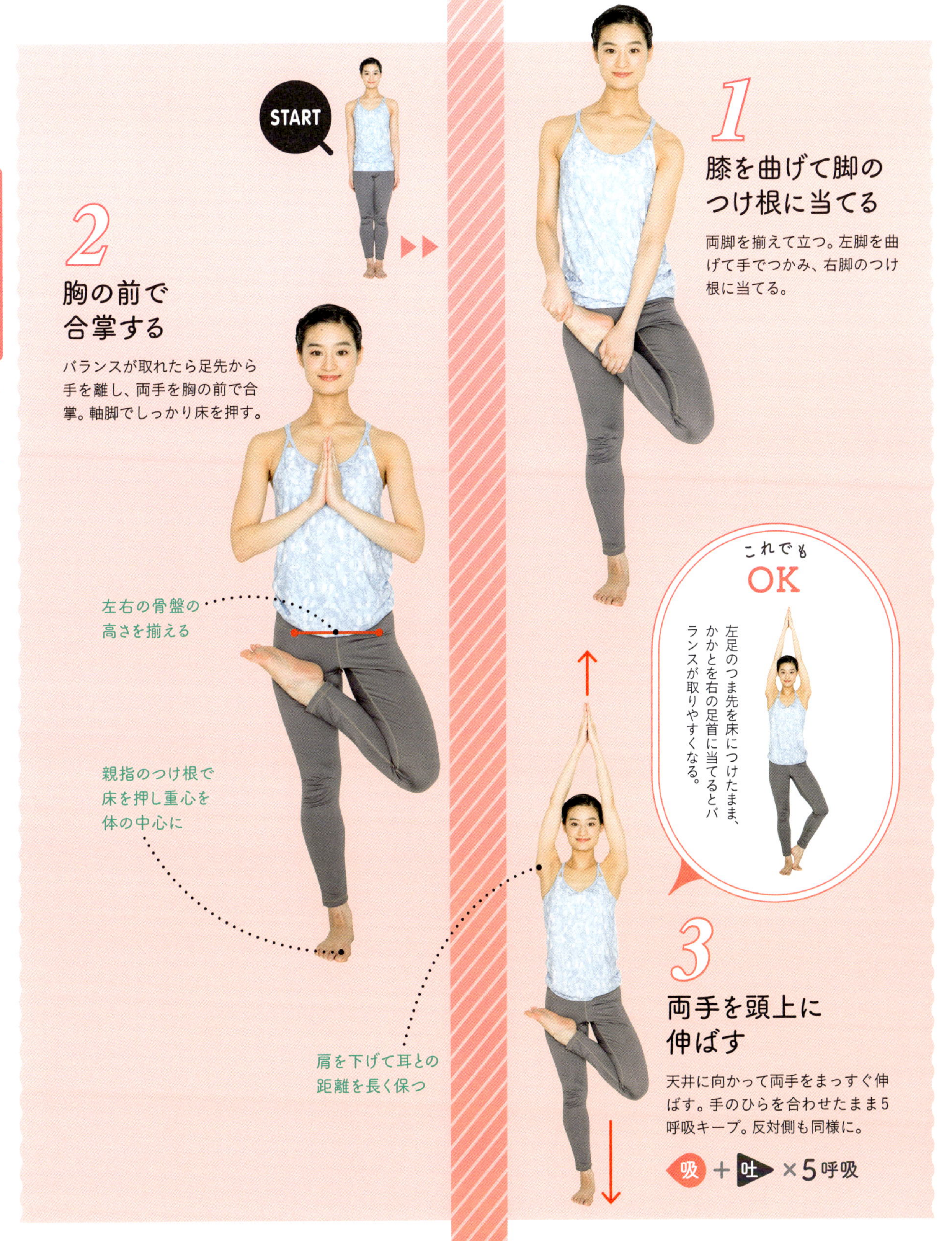

1 膝を曲げて脚のつけ根に当てる

両脚を揃えて立つ。左脚を曲げて手でつかみ、右脚のつけ根に当てる。

2 胸の前で合掌する

バランスが取れたら足先から手を離し、両手を胸の前で合掌。軸脚でしっかり床を押す。

3 両手を頭上に伸ばす

天井に向かって両手をまっすぐ伸ばす。手のひらを合わせたまま5呼吸キープ。反対側も同様に。

吸＋吐×5呼吸

これでもOK

左足のつま先を床につけたまま、かかとを右の足首に当てるとバランスが取りやすくなる。

礼拝

…ョガの代表的なポーズ。
…とともに心身をリフレッシュしてくれます。

1

山のポーズ

両脚を揃え胸の前で合掌

両脚を揃えて立ち、膝を正面に向ける。背筋をまっすぐ伸ばし、胸の前で合掌する。

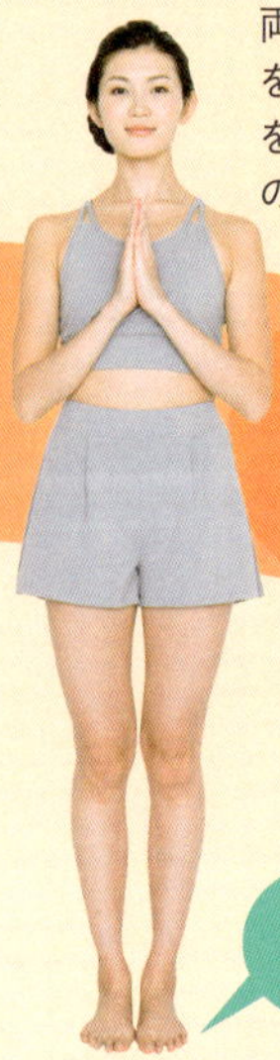

足裏全体で床を押す

2

手を上に上げるポーズ

両手を上げ頭上で合掌

息を吸いながら両手を広げて回し上げ、頭上で手を合わせる。胸を開き、視線は斜め上へ。

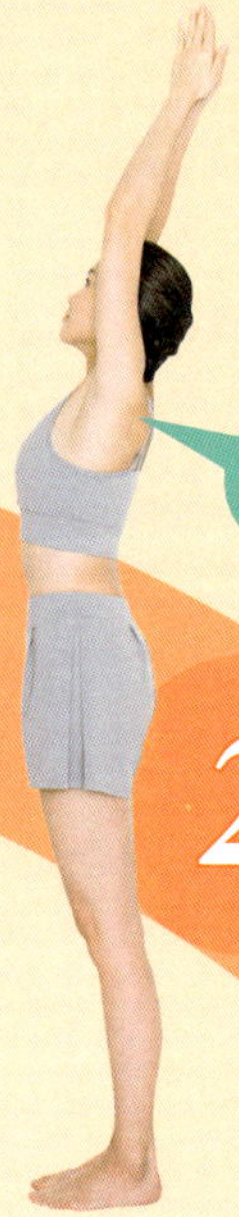

肩は引き下げる

3

立位前屈のポーズ

両手を下ろし前屈する

息を吐きながら両手を開いて横から下ろす。上体を前に倒し、手のひらを床につける。

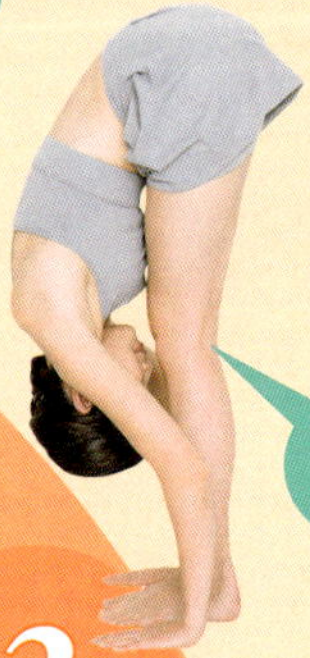

もも裏が硬い人は膝を曲げて

4

半分の立位前屈のポーズ

上体を半分起こして両手を伸ばす

息を吸いながら上体を起こして膝を伸ばし、指先を立てる。手はすねに添えてもいい。

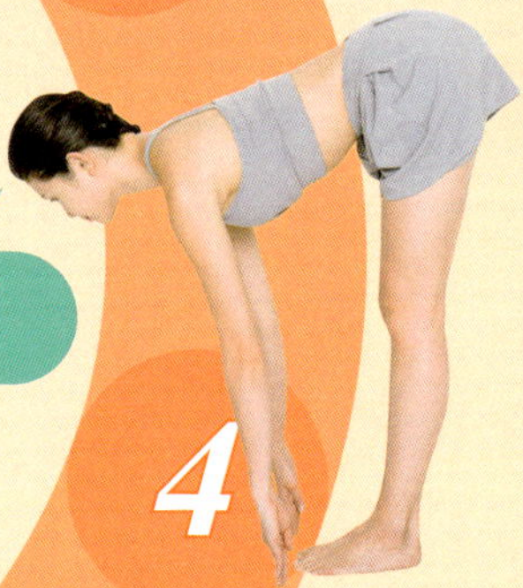

お尻と頭で引き合って

5

プランクポーズ

両手を床につけ脚を後ろへ引く

息を吐きながら前屈して両手を床につけ、片脚ずつ後ろに引いて体をまっすぐにする。息を吸って一度背筋を伸ばす。

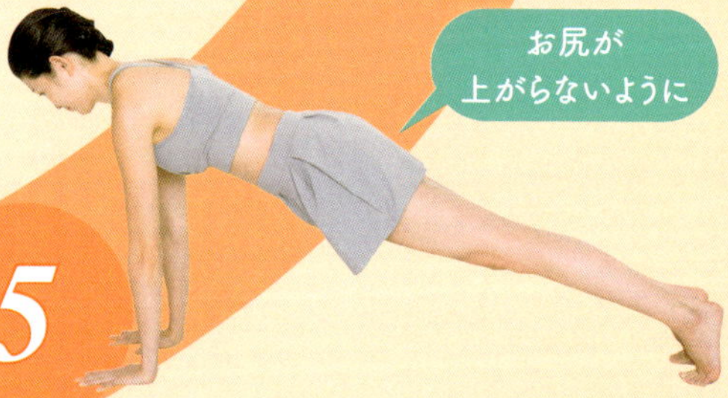

お尻が上がらないように

6

膝をついた四肢で支えるポーズ

膝を床につけ、ひじを曲げる

両膝を床につけて、息を吐きながら脇を締めてひじを曲げ、上体をまっすぐに保ちながら床につける。

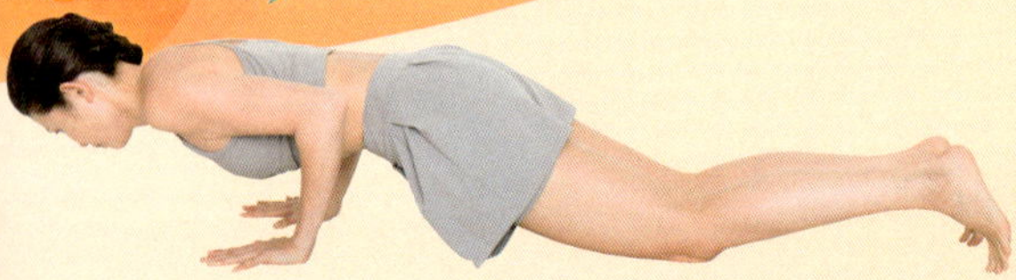

脇を閉じて

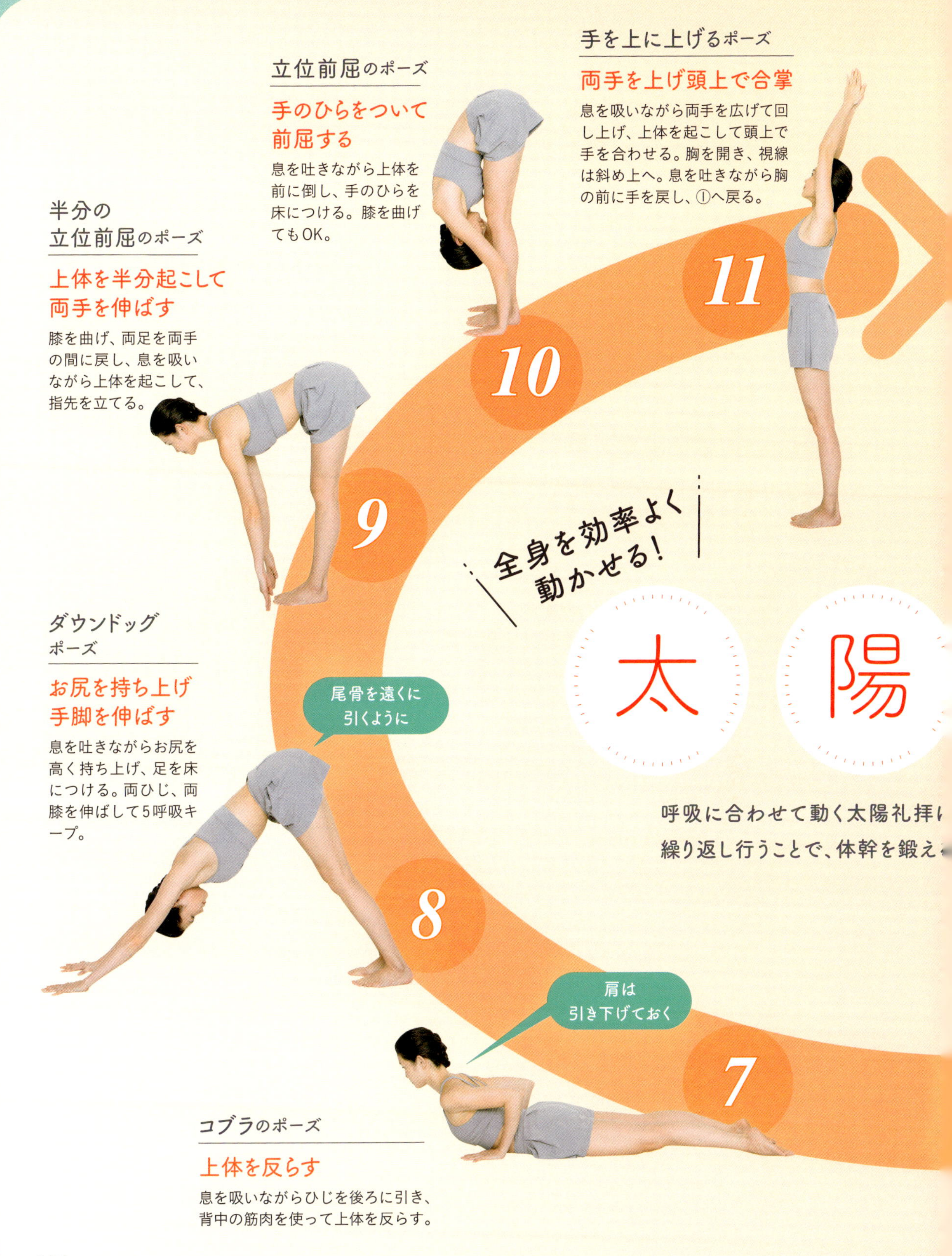

呼吸に合わせて動く太陽礼拝は
繰り返し行うことで、体幹を鍛え

コブラのポーズ

上体を反らす

息を吸いながらひじを後ろに引き、背中の筋肉を使って上体を反らす。

ダウンドッグポーズ

お尻を持ち上げ手脚を伸ばす

息を吐きながらお尻を高く持ち上げ、足を床につける。両ひじ、両膝を伸ばして5呼吸キープ。

半分の立位前屈のポーズ

上体を半分起こして両手を伸ばす

膝を曲げ、両足を両手の間に戻し、息を吸いながら上体を起こして、指先を立てる。

立位前屈のポーズ

手のひらをついて前屈する

息を吐きながら上体を前に倒し、手のひらを床につける。膝を曲げてもOK。

手を上に上げるポーズ

両手を上げ頭上で合掌

息を吸いながら両手を広げて回し上げ、上体を起こして頭上で手を合わせる。胸を開き、視線は斜め上へ。息を吐きながら胸の前に手を戻し、①へ戻る。

体が内側から変わる

ヨガの呼吸法に挑戦してみよう！

★ ★ ★

ヨガには様々な呼吸法があります。ここでは体内のエネルギーバランスを整える呼吸法、頭をクリアにする呼吸法を紹介します。

エネルギーバランスを整える

ナーディショーダナ呼吸法

片鼻ずつ呼吸することで陰と陽のエネルギーのバランスを調整。神経系が静まり、心を落ち着かせてくれます。

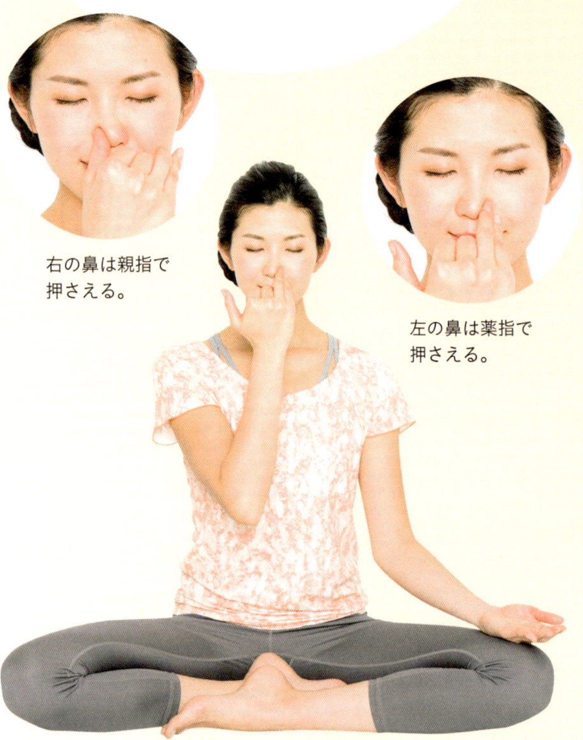

右の鼻は親指で押さえる。

左の鼻は薬指で押さえる。

親指で右の鼻を押さえ、左の鼻で息を吸う。薬指で左の鼻を押さえて息を止め、親指を離して右の鼻からゆっくり息を吐く。今度は、そのまま右の鼻から吸って、左から吐く。これを10回ほど繰り返す。

頭をクリアにする

カパラバティ呼吸法

腹圧をかけて力強く鼻から息を吐き出すパワフルな呼吸法。代謝を促して体を活性化し、リフレッシュにも最適です。

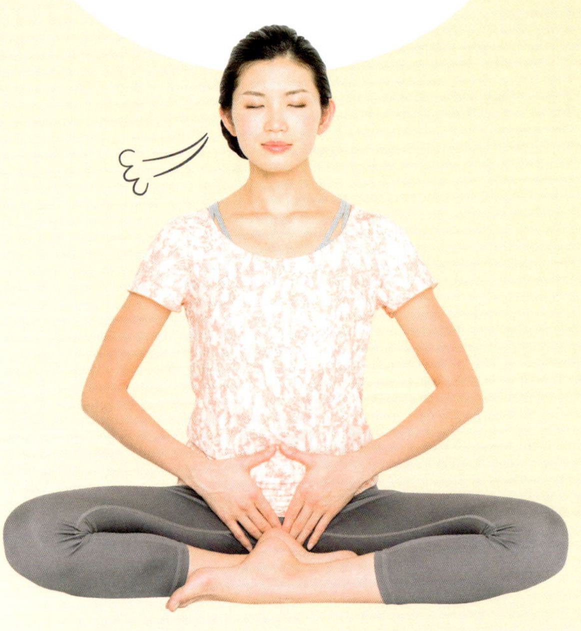

鼻からゆっくり息を吸い、そこから吐く息でお腹をへこませるように鼻から息をシュッシュッと強く吐き出す。1〜2秒に1回のペースで20回×2セット（最後の1回は長く吐き切る）。呼吸をしている間の吸う息は、意識せず自然に任せる。

※妊娠中、月経中、満腹時、心臓疾患がある人は行わないこと。

第4章

こころも変わる

ヨガ
プログラム

日々変化する気持ちの波に応じて、いまの自分の心と体が
求めるもの──。ヨガで毎日をもっと豊かにする
ために取り入れて欲しい3つのプログラムをご紹介します。

ヨガで豊かな毎日をサポート

今のあなたにぴったりのヨガプログラムは?

そのときどきによって気分やテンションに差はあるもの。そうした気持ちの浮き沈みは、チャクラにフォーカスすると理由が見えてくることもあります。チャクラはエネルギーが集まるポイントであり、ヨガで整えることが可能。まずはチェックリストで、今の自分の状態を見つめてみましょう。

以下の項目で、今の自分にあてはまるものをチェックしてみましょう!

Orange

- □ 理由もなく不安で、孤独を感じることが多い
- □ 今の仕事にやりがいが感じられない
- □ ファストフードやコンビニ弁当で食事を済ませがち
- □ 過去のつらい出来事を引きずっている
- □ 夢や目標をはっきり言うことができない
- □ 物事を「よい・悪い」で判断しがち
- □ うまくいかないことを周りの環境や人のせいにしがち
- □ 自分を犠牲にしてでも相手を喜ばせようとする
- □ 最近、疲れやすく、体力の低下を感じる

Green

- □ 自分のことを好きだと心から言えない
- □ 喧嘩をしても自分からは謝らない
- □ 人と親しく関わることが苦手。または不安に感じる
- □ 自分と周囲を切り離して考えがちだ
- □ 相手にしてあげた行動の見返りを求めやすい
- □ 初対面の人に対して信頼できるか疑うところから入る
- □ 何事にも慎重になりがちだ
- □ 周囲のことが気になりすぎて疲れてしまう
- □ 風邪をひきやすい

Blue

- □ 他人の意見に流されやすい
- □ 喉の痛みや肩こりを感じることが多い
- □ 何かを生み出したりつくったりするクリエイティブな作業は苦手
- □ 優柔不断で物事を決めることが苦手
- □ 自分の言いたいことがうまく言えず誤解されがち
- □ 物事を冷静に、論理的に考えることが苦手
- □ 自分の固定概念に則り、主観的に物事を判断しがち
- □ 芸術や新しい物事に興味がもてない
- □ 最近、集中力があまりないと感じる

Orange に多くあてはまった人は……

ときには自信を失い、気力が
低下することも。土台を安定させて、
心にも軸をつくろう!

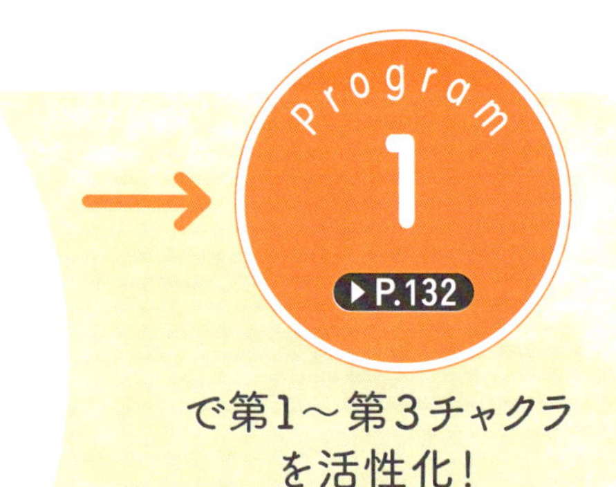

で第1〜第3チャクラ
を活性化!

Green に多くあてはまった人は……

周囲の人への思いやりが
弱くなりそうなサインが。
自分のことも、他人のことも大切に、
愛情たっぷりで包み込むパワーを
養いましょう!

Program
2
▶P.140

で第4チャクラを活性化!

Blue に多くあてはまった人は……

何かモヤモヤしたり、物事への
興味関心が低下したりしていませんか?
自己表現がうまくできると
毎日にハリが生まれ、
より楽しい日々が待っているかも!

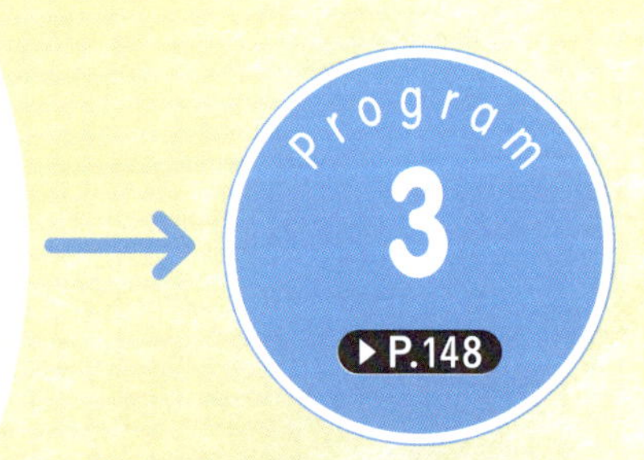

で第5〜第7チャクラ
を活性化!

体のエネルギーポイントである7つのチャクラを活性化しましょう

チャクラはサンスクリット語で「車輪」を意味し、体の中心軸あたりに存在するエネルギーポイント。チャクラのバランスが崩れるとエネルギーの流れが悪くなり、精神や肉体に不調が現れやすくなります。ヨガのポーズや瞑想はチャクラを活性化し、エネルギーを整える役割も果たすのです。

第7チャクラ
サハスラーラチャクラ。脳の松果体（しょうかたい）に関連する。ひらめきや宇宙とのつながりを司る。

第6チャクラ
アージュニャーチャクラ。視床下部、脳下垂体に関連する。直感や知性を司る。

第5チャクラ
ヴィシュッダチャクラ。喉に関連する。自己表現やコミュニケーション能力を司る。

宇宙とつながりより軽やかに生きる

自分という枠組みを超えて自他の区別がないワンネスへと導いてくれるチャクラ。ひらめきや直感を使い、より軽やかな生き方をサポート。

第4チャクラ
アナハタチャクラ。心臓あたりに関連。愛情や思いやりを司り、調和やバランスを取る。

自分にも他人にも愛情深く接する

思いやりを育む第4チャクラが整うと、自分に対しても、他人に対しても温かい気持ちがもてるように。

第3チャクラ
マニプーラチャクラ。腹部の太陽神経叢（たいようしんけいそう）に関連。自尊心や自己の確立、意志力や判断力を司る。

第2チャクラ
スヴァディスターナチャクラ。おへその下あたりに関連する。人間関係や性、お金、パワーを司る。

第1チャクラ
ムーラダーラチャクラ。尾骨あたりに関連する。感情や精神、肉体の健康の基盤となる。

自分の軸をつくる根っこのチャクラ

体の下部にあり、私たちの土台を形づくるチャクラ。これらのバランスが崩れると自分の根っこが揺らぎ、心身も不安定な状態になりやすくなります。

7
6
5
4
3
2
1

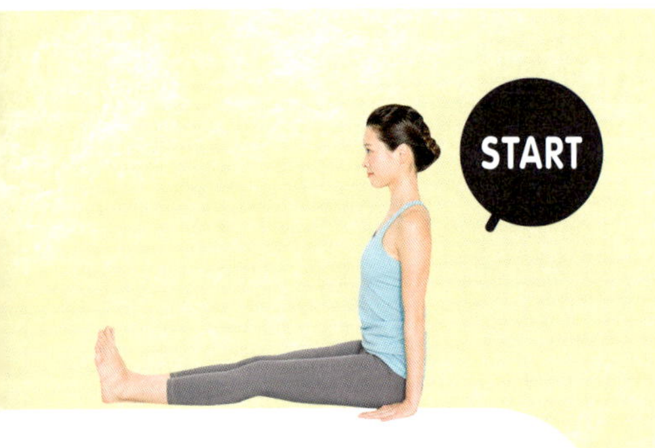

杖のポーズ

両脚を伸ばして座り、
背筋を伸ばす。

Program 1 自信をもって安定した毎日を送るためのプログラム

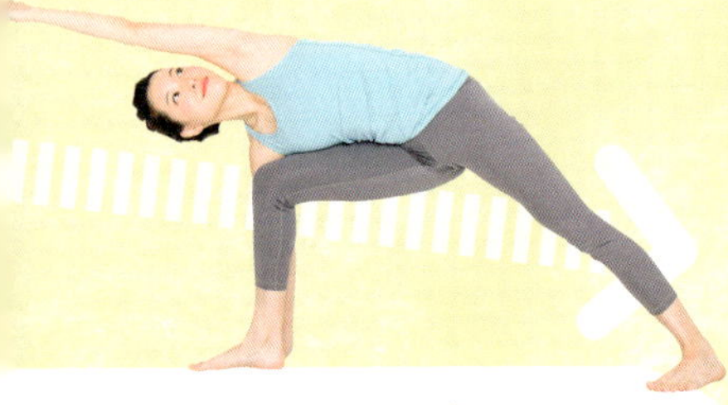

体の側面を伸ばすポーズ

力強く大地を踏みしめ
安定した下半身を培う。

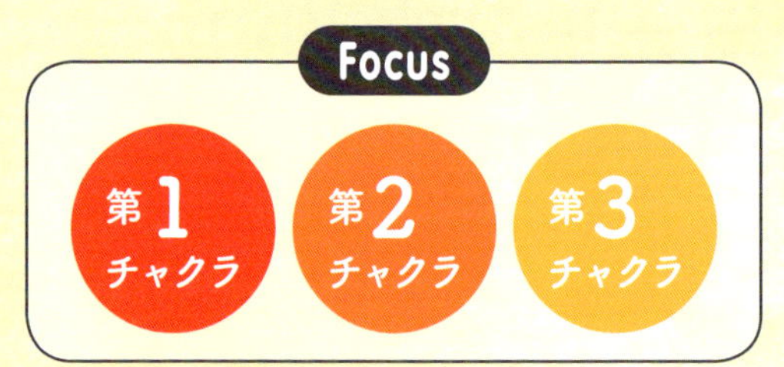

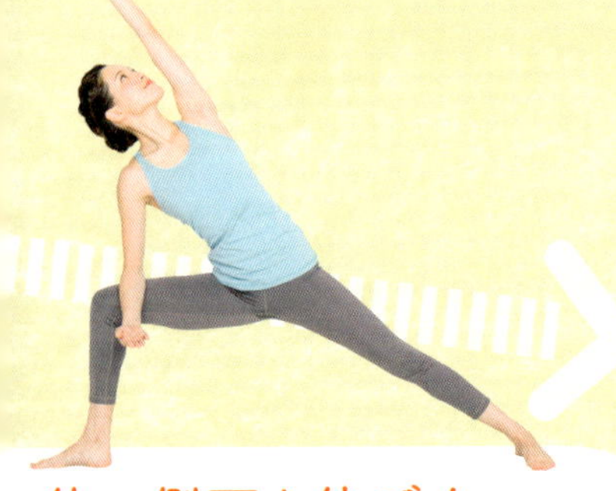

体の側面を伸ばすポーズ（easyバージョン）

両脚とともに上体も気
持ちよく伸ばす。

自分の軸を整えて地に足をつけて生きる

第1、第2、第3チャクラという体の下部にあるチャクラのバランスが崩れると、土台が不安定になり、文字通り地に足がつかない状態に。それは不安感や焦燥感をもたらすことも。このプログラムでは下半身をしっかり使って、大地に根付くような安定感を培います。自分に自信をもちたいとき、自分の力で前進する勇気がほしいときにおすすめ。

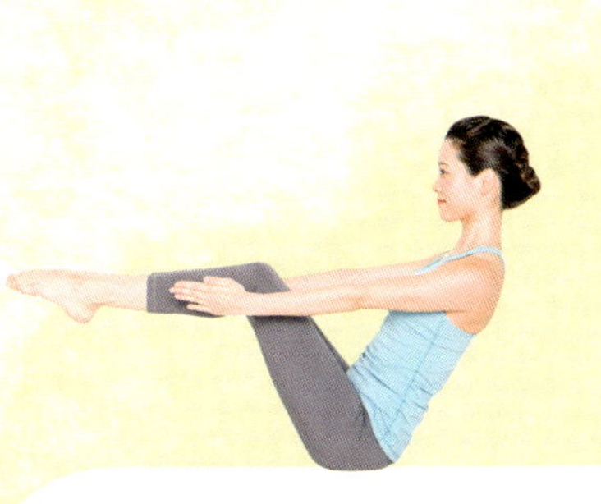

舟のポーズ（easyバージョン）

脚を浮かせて、お腹を
使いバランスを取る。

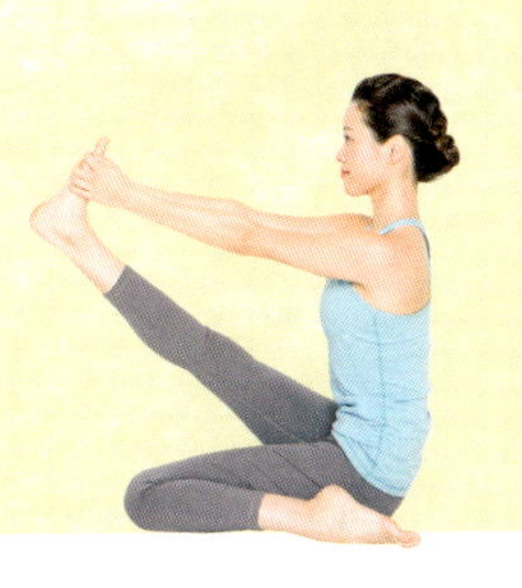

サギのポーズ

曲げた膝を内側に入れ、
骨盤周りをほぐす。

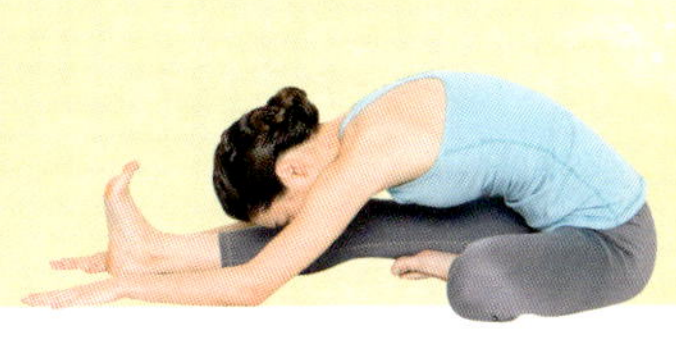

頭を膝につけるポーズ

膝を外側に開いて曲げ、
骨盤周りをゆるめる。

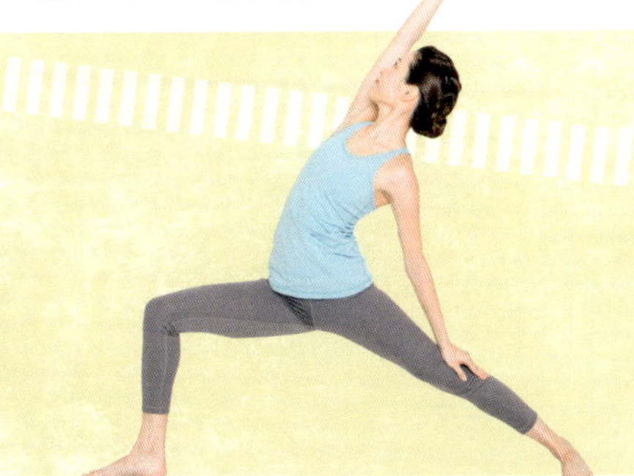

戦闘をやめた戦士のポーズ

脚を力強く使いながら
胸を開いていく。

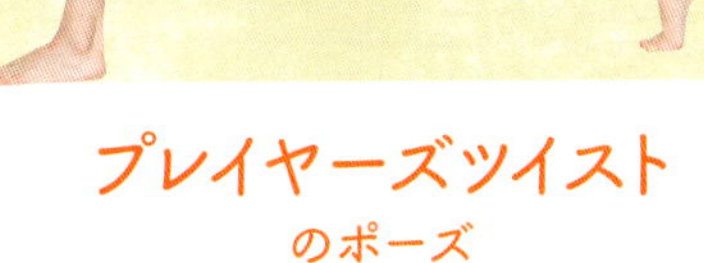

プレイヤーズツイストのポーズ

お腹を大きくねじり第3
チャクラにフォーカス。

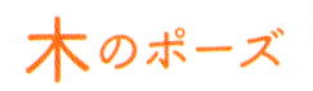

木のポーズ

バランスを取りながら
自分の中心軸を探す。

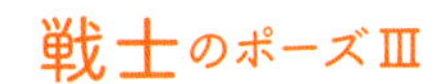

戦士のポーズⅢ

下腹部を引き上げなが
ら軸脚をしっかり使う。

Program 1
自信をもって
安定した
毎日を送るための
プログラム

ジャーヌシールシャーサナ
【janu=膝 sirsa=頭】 Head-to-Knee Forward Bend Pose

頭を膝につけるポーズ

効果
リラックス、腸を整える

START
杖のポーズ
▶ P.21

腕はラクに

骨盤を立て、
背筋は
まっすぐ伸ばす

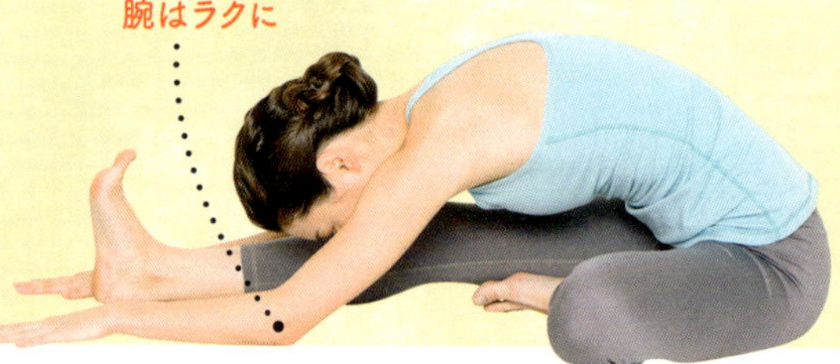

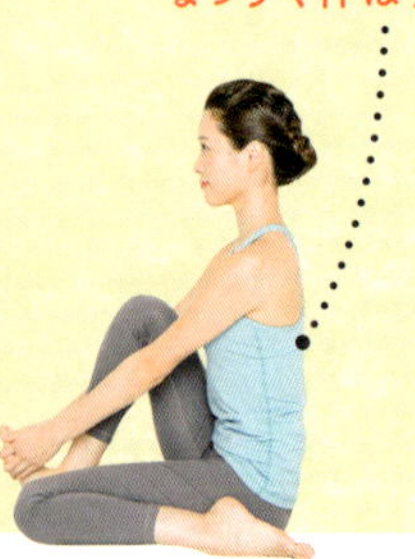

坐骨で
左右均等に
床をとらえる

1 左脚を曲げて両手を上げる

左脚を曲げて膝を外側に倒し、かかとを引き寄せる。息を吸いながら坐骨で床を押し、背筋を伸ばし両手を上に向かって伸ばす。

2 息を吐きながら上体を前に倒す

息を吐きながら伸ばした脚に向かって上体を倒し、5呼吸キープ。両手は自然に伸ばす。

吸 + 吐 ×5呼吸

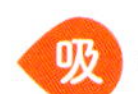

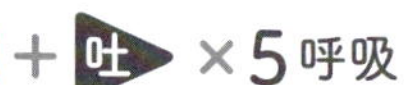

3 左脚を後ろに折り曲げ、右膝を立て、右足裏をつかむ

杖のポーズから左脚を曲げて足の甲を床につける。右膝を立て、両手で右の足裏をつかむ。息を吸いながら背筋を伸ばす。

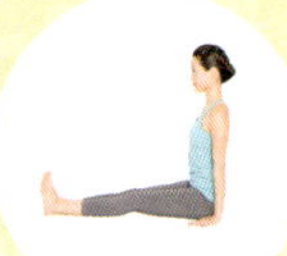

つなぎのポーズ

杖のポーズ
▶ P.21

これでもOK

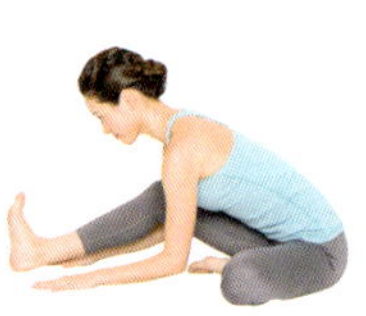

膝を曲げて前屈する

背筋を伸ばして前屈することを優先しましょう。膝は曲げてもOK。

ナーヴァーサナ
【nava=舟】 Boat Pose

舟のポーズ（easyバージョン）

効果
下腹部の引き締め、体幹の強化、便秘解消

▶ P.67

クラウンチャーサナ
【krouncha=サギ】 Heron Pose

サギのポーズ

効果
レッグラインを整える、むくみの解消

腹筋で体を
引き上げる
肩を下げて
リラックス
かかとを
押し続ける
ように
背筋は
まっすぐ
伸ばす

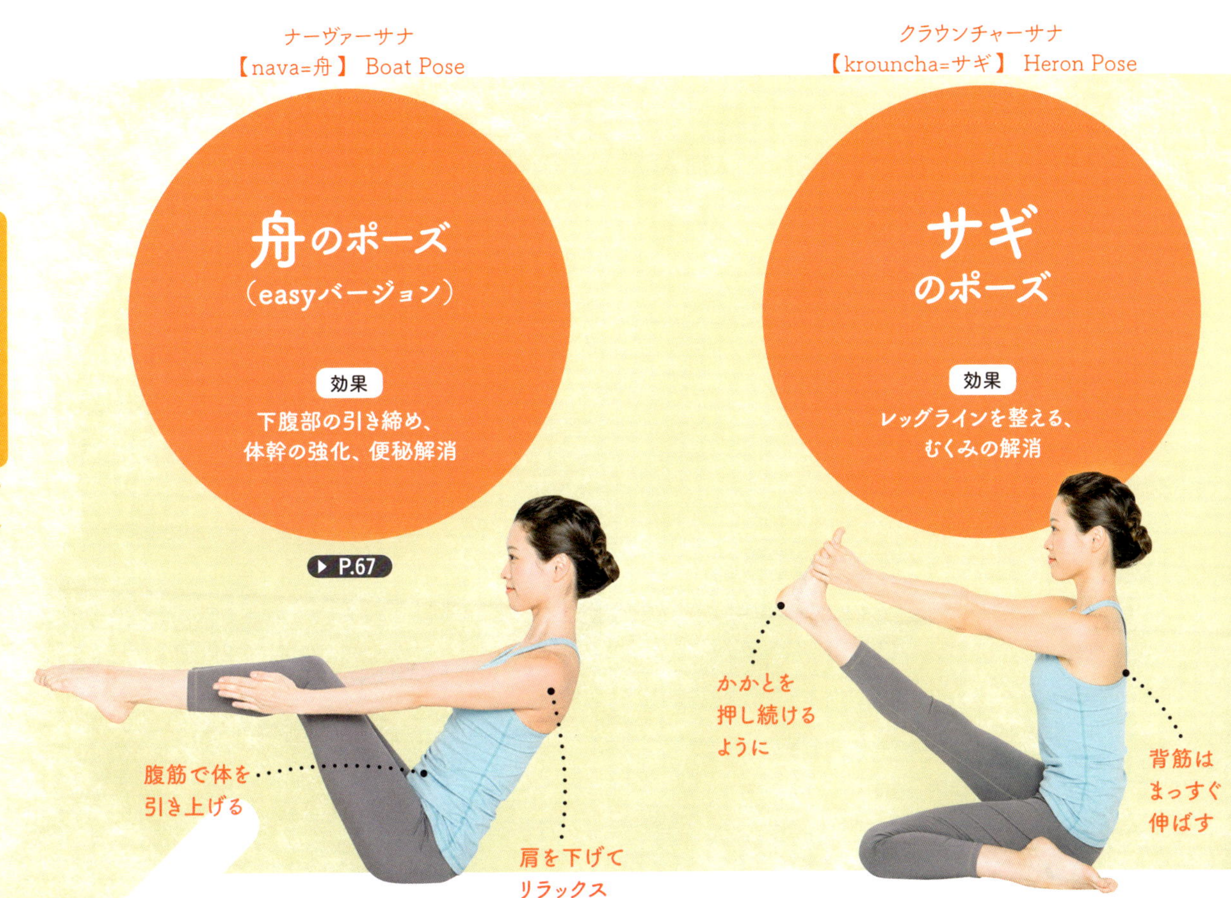

5 両膝を曲げ、両脚を持ち上げて両手を前に

手はお尻の横に置き、脚を引き寄せて両膝を立てる。両脚を持ち上げて床と平行にし、両手もまっすぐ伸ばす。視線は前方に。5呼吸キープ。

吸
吐
×5呼吸

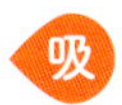

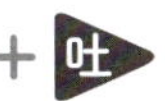

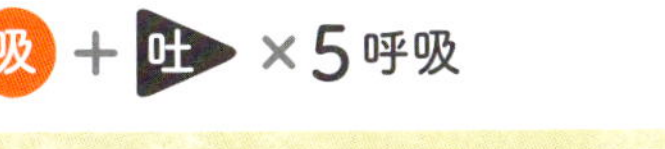

4 息を吐きながら右脚をまっすぐ伸ばす

息を吐きながらかかとを押し出し、右脚を前方にまっすぐ伸ばす。背筋を伸ばして5呼吸キープ。

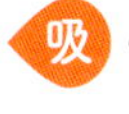

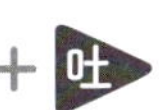

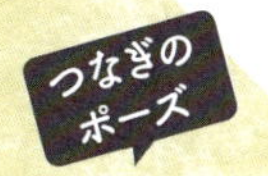

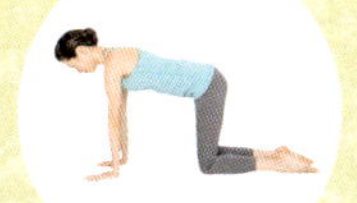

吸
吐
×5呼吸

つなぎのポーズ

四つんばいの姿勢

▶ P.25

つなぎのポーズ

杖のポーズ

▶ P.21

これでも
OK

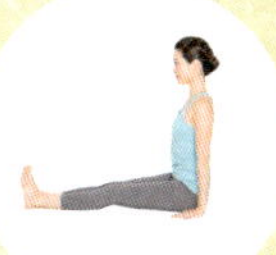

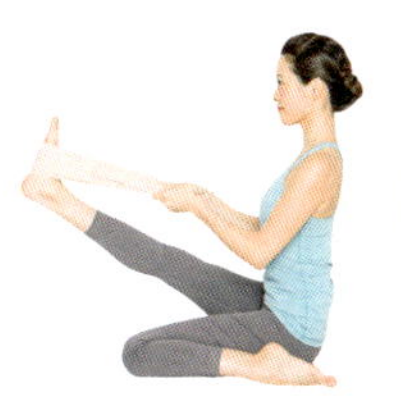

タオルで脚をつかむ

手の代わりにタオルを足裏にかけ、脚を伸ばす。

ウッティタパールシュヴァコーナーサナ
【utthita=伸ばす　parsva=側面　kona=角】 Extended Side Angle Pose

体の側面を伸ばすポーズ
効果
疲労回復、内臓の活性化、ウエスト・脚の引き締め
▶P.110
指先を遠くに伸ばす意識で
股関節を伸ばす
かかとで強く床を踏む

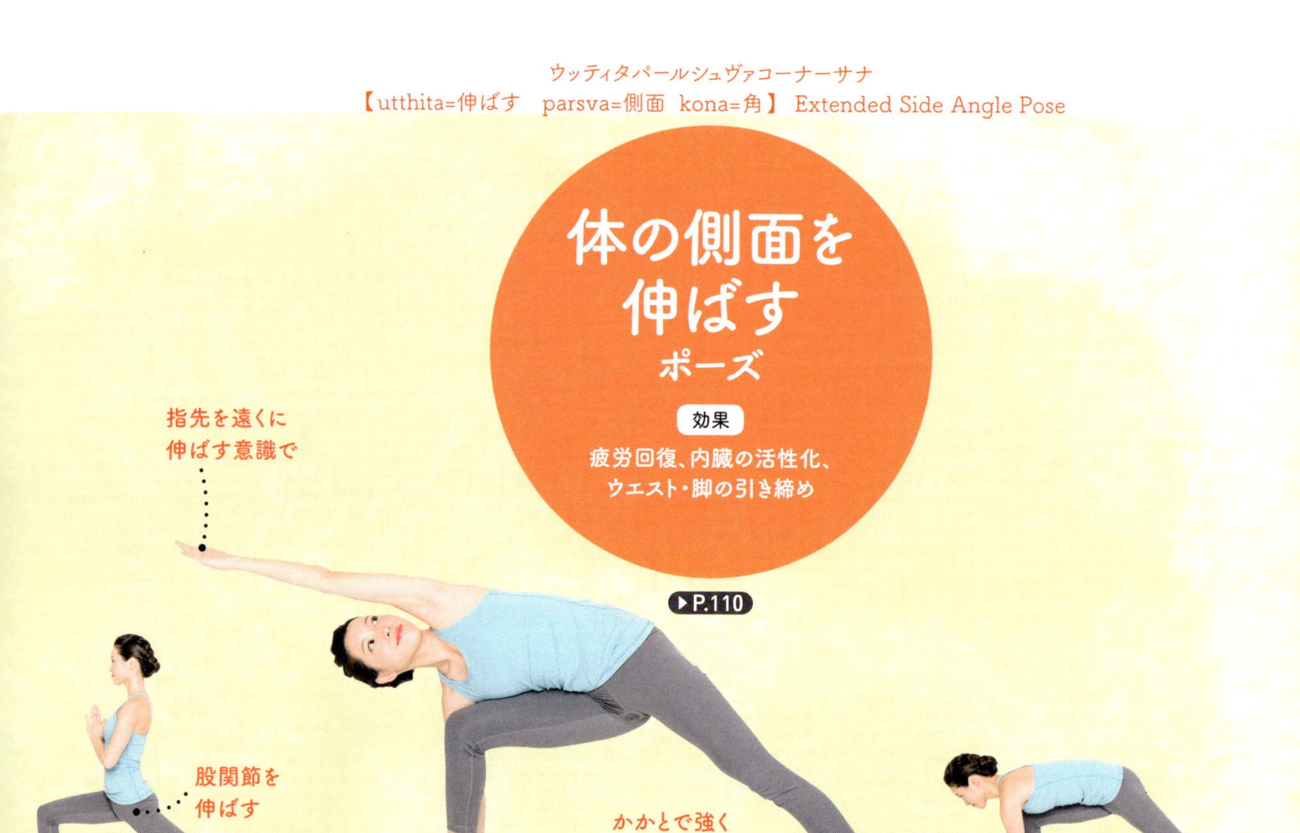

8 骨盤を正面に向け、上体を起こして合掌

左手を床につき、左足のつま先を立て、骨盤を正面に向け、お腹を引き上げ上体を起こす。息を吸いながら背筋を伸ばし、胸の前で合掌する。

7 左腕を頭の先に伸ばし視線は左手へ

左腕を頭の先に伸ばし、視線は左手の先へ。体側の伸びを感じながら5呼吸キープ。

吸
＋
吐
×5呼吸

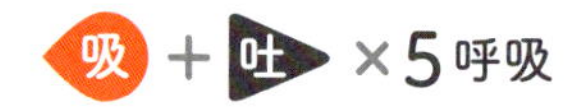

6 右足を前に出し左脚を伸ばす

四つんばいの姿勢から右足を両手の間に踏み出す。左脚はまっすぐ伸ばし、つま先を少し外側に向け、かかとを床につける。

ヴィパリータヴィーラバッドラーサナII
【virabhadra=戦士】 Reverse Warrior Pose

戦闘をやめた戦士のポーズ

効果
脚の引き締め、リフレッシュ

▶P.103

逆向きだとこう!
膝は正面に向ける
後ろの手は自然に脚に置く
肩まで深くかける
かかとを押し出すようにし、膝を伸ばす
つなぎのポーズ

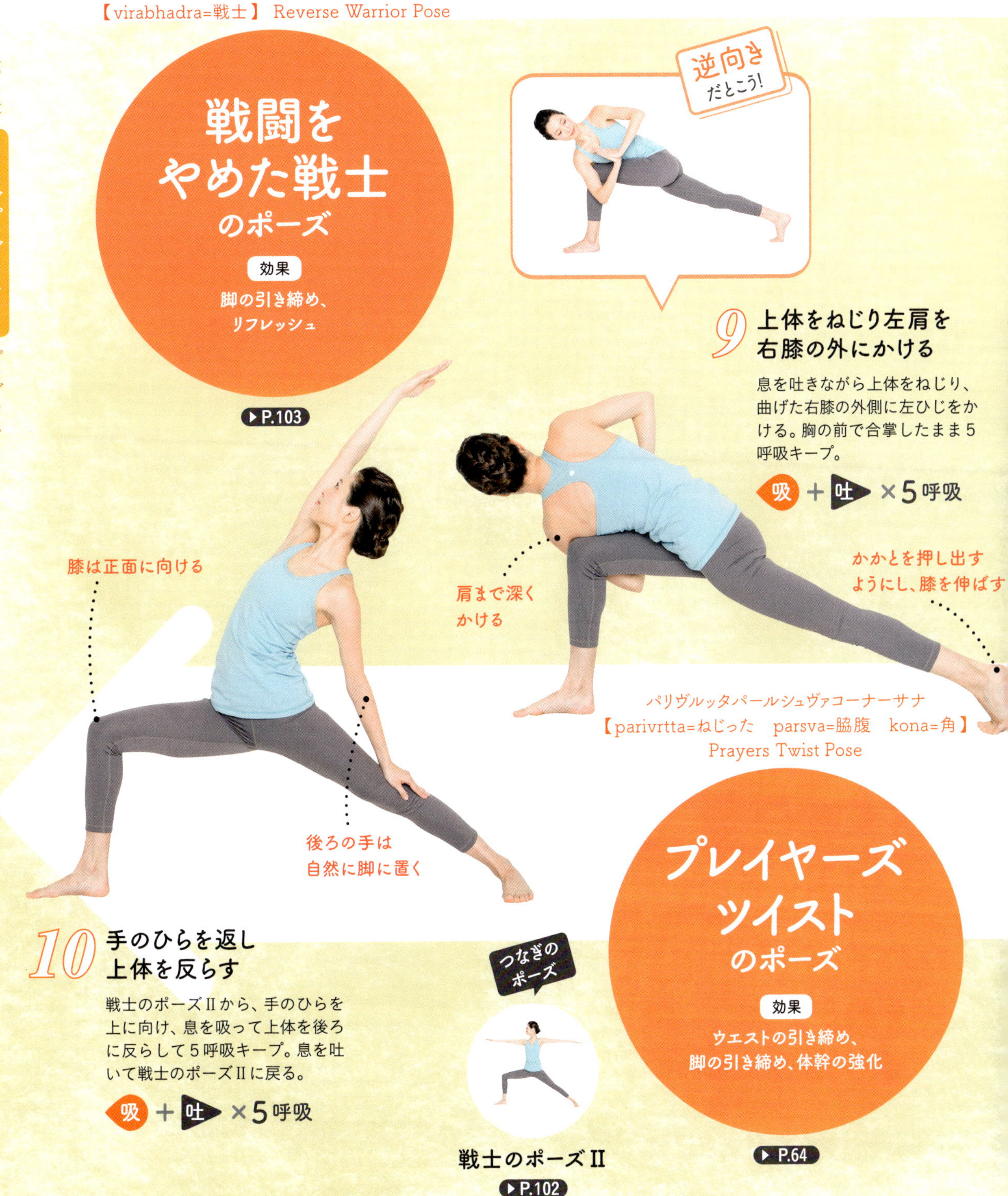

9 上体をねじり左肩を右膝の外にかける

息を吐きながら上体をねじり、曲げた右膝の外側に左ひじをかける。胸の前で合掌したまま5呼吸キープ。

吸＋吐×5呼吸

パリヴルッタパールシュヴァコーナーサナ
【parivrtta=ねじった parsva=脇腹 kona=角】
Prayers Twist Pose

プレイヤーズツイストのポーズ

効果
ウエストの引き締め、脚の引き締め、体幹の強化

▶P.64

10 手のひらを返し上体を反らす

戦士のポーズIIから、手のひらを上に向け、息を吸って上体を後ろに反らして5呼吸キープ。息を吐いて戦士のポーズIIに戻る。

吸＋吐×5呼吸

戦士のポーズII

▶P.102

ヴィーラバッドラーサナⅢ
【virabhadra=戦士】 Warrior Ⅲ Pose

戦士のポーズⅢ

効果
体幹の強化、
バランス力アップ

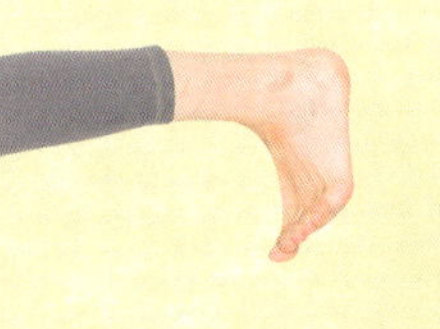

ウッティタパールシュヴァコーナーサナ
【utthita=伸ばす parsva=側面 kona=角】
Extended Side Angle Pose

体の側面を伸ばすポーズ（easyバージョン）

効果
体側のストレッチ、
脚の引き締め

▶P.103

肩は下げる

膝の下に
足首が
くるように

11 ひじを太ももにのせ手を伸ばす

戦士のポーズⅡから、息を吐きながら上体を右側に倒し、右太ももに右ひじをのせ、左腕をまっすぐ伸ばす。視線は左手の先へ。5呼吸キープ。

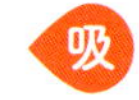

＋
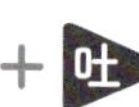

×5呼吸

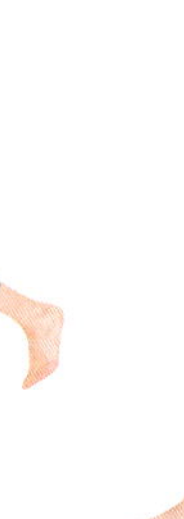

12 体を前に向け、手は腰に

戦士のポーズⅡから、両手を腰に当て、左脚のかかとを上げる。骨盤を正面に向け、体を前に向ける。

13 左脚を持ち上げ上体を前に倒す

軸となる右脚に体重をのせ、左脚を持ち上げて上体を少しずつ倒し、おへそを下に向ける。

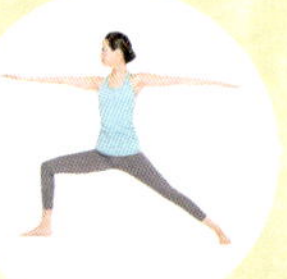

戦士のポーズⅡ
▶P.102

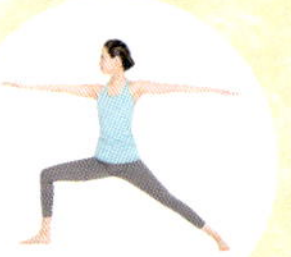

戦士のポーズⅡ
▶P.102

ヴルクシャーサナ
【vrksa=木】 Tree Pose

木のポーズ

効果
姿勢を整える、バランス力アップ

▶P.122

片脚を曲げて
反対の脚の
つけ根に当てる
おへそを下に向け、
左右の腰の位置を
揃える

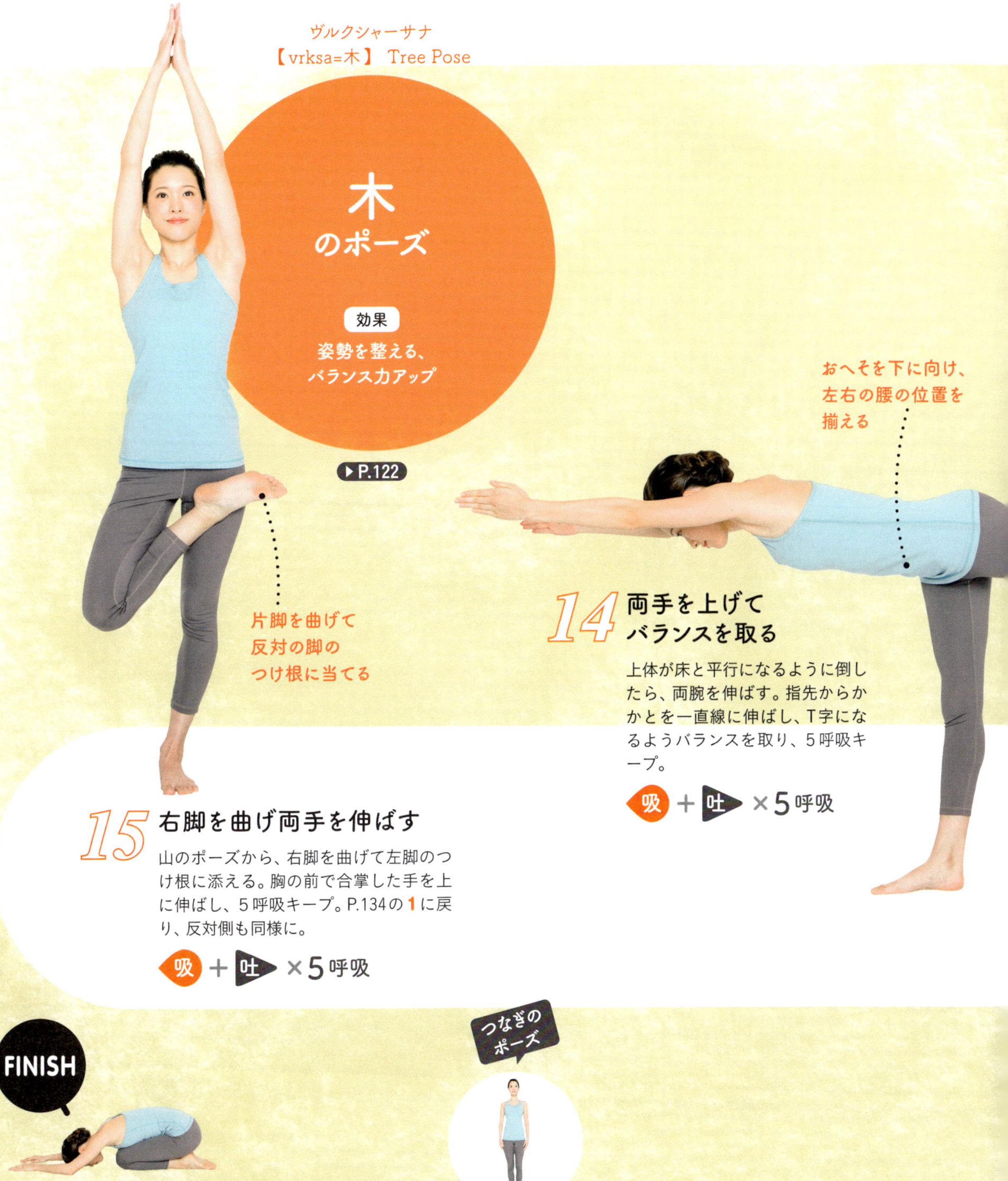

14 両手を上げてバランスを取る

上体が床と平行になるように倒したら、両腕を伸ばす。指先からかかとを一直線に伸ばし、T字になるようバランスを取り、5呼吸キープ。

吸 + 吐 ×5呼吸

15 右脚を曲げ両手を伸ばす

山のポーズから、右脚を曲げて左脚のつけ根に添える。胸の前で合掌した手を上に伸ばし、5呼吸キープ。P.134の**1**に戻り、反対側も同様に。

吸 + 吐 ×5呼吸

FINISH

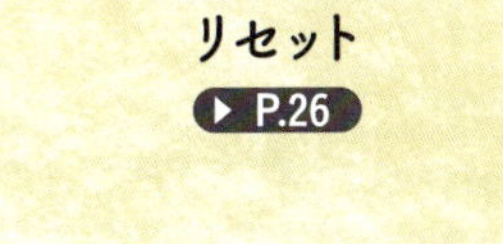

チャイルドポーズでリセット

▶P.26

つなぎのポーズ

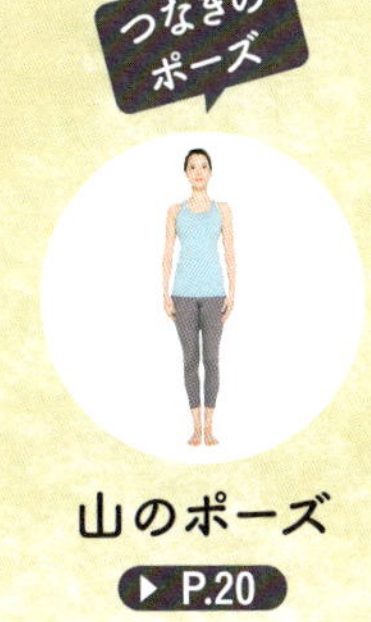

山のポーズ

▶P.20

START
山のポーズ
両脚を大地に根付かせ、
背筋を伸ばす。
スリーレッグドッグ
ポーズ
体幹をしっかり使い、
胸を開く準備をする。
伸びをする子犬
のポーズ
大きく胸を広げること
で、感情が解放される。

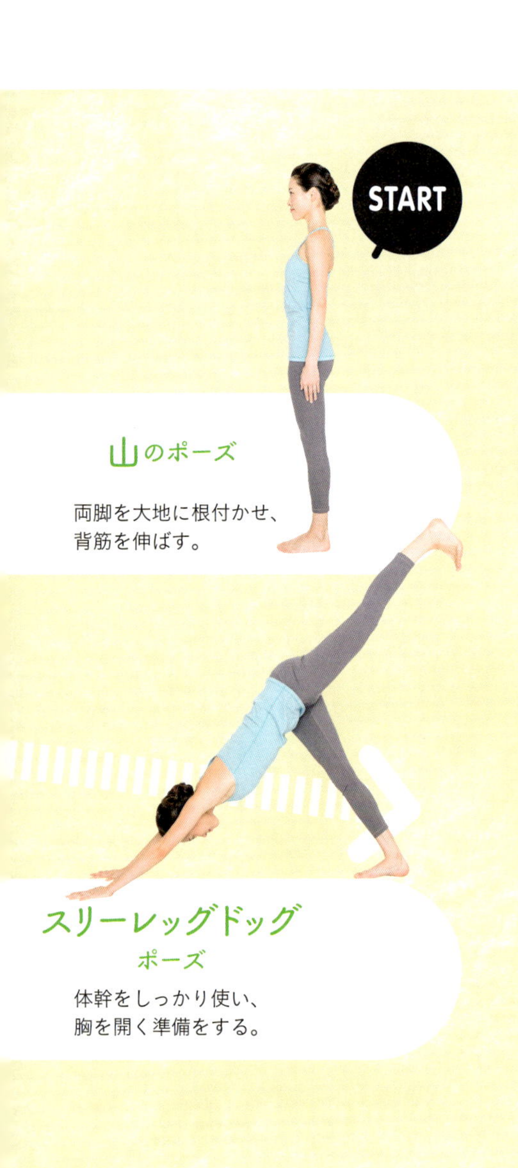

Program

2

自分も他人も認め、愛に溢れる毎日を送るためのプログラム

Focus

第4チャクラ

愛情を司るチャクラを整えてほがらかな女性に

愛情を司る第4チャクラ。気分が落ち込むと自然と人は背中を丸め、第4チャクラがある胸を閉ざし、自分の中に閉じこもってしまいます。第4チャクラを整えるには、やはり胸を開くポーズが有効。胸あたりがほぐれると、胸につかえていたわだかまりも一緒に溶けていきます。ハートチャクラが輝けば、自分にも他人にも愛情をもって生きられるでしょう。

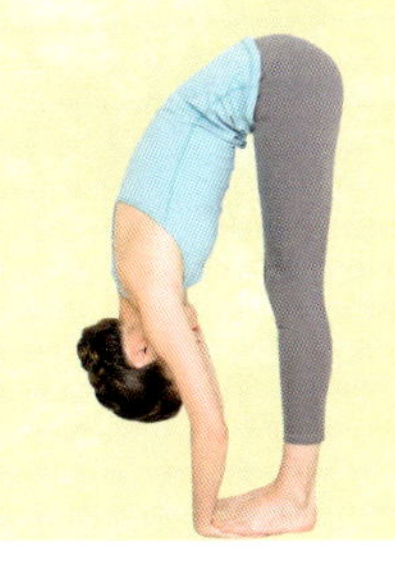

ダウンドッグポーズ

背面をしっかり伸ばすことで前面をゆるめる。

手と足を合わせたポーズ

頭の重みを感じながら、上半身の力みを解放。

イスのポーズ

下半身をどっしり使い、土台を安定させる。

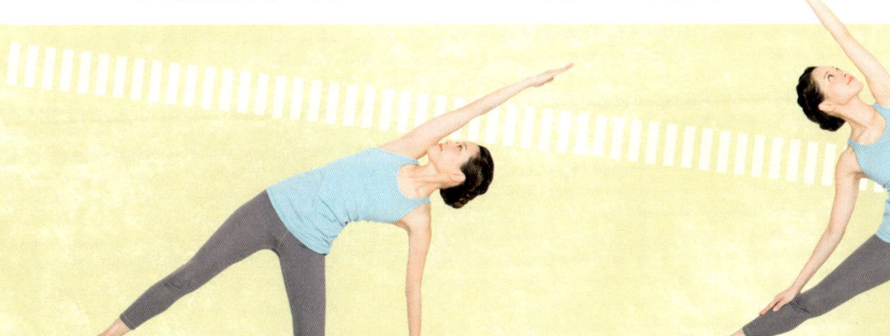

半円のポーズ

脇や肋骨を広げて胸の詰まりを解消。

門のポーズ

外ももから手の指先まで大きく体側を伸ばす。

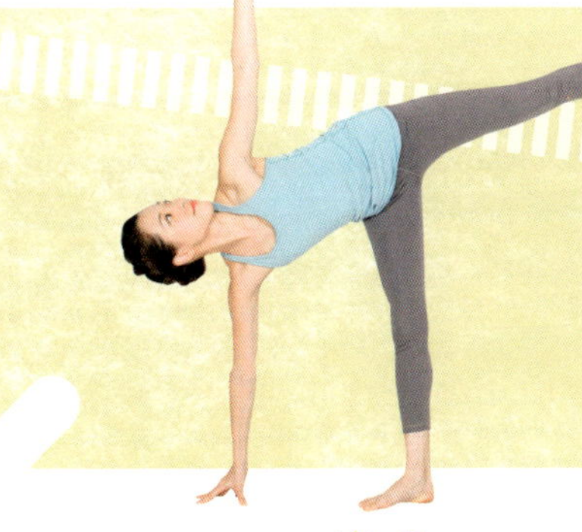

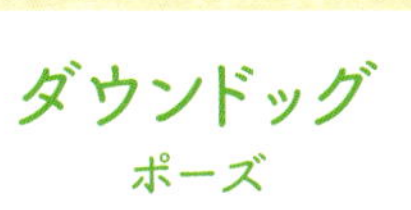

半月のポーズ

胸を開き、世界に愛を広げていくイメージで。

ダウンドッグポーズ

腰や背中をストレッチして全身を整える。

ウッカーターサナ
【utkata=力強い】 Chair Pose

イスのポーズ

効果
体幹の強化、
脚の引き締め

▶ P.68

Program
2
自分も他人も認め、
愛に溢れる
毎日を送るための
プログラム

START
山のポーズ
▶ P.20
膝がつま先より
前に出すぎ
ないように
後ろにある椅子に
腰かけるように
重心を斜め後ろに
つなぎの
ポーズ
山のポーズ
▶ P.20

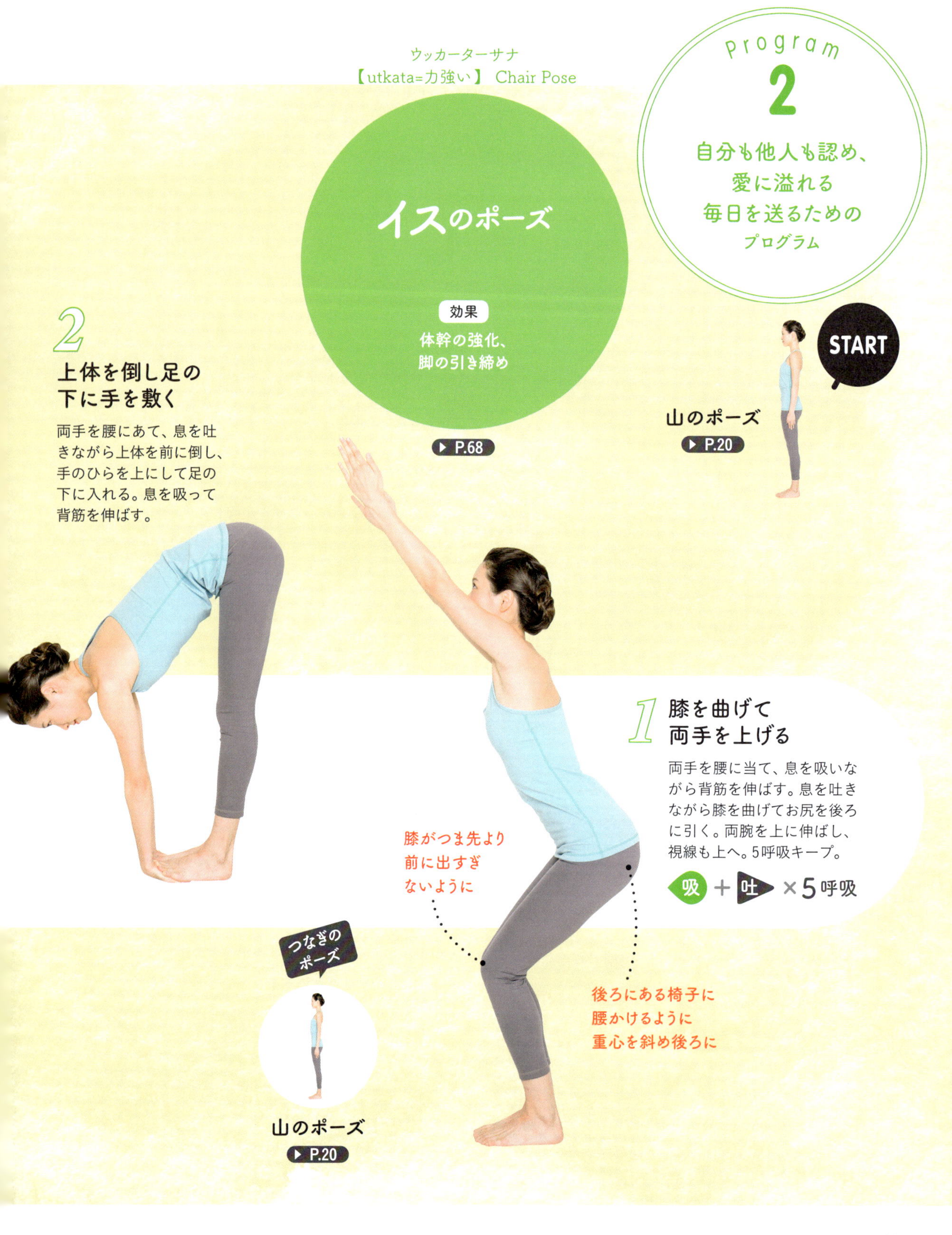

1 膝を曲げて両手を上げる

両手を腰に当て、息を吸いながら背筋を伸ばす。息を吐きながら膝を曲げてお尻を後ろに引く。両腕を上に伸ばし、視線も上へ。5呼吸キープ。

吸 + 吐 ×5呼吸

2 上体を倒し足の下に手を敷く

両手を腰にあて、息を吐きながら上体を前に倒し、手のひらを上にして足の下に入れる。息を吸って背筋を伸ばす。

アドームカシュヴァーナーサナ
【adhomukha=顔を下に向ける　svana=犬】
Downward Facing Dog Pose

ダウンドッグポーズ

効果
全身のゆがみ調整、肩こり・腰痛解消、リフレッシュ

▶P.112

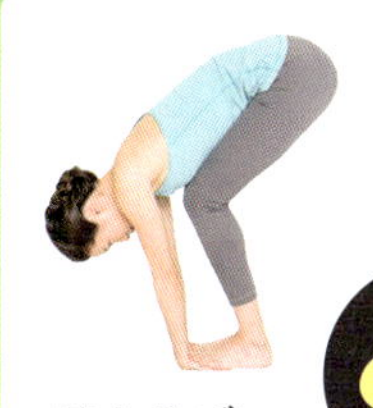

膝を曲げて前屈する

これでもOK

ハムストリングなど脚の後面が硬い人は膝を深く曲げて前屈。

3 息を吐きながら前屈する

息を吐きながらひじをゆるめ、前屈する。頭頂を下に向けて5呼吸キープ。四つんばいの姿勢になる。

吸＋吐×5呼吸

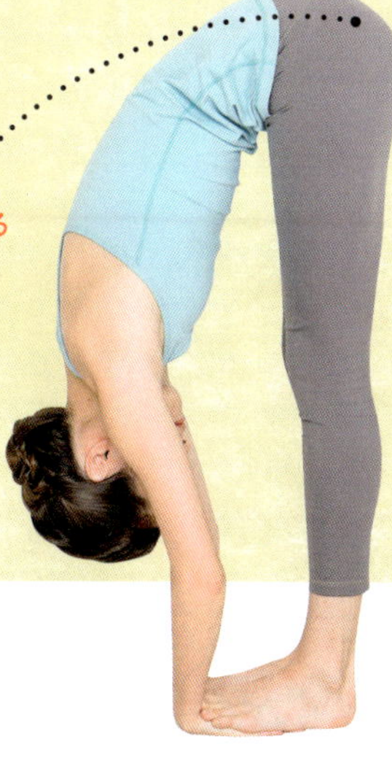

坐骨を上に向ける意識で

おへそを背骨に引き入れるイメージで

4 お尻を持ち上げ手と脚を伸ばす

四つんばいの姿勢からお尻を持ち上げて膝を伸ばす。手で床を押して背中を長く伸ばし、5呼吸キープ。

吸＋吐×5呼吸

パーダハスターサナ
【pada=足　hasta=手】
Hand to Feet Pose

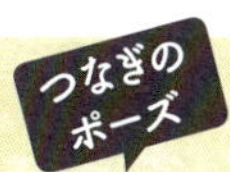

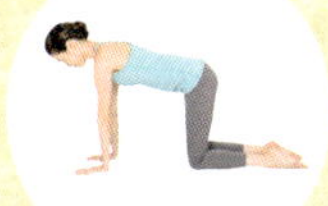

四つんばいの姿勢

▶P.25

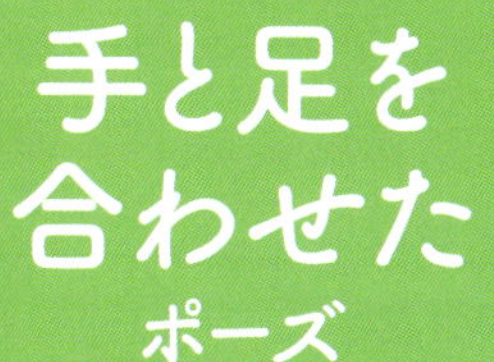

手と足を合わせたポーズ

効果
背面の柔軟性アップ、リラックス

エーカパーダアドームカシュヴァーナーサナ
【eka=1本の　pada=足、脚　adhomukha=顔を下に向ける　svana=犬】
One Legged Downward Facing Dog Pose

スリーレッグドッグポーズ

効果
脚の引き締め、体幹の強化

▶P.113

おへそを床に向ける
かかとを遠くに押し出すイメージで

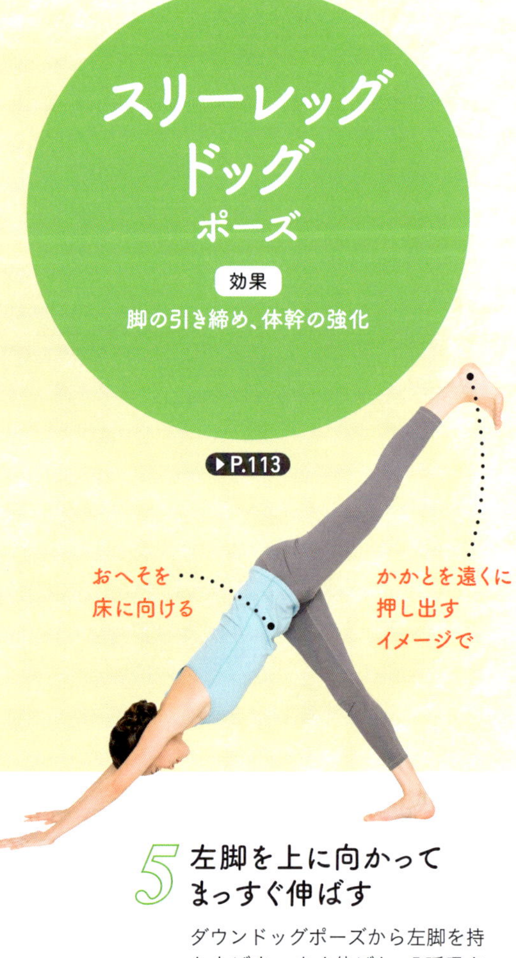

5 左脚を上に向かってまっすぐ伸ばす

ダウンドッグポーズから左脚を持ち上げまっすぐ伸ばし、5呼吸キープしたら、四つんばいの姿勢に戻る。

吸 + 吐 ×5呼吸

つなぎのポーズ

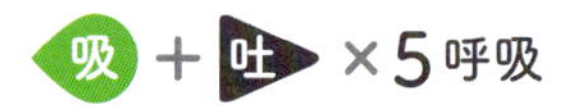

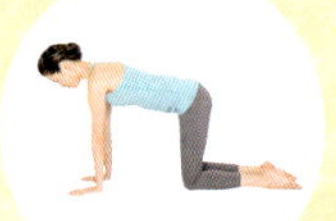

四つんばいの姿勢

▶P.25

パリガーサナ
【parigha=門】 Gate Pose

門のポーズ

効果
体側のストレッチ、股関節の柔軟性アップ

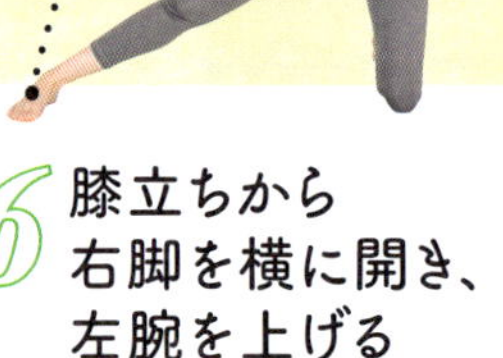

6 膝立ちから右脚を横に開き、左腕を上げる

四つんばいの姿勢から上体を起こして膝立ちになる。右脚を真横に開いて伸ばしたら、息を吸って左腕を上げて指先までまっすぐ伸ばす。

おへそを引き上げる感覚で

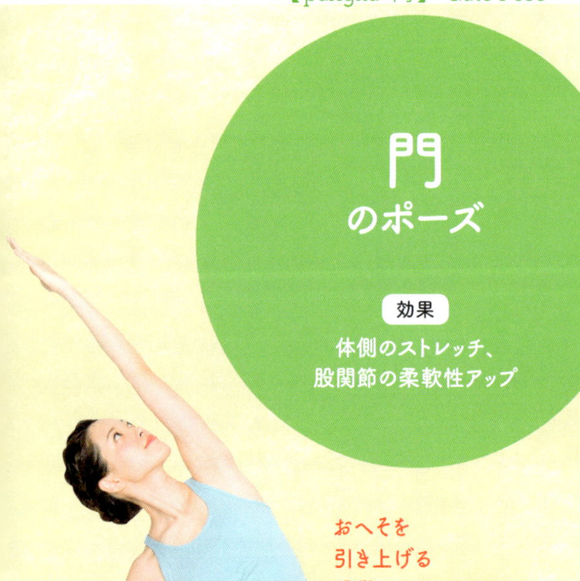

7 息を吐きながら上体を横に倒す

息を吐きながら上体を右に倒す。視線を左の指先に向けて5呼吸キープ。

吸 + 吐 ×5呼吸

これは NG

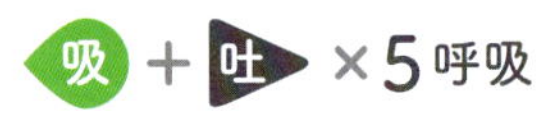

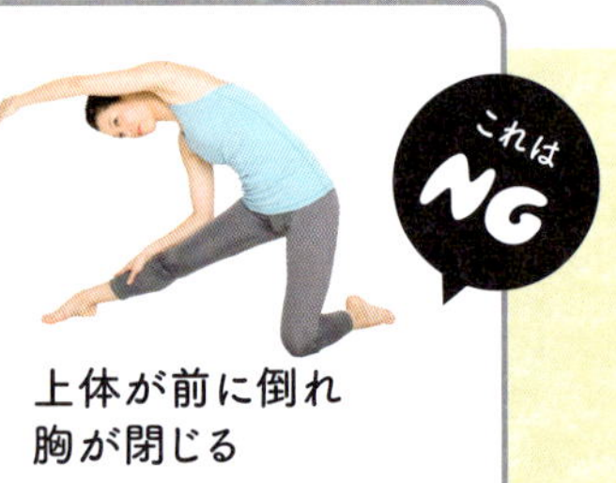

上体が前に倒れ胸が閉じる

上体が前に倒れると背中が丸まる。お腹の力を使って体を引き上げて。

アルダマンダラーサナ
【ardha=半分　mandala=円】 Half Circle Pose

半円のポーズ

効果
体側のストレッチ、
体幹の強化

骨盤が正面を
向くように
手首を
肩の下にセット

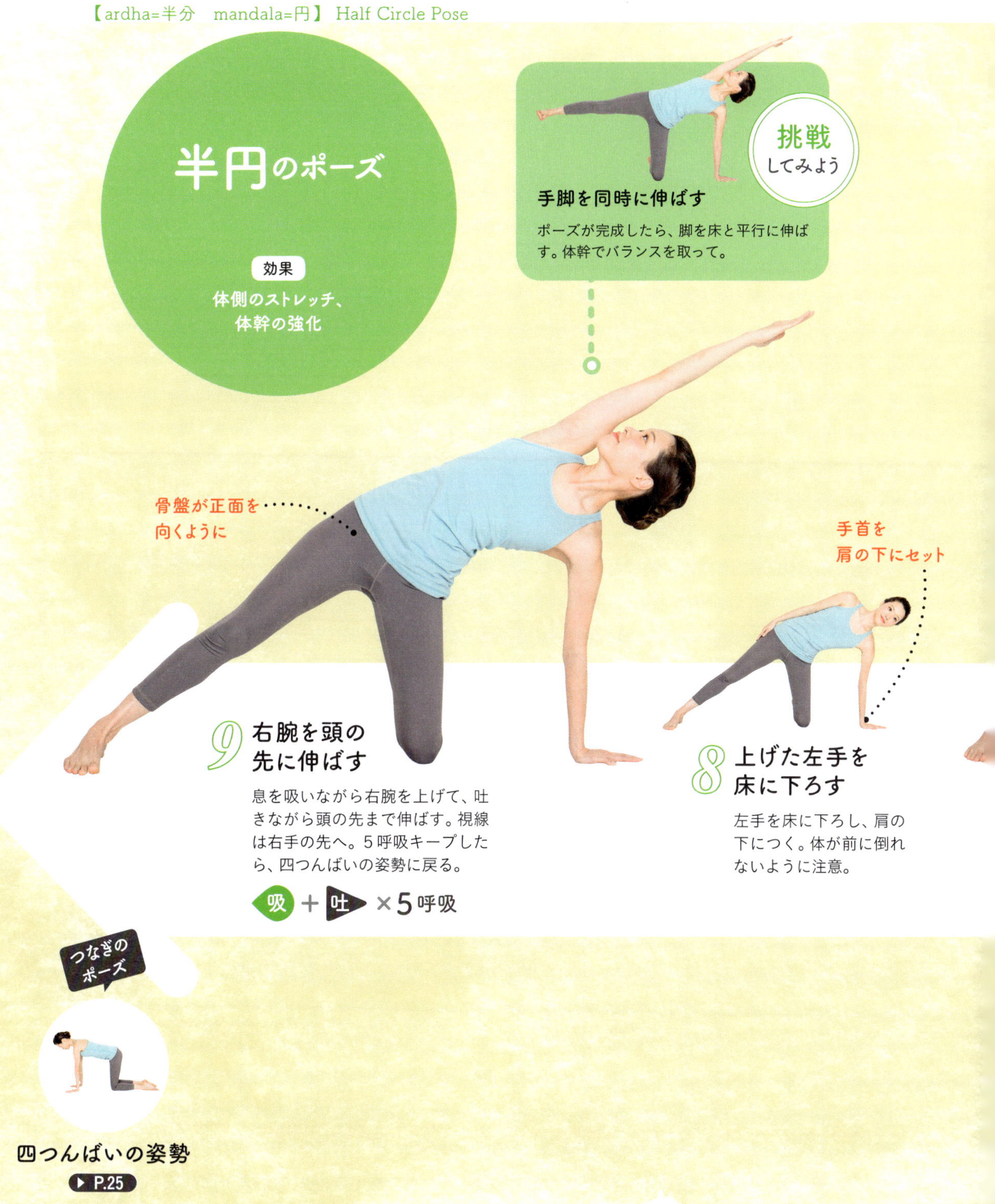

挑戦してみよう

手脚を同時に伸ばす

ポーズが完成したら、脚を床と平行に伸ばす。体幹でバランスを取って。

9 右腕を頭の先に伸ばす

息を吸いながら右腕を上げて、吐きながら頭の先まで伸ばす。視線は右手の先へ。5呼吸キープしたら、四つんばいの姿勢に戻る。

吸 + 吐 ×5呼吸

8 上げた左手を床に下ろす

左手を床に下ろし、肩の下につく。体が前に倒れないように注意。

つなぎのポーズ

四つんばいの姿勢

▶ P.25

ウッターナシショーサナ
【uttana=強く伸ばす sishu=子犬】 Extended Puppy Pose

伸びをする子犬のポーズ

効果
骨盤を整える、
猫背の解消

坐骨を上に
向ける意識で

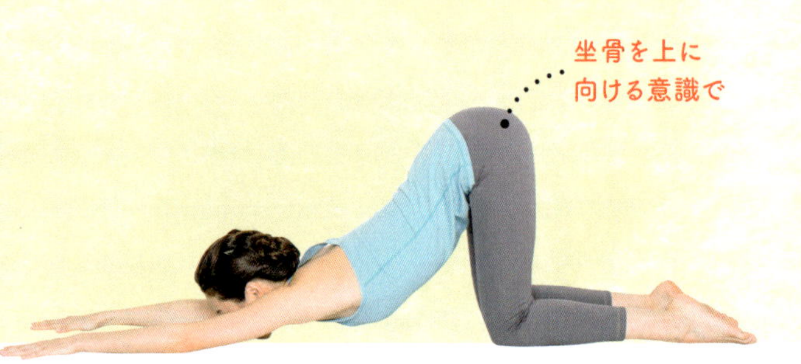

10 両手を前に伸ばし あごを床につける

四つんばいの姿勢から、両手を前につき、あごを床につける。胸やお腹の伸びを感じながら5呼吸キープしたら、チャイルドポーズへ。

吸 + 吐 ×5呼吸

これは
NG

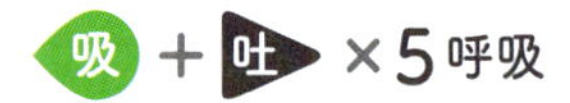

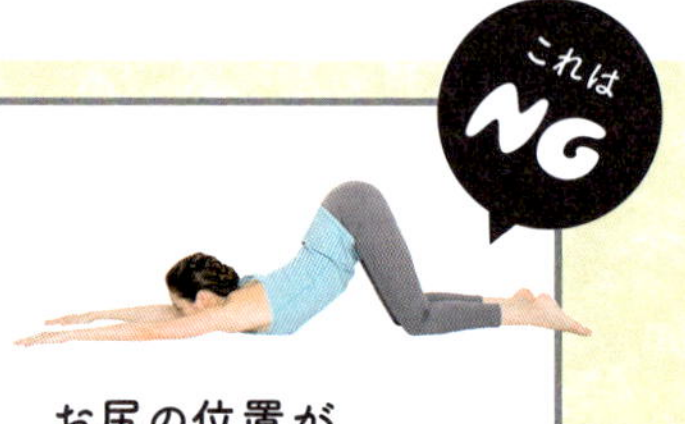

お尻の位置が前に流れる

お尻が膝より前になると重心の位置が前に流れ、腰に負担をかけてしまう。

つなぎの
ポーズ

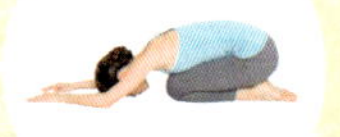

チャイルドポーズ

▶ P.26

アドームカシュヴァーナーサナ
【adhomukha=顔を下に向ける　svana=犬】
Downward Facing Dog Pose

ダウンドッグポーズ

効果
全身のゆがみ調整、
肩こり・腰痛解消、
リフレッシュ

▶ P.112

肩で床を
押すような
イメージで

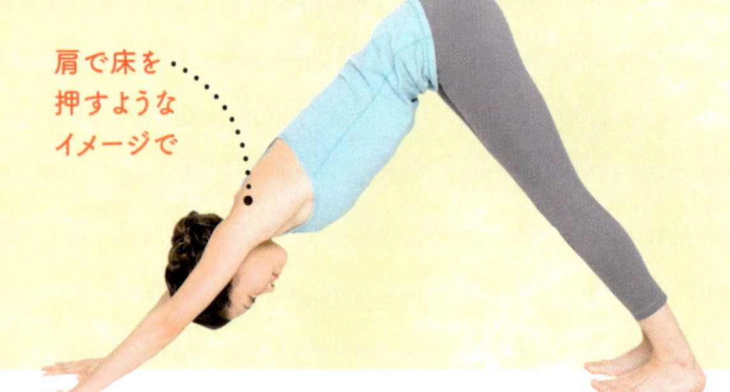

11 お尻を持ち上げ 手と脚を伸ばす

チャイルドポーズからお尻を持ち上げて手脚を伸ばす。手で床を押して背中を長く伸ばし、5呼吸キープ。

吸 + 吐 ×5呼吸

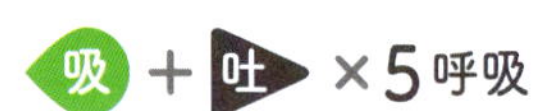

アルダチャンドラーサナ
【ardha=半分　chandra=月】 Half Moon Pose

半月のポーズ

効果
バランス力アップ、体幹の強化

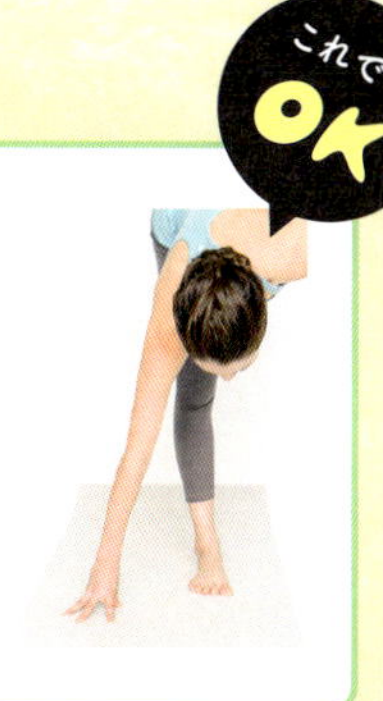

手を外側につく

つま先の延長線上よりも少し外側に手をつくとバランスが取りやすくなる。

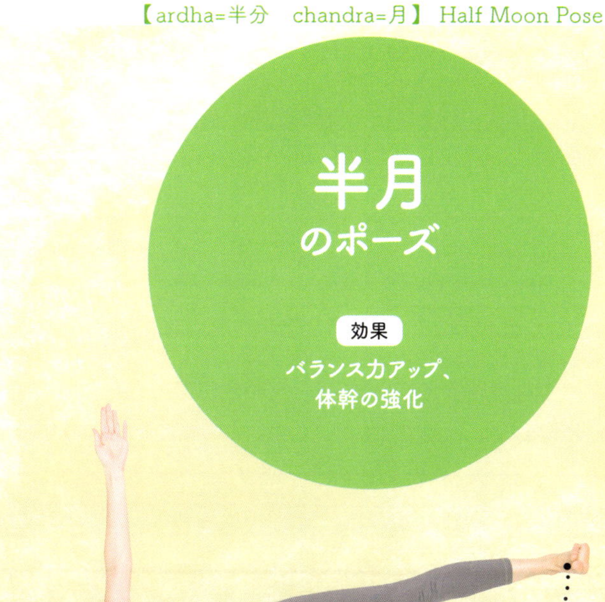

足裏全体で遠くに押し続ける

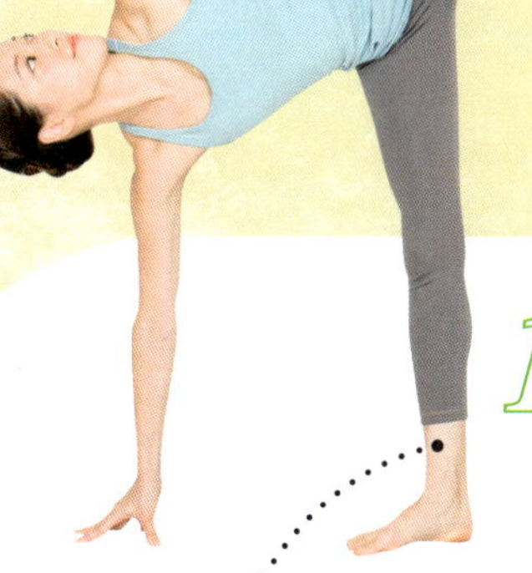

軸脚は内側全体を意識するとバランスが取りやすい

13 右脚で体を支え、左脚を持ち上げる

右脚に体重をのせながら、左脚を持ち上げていく。

14 左腕を伸ばし視線を上に

左腕をまっすぐ上に伸ばし、視線も上にして５呼吸キープ。P.142の**1**に戻り、反対側も同様に。最後に四つんばいの姿勢からチャイルドポーズへ。

 ＋ 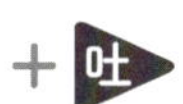 ×5呼吸

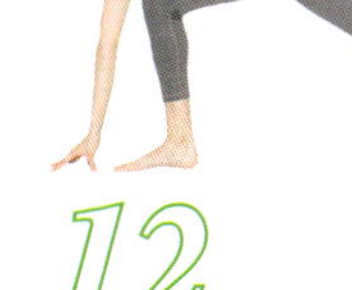

12 右足を両手の間に踏み出し、左手は腰に

右足を両手の間に大きく踏み出し、膝を曲げる。左足はかかとを浮かせる。右足の前に右手をつき、左手は腰に当てる。

FINISH

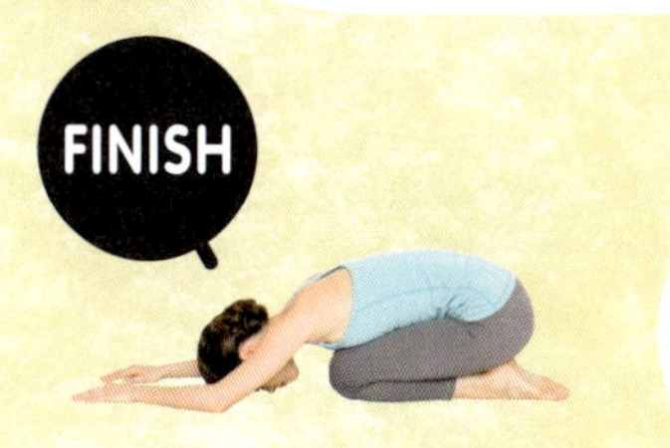

チャイルドポーズでリセット
▶ P.26

つなぎのポーズ

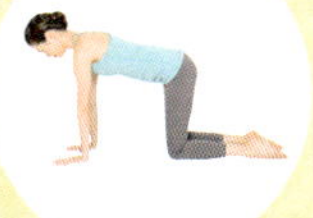

四つんばいの姿勢
▶ P.25

Program

3

直感力を養い、夢に向かってワクワクする毎日を送るためのプログラム

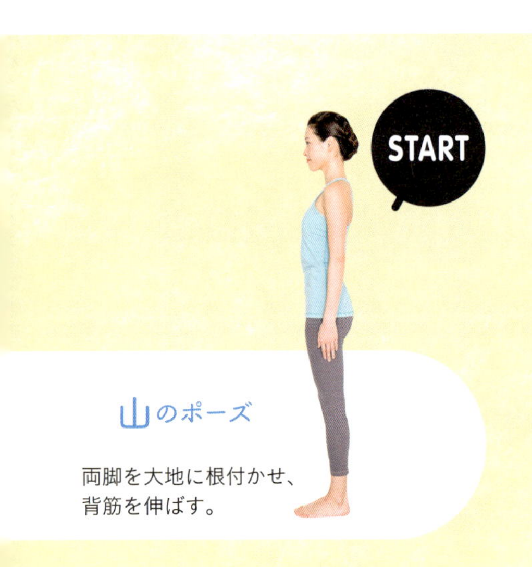

山のポーズ

両脚を大地に根付かせ、背筋を伸ばす。

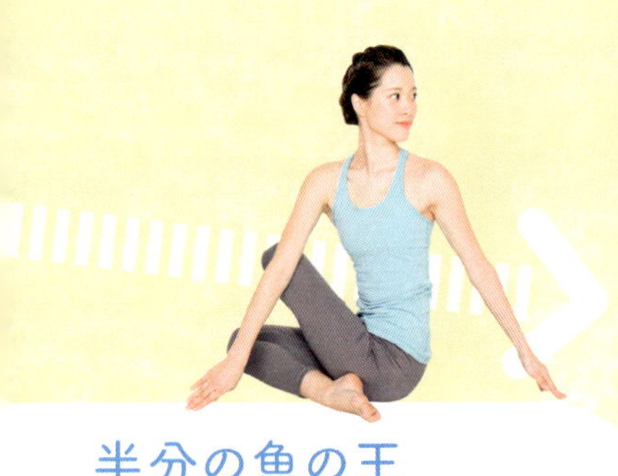

半分の魚の王のポーズ

体をねじってエネルギーの流れをスムーズに。

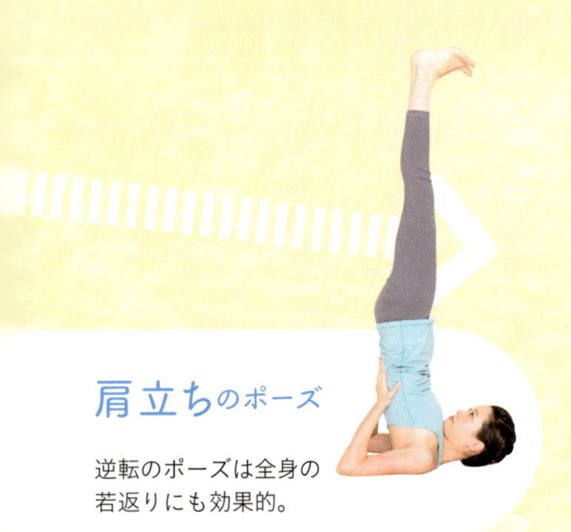

肩立ちのポーズ

逆転のポーズは全身の若返りにも効果的。

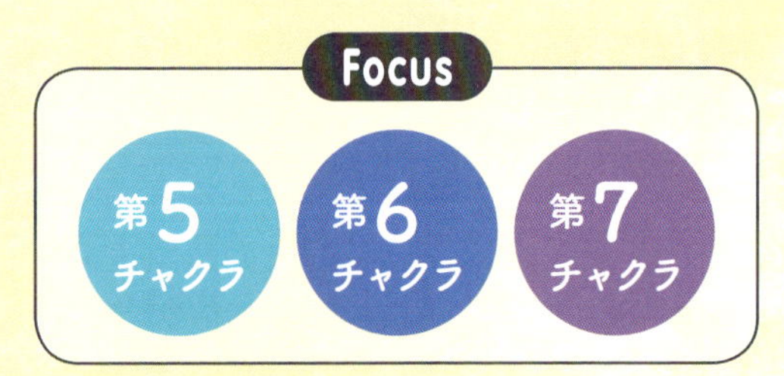

宇宙と自分とのつながりを取り戻す

喉、眉間、頭頂に座する第５、第６、第７チャクラは、自分という枠組みを超えて自他の区別のない“ワンネス”へと導いてくれるチャクラ。誰もがもっている直感力を鍛え、頭で想像するよりもっと大きな世界へと飛び出します。素直に夢を見、行動する軽やかさによって、ありふれたルーティンではない、ワクワクするような毎日が始まるでしょう。

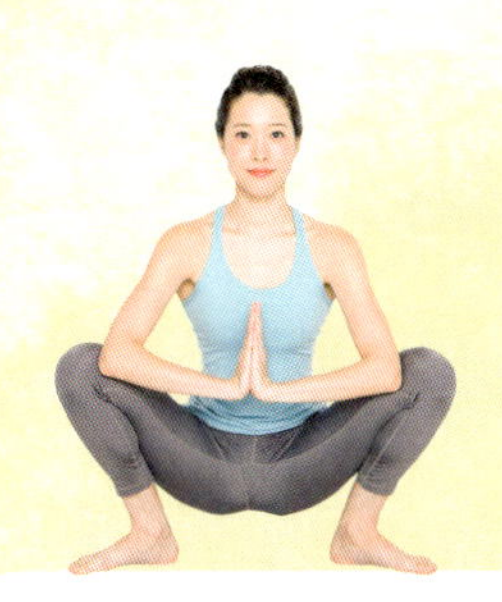

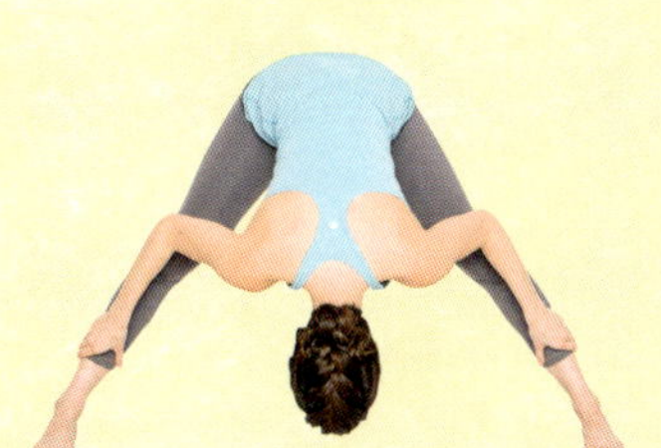

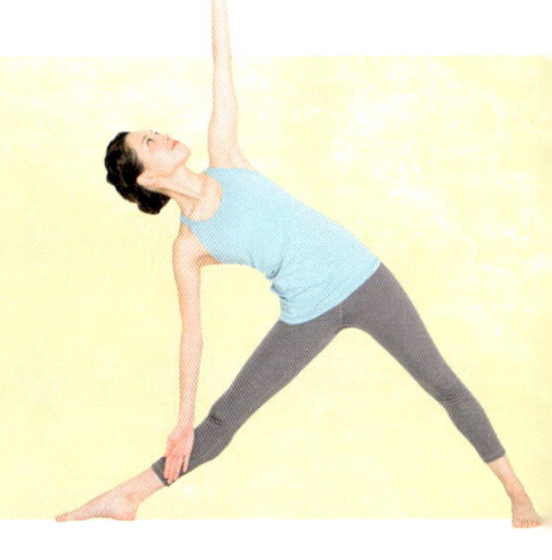

花輪のポーズ

骨盤周りをゆるめ、感情を解放する。

立位の開脚前屈ポーズ（バリエーション）

前屈して頭頂を床につけ、静かな自分を観察。

三角のポーズ

全身をダイナミックに広げ、安定感を養う。

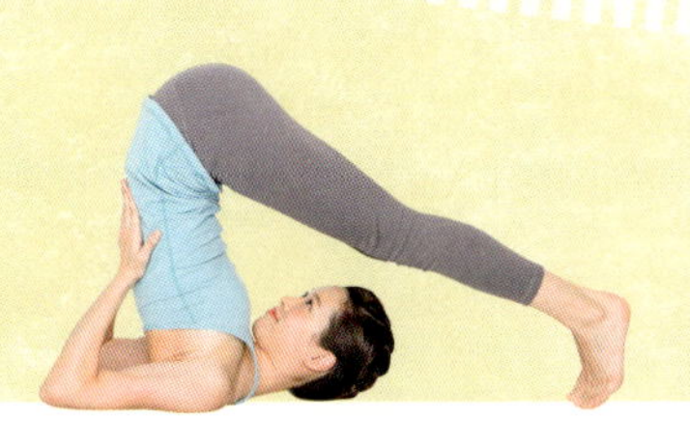

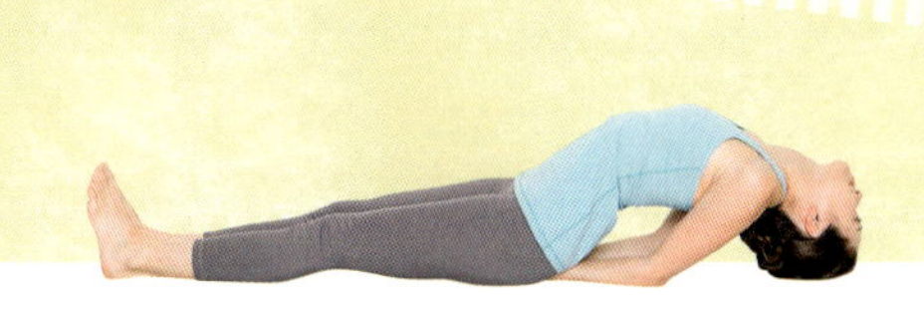

スキのポーズ

首の後ろを伸ばし、第5チャクラに働きかける。

魚のポーズ

喉を開いてコミュニケーション能力アップ。

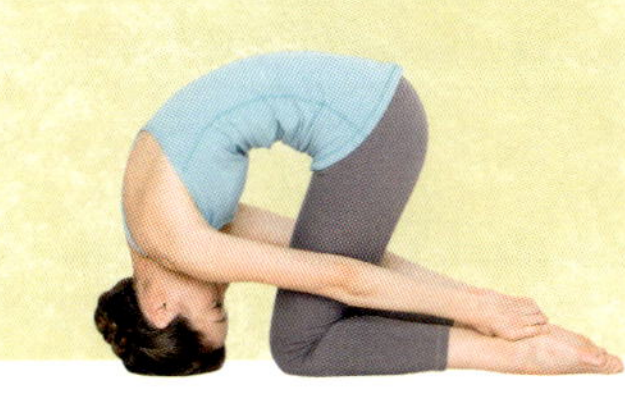

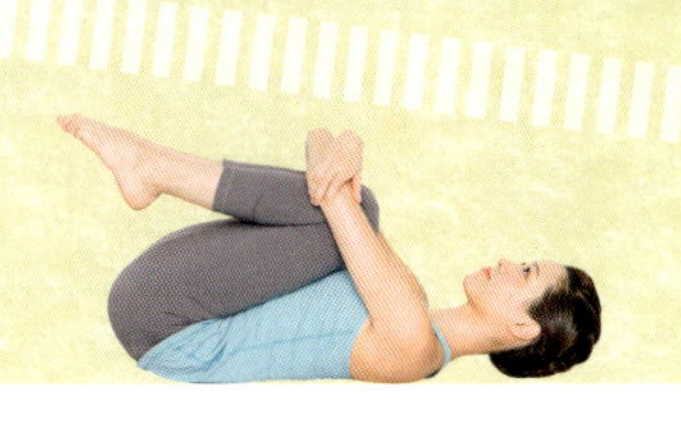

うさぎのポーズ

頭頂を刺激してインスピレーションを促す。

ガス抜きのポーズ

太ももでお腹を圧迫し、体のガスや緊張を抜く。

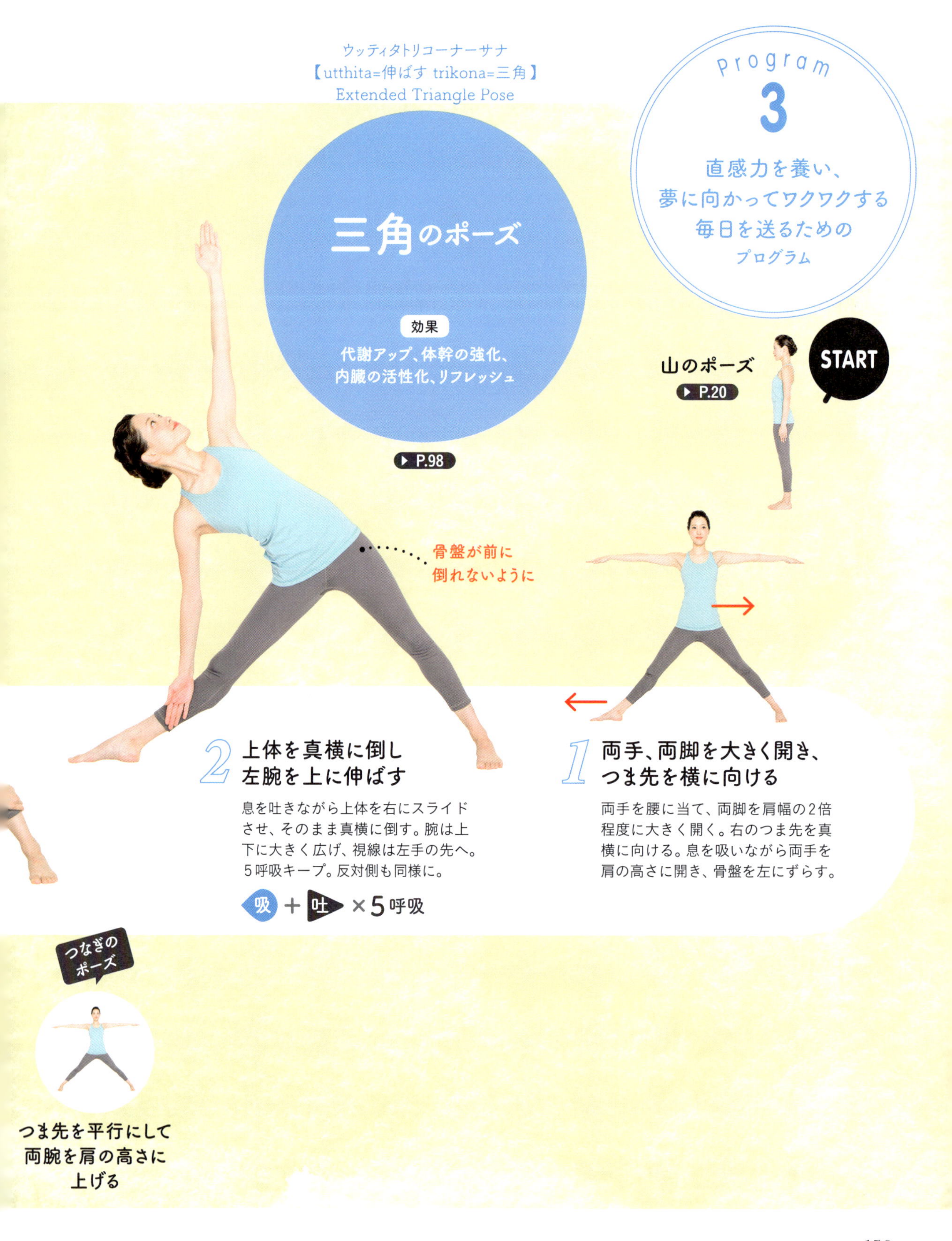

ウッティタトリコーナーサナ
【utthita=伸ばす trikona=三角】
Extended Triangle Pose

Program 3

直感力を養い、
夢に向かってワクワクする
毎日を送るための
プログラム

三角のポーズ

効果
代謝アップ、体幹の強化、
内臓の活性化、リフレッシュ

▶ P.98

START

山のポーズ
▶ P.20

骨盤が前に
倒れないように

1 両手、両脚を大きく開き、つま先を横に向ける

両手を腰に当て、両脚を肩幅の2倍程度に大きく開く。右のつま先を真横に向ける。息を吸いながら両手を肩の高さに開き、骨盤を左にずらす。

2 上体を真横に倒し 左腕を上に伸ばす

息を吐きながら上体を右にスライドさせ、そのまま真横に倒す。腕は上下に大きく広げ、視線は左手の先へ。5呼吸キープ。反対側も同様に。

吸 + 吐 ×5呼吸

つなぎのポーズ

つま先を平行にして
両腕を肩の高さに
上げる

マーラーサナ
【mala=花輪】 Garland Pose

花輪のポーズ

効果
骨盤を整える、股関節の柔軟性アップ

プラサリタパードーッタナーサナ
【prasarita=伸びた・広がった　padottana=脚を強く伸ばす】
Wide-Legged Forward Bend

立位の開脚前屈ポーズ（バリエーション）

効果
肩こり・首こりの解消、脚の引き締め、骨盤を整える

▶ P.82

脚の内側を
引き上げる意識で

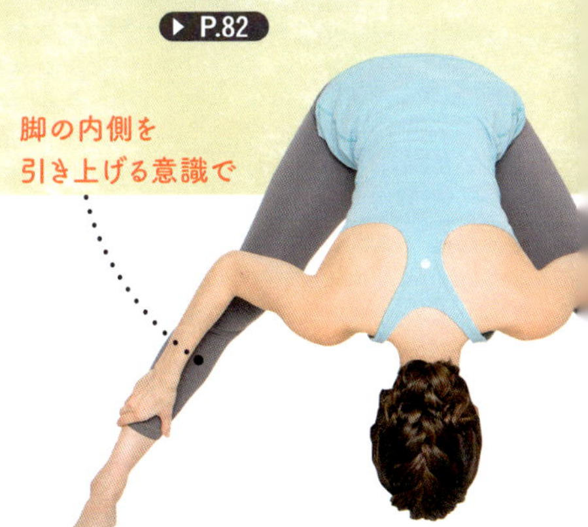

3 つま先を平行にして前屈する

息を吐きながら上体を前に倒す。首の力を抜いて頭をラクに。手は脚のすねや足首に当て、5呼吸キープ。

吸 + 吐 ×5呼吸

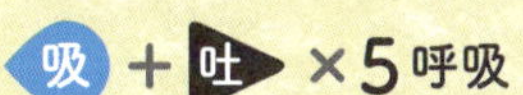

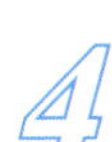

4 足幅を徐々に狭めていく

両手を床につき、脚を大きく開いていたところから少しずつ内に寄せて足幅を狭めていく。つま先は外側に向ける。

ひじで膝を
外側に
広げるように

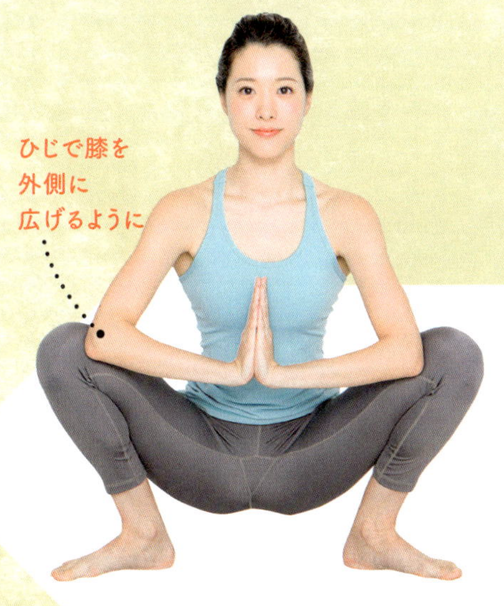

5 膝を開いて座り胸の前で合掌する

膝を外に開いてしゃがみ、太ももの内側を広げるようにひじを置き、胸の前で合掌し、5呼吸キープ。

吸 + 吐 ×5呼吸

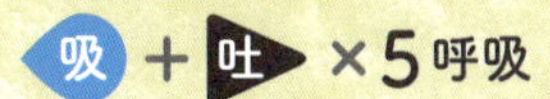

アルダマッツェーンドラーサナ
【ardha=半分の matsyendra=魚の王】
Half Lord of the Fishes Pose

半分の魚の王のポーズ

効果
背骨・骨盤を整える、ウエストの引き締め、便秘解消

▶ P.94

骨盤を立て、
背筋をまっすぐ伸ばす

6 両脚を曲げ上体をねじる

杖のポーズから、左膝を立て、右脚の外側にかける。右膝は外側に曲げ、かかとを左側のお尻に近づける。そのまま上体を左にねじり、5呼吸キープ。反対側も同様に。

＋
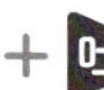

×5呼吸

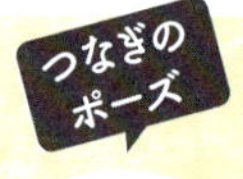

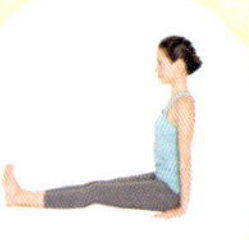

杖のポーズ

▶ P.21

マッツヤーサナ
【matsya=魚】 Fish Pose

魚のポーズ

効果
肩こり解消、ホルモンバランスを整える、リフレッシュ

▶ P.116

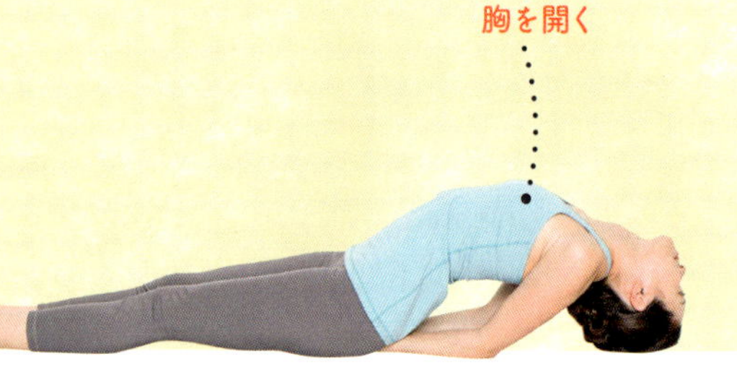

胸を開く

7 仰向けの姿勢から胸を高く持ち上げ頭頂を床に

仰向けの姿勢で、両手を体の下に入れ込む。前腕で床を押し、胸を持ち上げ、頭頂を床につける。5呼吸キープ。

＋
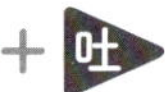

×5呼吸

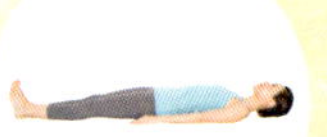

仰向けの姿勢

サーランバサルヴァーンガーサナ
【salamba=支えのある sarva=全て anga=四肢】
Supported Shoulderstand

肩立ちのポーズ

効果
内臓の活性化、代謝アップ

ハラーサナ
【hala=鋤（すき）】 Plow Pose

スキのポーズ

効果
肩こり・腰痛解消、
リラックス、内臓の活性化

▶ P.84

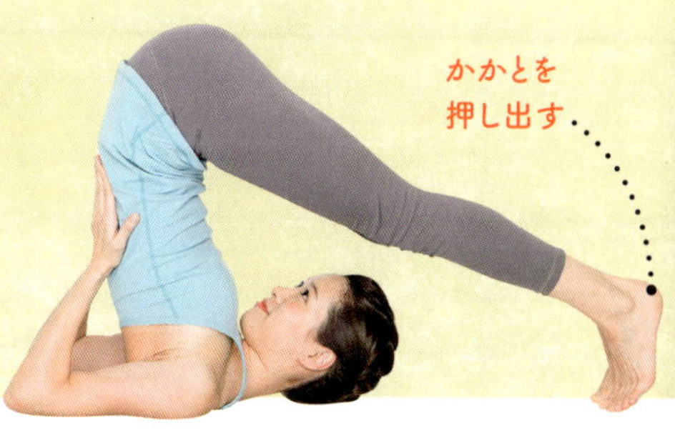

8 お尻を持ち上げて両脚を頭の方へ

仰向けの姿勢から両脚を天井方向に持ち上げる。両腕で床を押し、お尻を持ち上げて頭の先につま先を下ろす。手を腰に当てて5呼吸キープ。

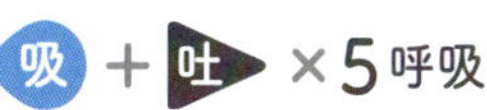

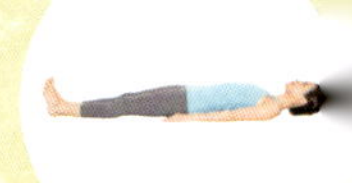

仰向けの姿勢

9 右脚を天井に向かって伸ばす

手で体を支えながら、右脚を天井に向かってまっすぐ伸ばす。

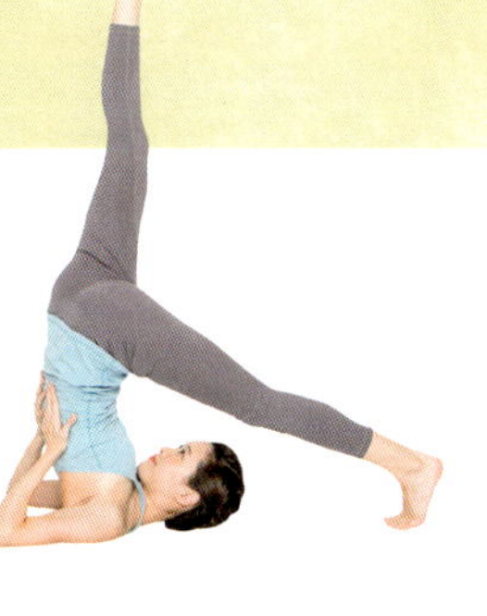

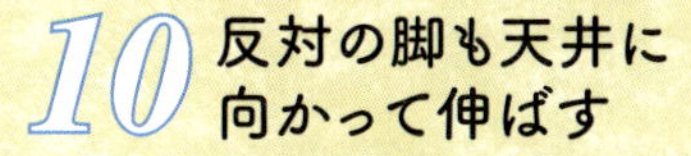

10 反対の脚も天井に向かって伸ばす

左脚もまっすぐ伸ばし、両脚を揃える。腹筋と背筋を使って体を引き上げながら5呼吸キープ。その後、スキのポーズに戻る。

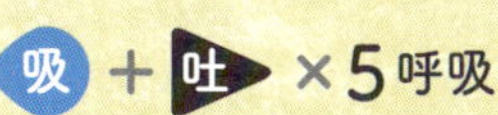

パヴァナムクターサナ
【pavana=風　mukta=解放された】 Wind Relieving Pose

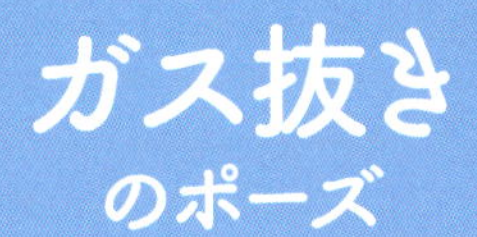

ガス抜きのポーズ

効果

腸を整える、背面のストレッチ、
腰痛の緩和

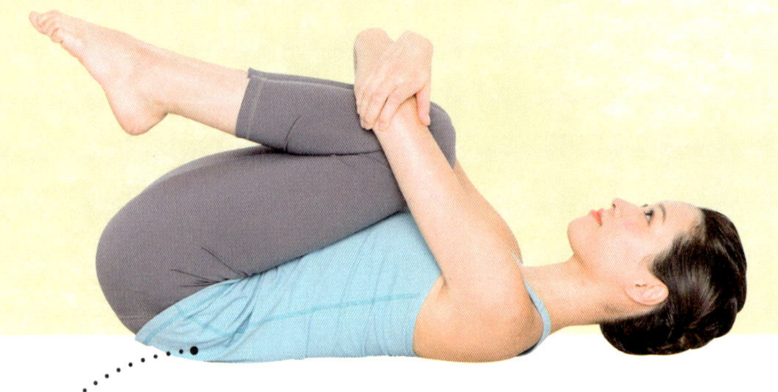

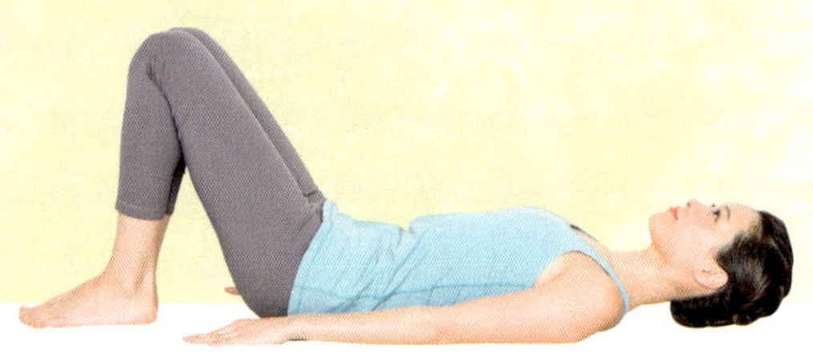

腰の伸びを
感じて

11 脚を下ろして膝を立てる

一度、スキのポーズに戻った後、
背骨を1つずつ床につけるような
イメージでゆっくり体を下ろして、
両膝を立てる。

12 両脚を胸に抱きかかえる

両膝を胸の方に引き寄せ、両手で
抱きかかえる。お腹と太ももを近
づけ5呼吸キープ。

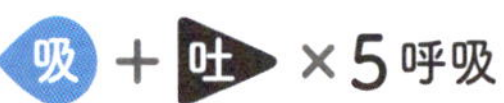

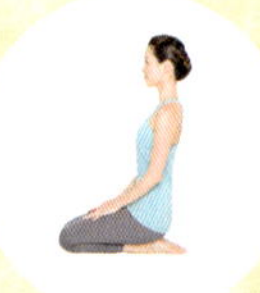

正座

▶ P.23

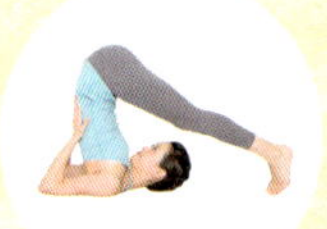

スキのポーズ

▶ P.84

シャシャンカーサナ
【shashanka=うさぎ】 Rabbit Pose

うさぎのポーズ

効果
背面のストレッチ、
眼精疲労の解消

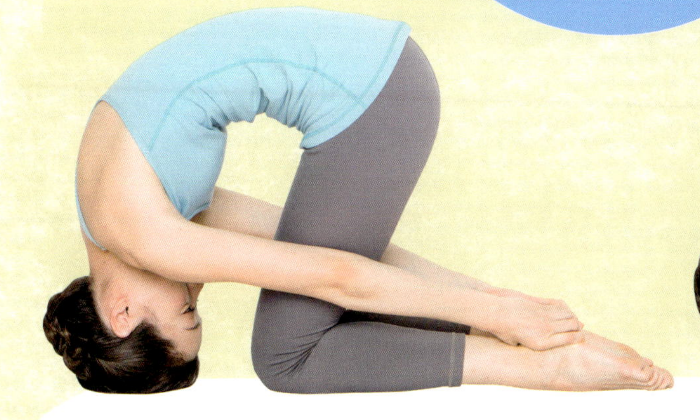

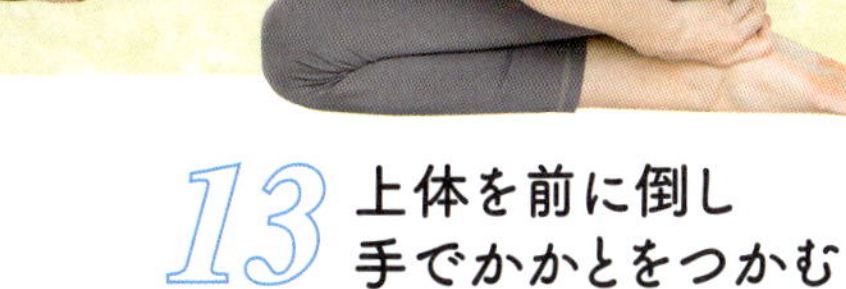

14 頭頂を床につけ背面全体を伸ばす

息を吐きながらゆっくりお尻を持ち上げて頭頂を床につき、背面全体を伸ばす。5呼吸キープ。最後はチャイルドポーズでリセット。

 ＋ 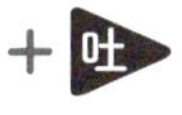 ×5呼吸

13 上体を前に倒し手でかかとをつかむ

正座の姿勢から上体を前に倒す。両手を背面に回し、かかとをつかむ。

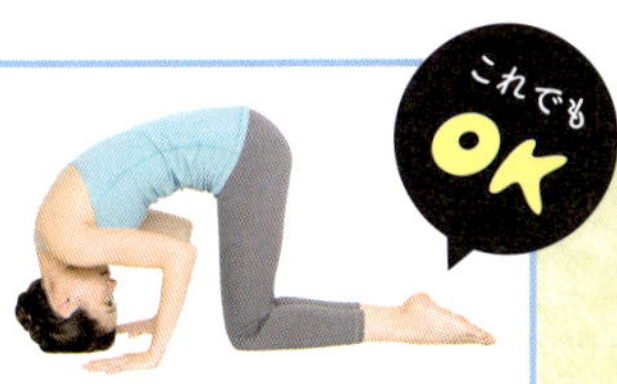

これでもOK

手を床について体を支える

両手を胸の横につき、お尻を持ち上げて頭頂を床についてキープ。

FINISH

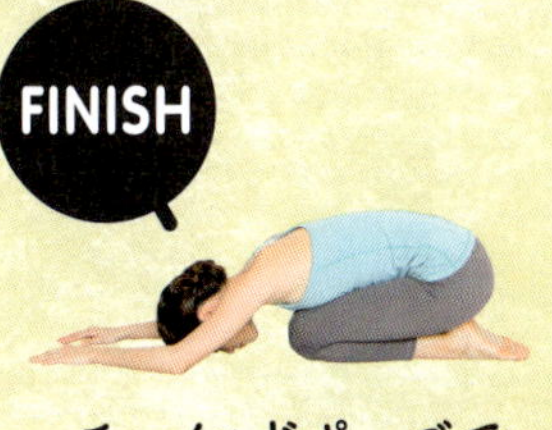

チャイルドポーズでリセット

▶ P.26

あなたに合ったヨガが見つかる！
代表的なヨガの種類を紹介！

4500年前に発祥したヨガ。その後、海外へ渡るなどで独自の変化を遂げ、様々な種類のヨガが誕生しました。
その種類によってポーズの流れや運動量が異なるので、自分に合ったものを見つけてみましょう。

リラックス

リストラティブヨガ

補助道具を使い、重力に身をゆだねるヨガ。心身の回復、リラックスにフォーカスしている。

陰ヨガ

座位や臥位が中心でキープ時間が長いことが特徴。体の奥から筋肉がゆるむことで、心の解放にもつながる。

シヴァナンダヨガ

呼吸法、太陽礼拝、12の基本ポーズ、瞑想、チャンティングをバランスよく行う伝統的なヨガ。ポーズの間にしかばねのポーズ（P.27）が入る。

ハタヨガ

様々なヨガの流派の原点。基本的なポーズをゆっくりじっくり味わうことができる。初心者にも実践しやすい。

アイアンガーヨガ

補助道具を使用するのが特徴で、初心者や体が硬い人でも実践しやすい。長めのホールドでひとつ一つのポーズを丁寧に行う。

アシュタンガヨガ

太陽礼拝→立位→座位→逆転→フィニッシングと、決まったポーズを呼吸と動きを連動させて順番通りに行う。

パワーヨガ

ダイナミックなポーズやハードな動きが特徴。運動量が多く代謝もよくなるためエクササイズ効果が期待できる。

ヴィンヤサヨガ

呼吸の流れに合わせてポーズを連続的に行う。独創性を大切にし、指導者によって躍動的だったり、瞑想的だったりと、個性が出るスタイル。

アクティブ

（その他）

次世代ヨガ

エアリアルヨガ

ニューヨークで生まれたハンモックを使ったヨガのスタイル。布に体をゆだねてポーズを取るため、余分な力が抜け、心身ともに解放感を味わうことができる。

サップヨガ

サーフボードより少し大きめのボードに乗って、水の上で行うヨガ。ボード上でバランスを取りながらポーズを行うことで、体幹力を高めながら全身を鍛え、また、心のバランスも整えていく。

目的別・特定の人向けヨガ

骨盤ヨガ

セルフマッサージや骨盤周りにアプローチするポーズを取り、骨盤のずれや歪みを無理なく調整していく。そうすることで体全体のバランスも整える。

マタニティヨガ

ヨガの呼吸法や簡単なポーズを通し、出産に備えた体力を養い、出産への精神的不安を軽減させることなどが目的のヨガ。

※本ページで紹介したヨガはホットヨガスタジオLAVAのレッスンとは異なります。

第5章

こころとカラダをつなぐ

瞑想入門

ヨガのポーズには瞑想に入りやすい体づくりをするという
役割があります。心を一点に集中させ、穏やかで快い、
本来の自分へ戻るよう促す瞑想の基本をご紹介します。

ダイエットとリバウンドを繰り返している

また リバウンド してるー!!
ええ!っ

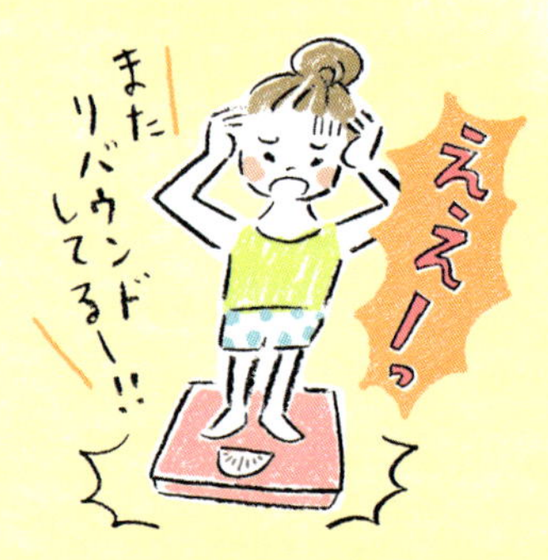

「夏までに痩せよう！」と運動や食事制限をするものの、3日もするとつらくなってドカ食い。結果また太る……を繰り返している。

自分の意見がいつも言えない

ハァ
また言えなかった…

ちょっと思うところがあっても、他人の顔色が気になって自分の意見を堂々と言えない。周りの空気を読みすぎて疲れてしまう。

想がおすすめ!

浮気されてばかり

うそでしょ…
ガーン

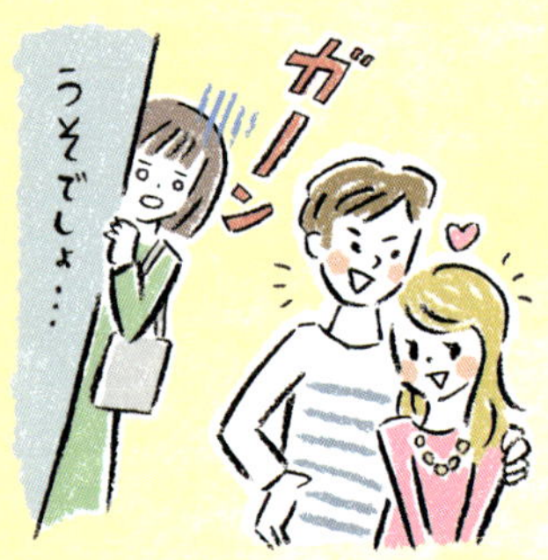

彼氏ができても、数か月も経つとほかの女性の影が……。よそ見しないように束縛するとまた逆効果で、なぜ私ばかりこんな目に？

うまくいかない
その原因は
あなたの「思考のクセ」
から来ているのかも……

人に当たり散らしてしまう

ギャー
ギャー

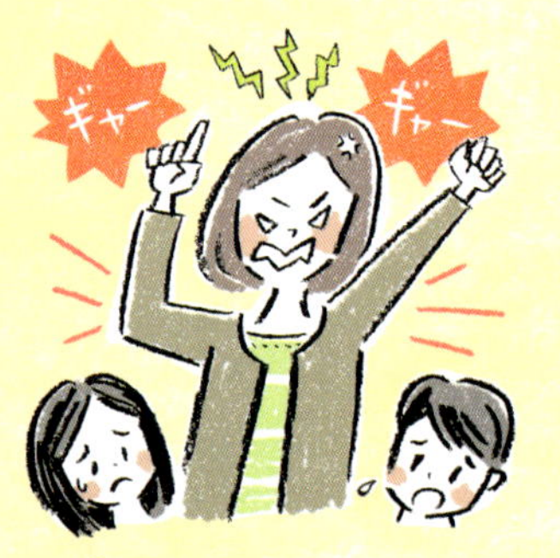

ちょっとしたことでカッとなり、周囲に当たってしまう。気づけば、周りも腫れ物を触るような接し方に。

すぐにグチや文句をぶちまけてしまう

また言っちゃった…
グチ
グチ
グチ
グチ
グチ
グチ

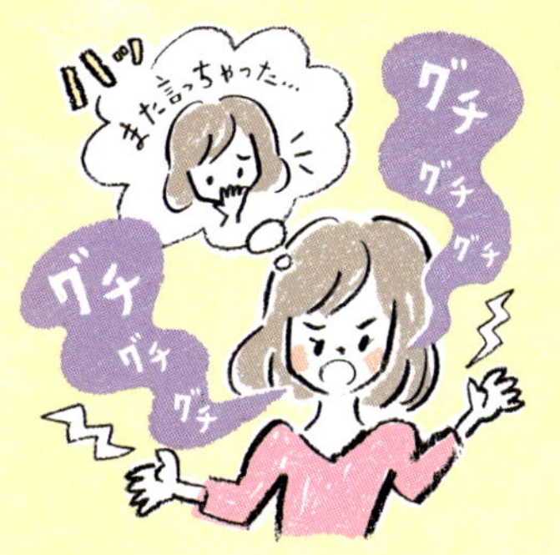

悪いことがあると、すぐに家族や友人に不満やグチをぶちまける。言ったあとは、毎回後悔している。

夢に向かっての一歩が踏み出せない

勇気が出ない…
う〜

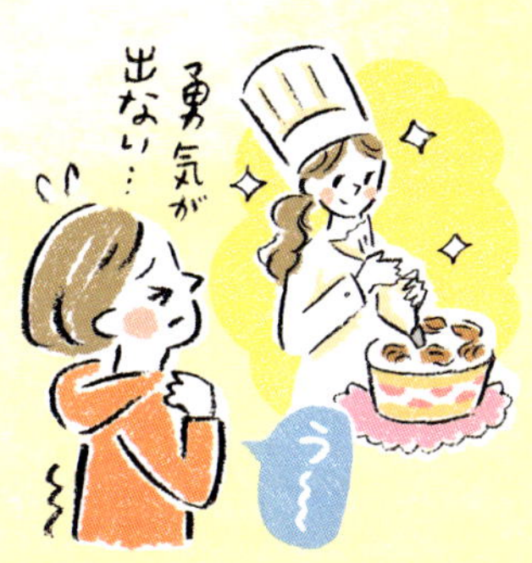

やりたいことがあるものの、いざ行動しようとすると将来への不安や失敗への恐れから思い切って挑戦できない……。

こんな人には、瞑

思考や行動のクセを瞑想で変えていこう

人は皆、思考や行動のパターンをもっているものです。なかでも「ダイエットしてもすぐ誘惑に負けてしまう」「グチや文句をぶちまけてしまう」といった無意識でしてしまう行動は、後から我に返って、「ダメな私……」と自己否定につながりがち。すると、自尊心が低下し、持ち前の能力も発揮できなくなってしまいます。

そんな人におすすめなのが瞑想です。瞑想には「意識を何かに向けて集中する」という手法があります。これが身につくと、いつもの思考回路のクセを断ち切れるようになります。さぁ、瞑想を始めてみましょう。

転職を繰り返してばかり

残業が続いたり、上司や同僚とソリが合わなくなったりすると、すぐ辞めたくなる。転職ばかりでなかなか思い通りの仕事に就けない。

仕事で同じような失敗を繰り返す

うわーっ
またやっちゃった!!

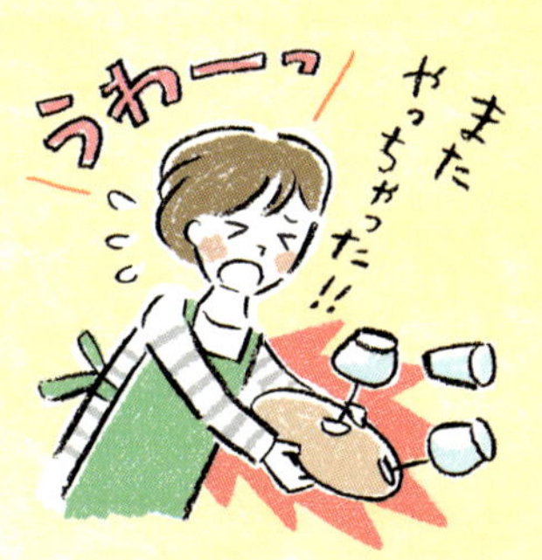

気をつけているつもりなのに、なぜか同じミスを繰り返してしまう。今日の打ち合わせもまた遅刻……こんな自分、もう嫌！

その悩み
瞑想で解決しよう！

ヨガと瞑想で余計な思考を手放す

悟りに至るまでのステップ「八支則」（P.9）には、ヨガのポーズ「アーサナ」の上に、瞑想「ディヤーナ」があります。ヨガのポーズには瞑想を快適に行うための体づくりという意図があり、ポーズと瞑想は、人生を喜びで満たすべく連動して働いています。

私たちの頭の中には、さまざまな思考が湧き上がります。思考に感情が振り回されると、本来の自分を見失い、ときには大切なものが見えなくなることも……。そんなときは一点に気持ちを集中する瞑想を試してみましょう。すると余計な思考や感情にとらわれることが減っていき、穏やかな自分、すなわち本来の自分に戻ることができるようになるのです。

瞑想でほかにもこんな効果が期待できます！

気持ちがリセットできる

嫌なことや腹が立つことがあっても、気持ちの切り替えが早くできるようになります。

集中力が上がる

瞑想で、1つの対象に意識を集中する訓練を続けることで、日常生活でも集中力がアップ！

体調がよくなる

頭の中がクリアになると、気持ちも前向きに。いつもエネルギッシュで健康的に過ごせるように。

感情や思考を自分のコントロール下に置ける

自分の考えや感じていることが自覚できるようになるので、それらに振り回されなくなります。

瞑想は
心のNG習慣を捨てやすくする
思考トレーニングです！

NG習慣の
ある人は

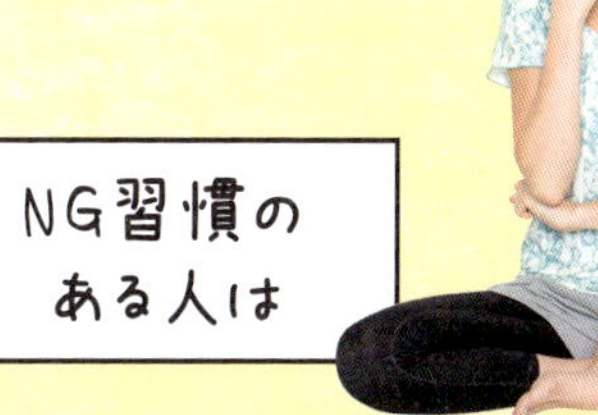

本来の自分に戻ることができる

心の揺れが緩やかになると、その心の揺れで見えなくなっていた「本来の自分」が現れてきます。自分に触れることで、穏やかな喜びに満たされることもあるでしょう。

まずは一点に集中することから始めよう

呼吸や音、イメージなど何か1つの対象に意識を集中させます。意識が逸れたらまたその対象に戻す、ということを繰り返すことで、心の揺れが緩やかになっていきます。

思考
トレーニングで

心のお掃除が
できる！

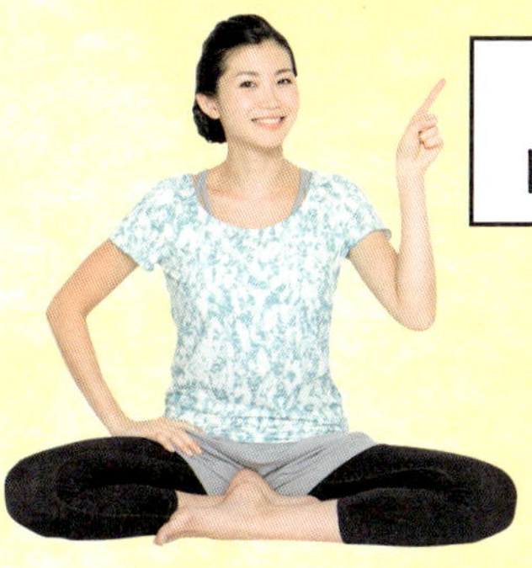

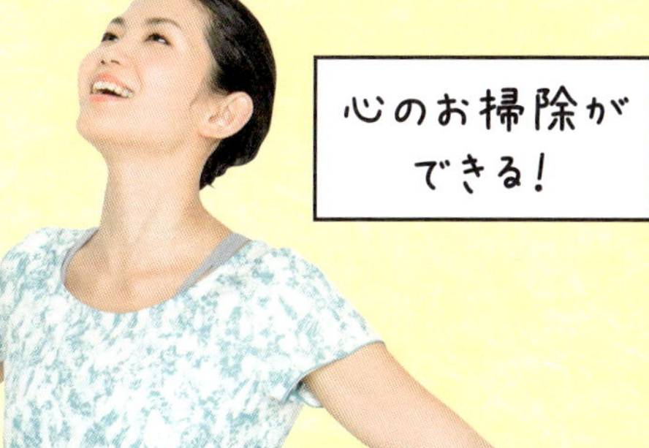

穏やかな自分でいられる時間が長くなる

「本来の自分に戻ること」を繰り返すと、少しずつ「いつものクセ」に引っ張られなくなっていきます。また「いつものクセ」が顔を出しても、ただそれを眺めて流せるように。思考の整理にも役立ちます。

瞑想のための3つの柱とは？

1 姿勢

背筋を長く伸ばし、安定した姿勢で座ること。そのためにも日頃からヨガのポーズを練習し、体をほぐしておくとよい。

2 呼吸

ゆったりと落ち着いたペースで呼吸することで、自然と気持ちも安定し、心と体を瞑想に適した状態に整えることができる。

3 環境

散らかった部屋や、周囲が騒々しい場所は瞑想にはそぐわないので、快適で集中しやすい環境に整えて。

安定した姿勢と呼吸で気持ちの波を鎮める

それでは、瞑想を行う際の基本的なポイントを見ていきましょう。瞑想を行うときは、姿勢、呼吸、環境の３つを整えることが大切です。これらの条件が整えば集中も深まり、瞑想しやすくなります。

まずは姿勢について。瞑想は座って行うことが多く、もっとも一般的なのはあぐらの姿勢です。直接床に座ると、冷えたりお尻が痛くなったりするので、ラグや座布団などを敷きましょう。その上に座ったら骨盤を立て、背筋を伸ばします。背骨は神経系と関わりが深く、ヨガではエネルギーの通り道と考えられています。背中が丸まっていると胸が閉じて呼吸も深まりません。気持ちよく瞑想するためにも、背筋の伸びを意識して姿勢を整えましょう。

1 姿勢はどうする？

呼吸は自然に、無理のないペースで行います。ゆったりと安定したリズムで行うと、心も自然と落ち着いてきます。
そして、瞑想を行う環境も大事。気が散るものがなく、自然と落ち着くような、瞑想に適した空間をつくることが大切です。

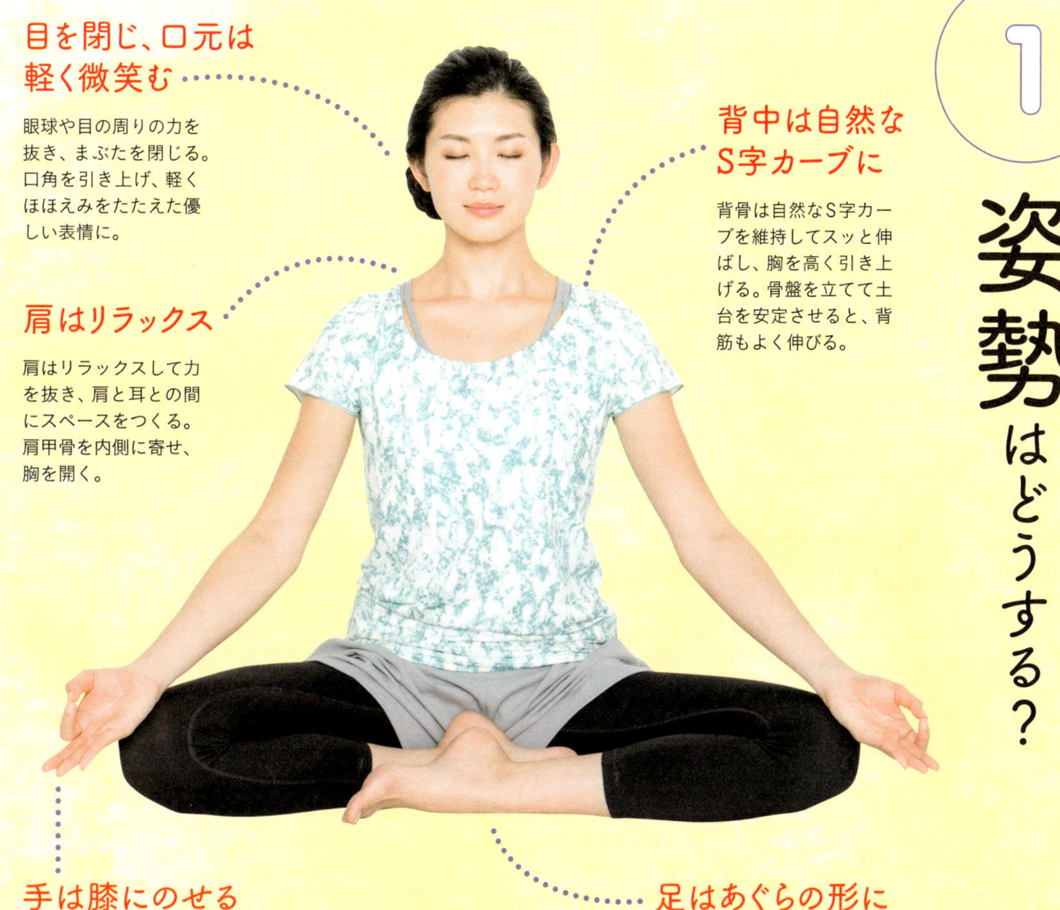

目を閉じ、口元は軽く微笑む

眼球や目の周りの力を抜き、まぶたを閉じる。口角を引き上げ、軽くほほえみをたたえた優しい表情に。

背中は自然なS字カーブに

背骨は自然なS字カーブを維持してスッと伸ばし、胸を高く引き上げる。骨盤を立てて土台を安定させると、背筋もよく伸びる。

肩はリラックス

肩はリラックスして力を抜き、肩と耳との間にスペースをつくる。肩甲骨を内側に寄せ、胸を開く。

手は膝にのせる

腕は力を抜き、手は自由な形で膝の上へ。写真のように人さし指と親指で輪をつくり、残りの指を伸ばした手の形でもよい。

足はあぐらの形に

かかとを体の中心で揃えるか、安定する位置に置き、膝を左右に開く。股関節が硬い人は膝の下に丸めたタオルを入れるとラクに座れる。

椅子に座って行うときは？

背もたれから体を離してやや浅めに腰掛ける。骨盤を立て、背筋を伸ばす。脚は腰幅程度に開き、両手はラクにして太ももの上に置く。

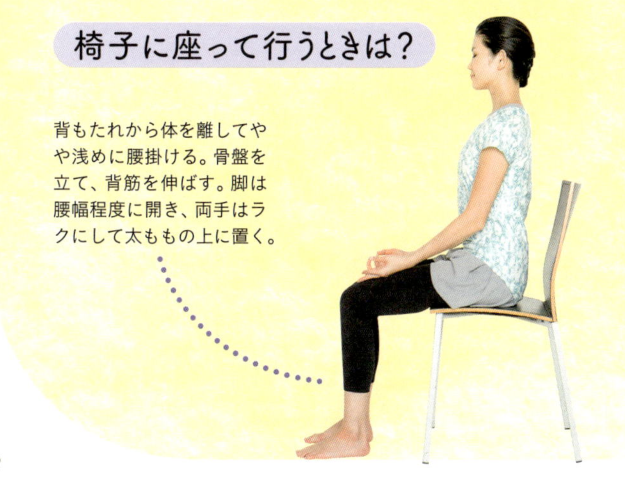

2 呼吸はどうする？

呼吸はゆったりと一定のリズムで行う

呼吸は心の状態を表すといわれ、ヨガでは重要視されています。

普段私たちは、焦ると速くて浅い呼吸になり、反対にリラックスするとゆったりと深い呼吸になりますが、瞑想では「意識的に」ゆったりとした深い呼吸にしていきます。するど、呼吸にそって心が鎮まっていきます。心の状態が「自然に」呼吸を左右する一方で、「意識的に」呼吸を変えることでも、心の状態を変えることができるのです。

そして瞑想するときは、背筋を伸ばして胸を開き、呼吸しやすい姿勢をつくりましょう。そもそも呼吸が浅いという人は、ウォーミングアップ（P.28～）やヨガで呼吸筋をほぐしておくことをおすすめします。

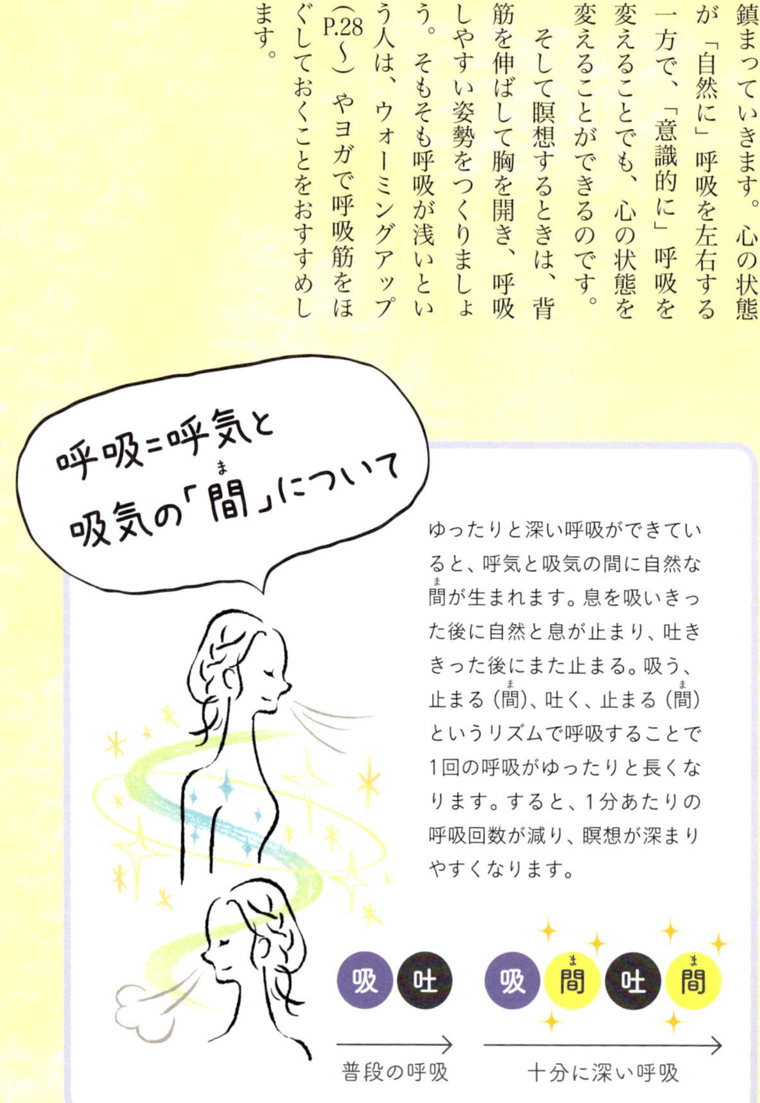

ゆったりと深い呼吸ができていると、呼気と吸気の間に自然な間が生まれます。息を吸いきった後に自然と息が止まり、吐ききった後にまた止まる。吸う、止まる（間）、吐く、止まる（間）というリズムで呼吸することで1回の呼吸がゆったりと長くなります。すると、1分あたりの呼吸回数が減り、瞑想が深まりやすくなります。

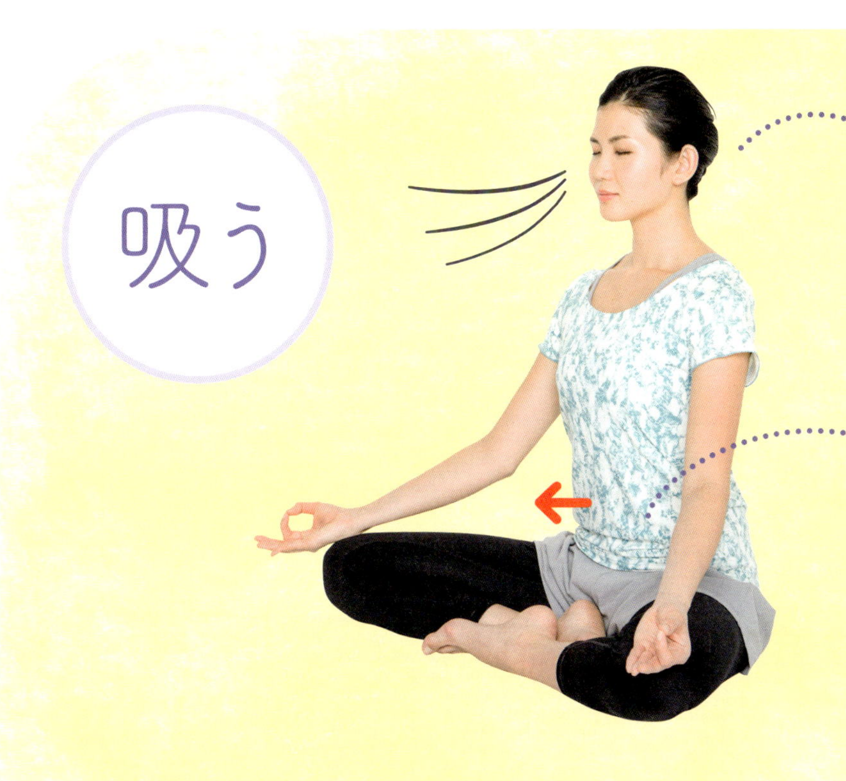

鼻から吸う

鼻から息を吸い込みます。短くひと息に吸うのではなく、細く、長く、ゆったりとしたペースでコントロールしながら吸いましょう。

自然とお腹がふくらむ

吸う息とともに、自然とお腹や胸がふくらむのを感じます。

瞑想の呼吸を身につけよう

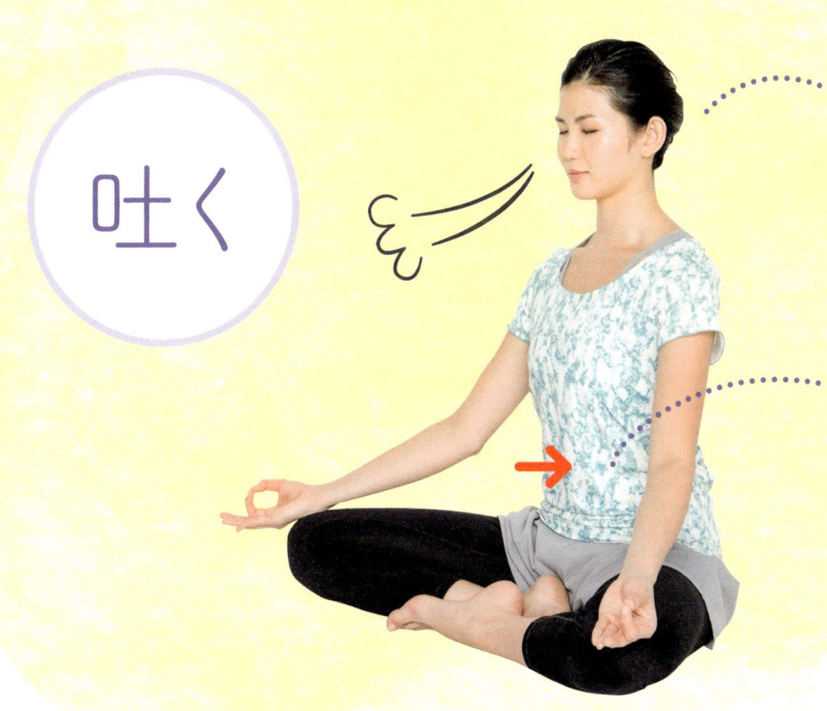

鼻から吐く

鼻から息を吐き出します。短くひと息に吐き出すのではなく、吸うときと同様に細く、長く、ゆったりとしたペースで行いましょう。

お腹が薄くなる

吐く息でおへそが背骨に近づき、お腹が薄くなるイメージで行います。

3 環境はどうする？

心地よいと感じる環境づくりを

私たちの感情は、その場がもつ空気にも影響されます。たとえばきちんと設えられたホテルにいると気分がよくなりますし、反対に散らかった部屋にいると、心も雑然とした状態になります。瞑想する空間はなるべく落ち着いて座っていられるように、自分が心地よく感じられる状態に整えましょう。

座ったときに視界に入る範囲は片づけておく、座り心地のよいラグやクッションを用意するのもよいアイデアです。アロマオイルやお香をたいたり、天気がよい日なら窓を開けて自然の風を感じるのもよい気分を引き寄せます。携帯電話はあらかじめサイレントモードにするか電源を切り、瞑想を妨げるものがない状態にしておきましょう。

体を温めるとよりリラックスできる

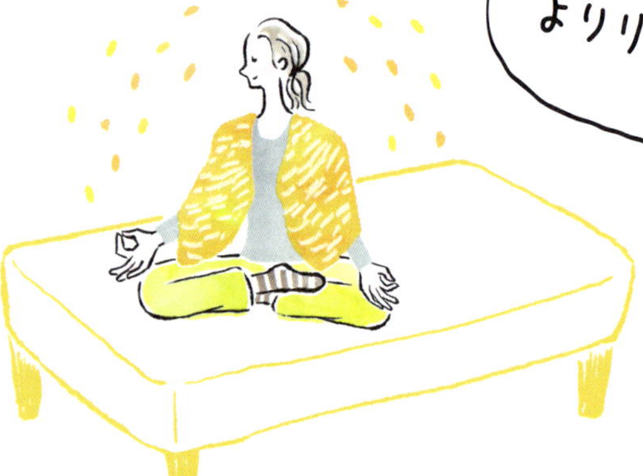

人は温かいと筋肉がゆるんでリラックスします。じっと座っていると体が冷えるため、あらかじめ靴下を履いておく、体にブランケットをかけておくなどもおすすめ。空調を使って快適な室温を保ちましょう。また、ヨガで内側から体を温めると、より快適な瞑想に。内外から体が温まるホットヨガも瞑想と好相性です。

瞑想の習慣化スイッチをつくるコツ

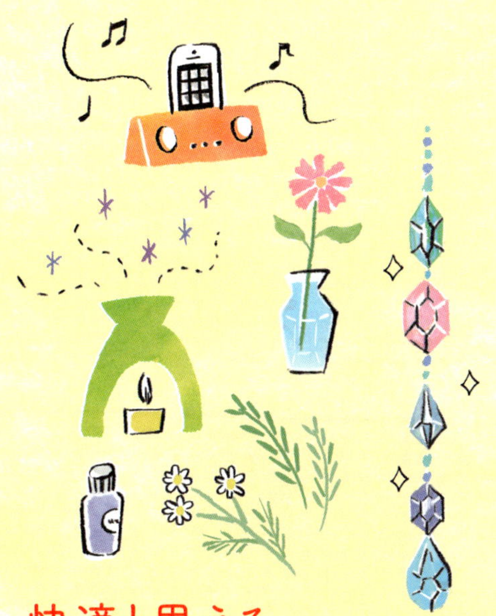

心地よい場所を決める

自宅でくつろぐとき、自然と定位置ができるように、瞑想をするときも、そこにいると居心地がよい、安心できる場所を選んで座りましょう。窓の近くでやわらかい風や日差しを感じるのもよいでしょう。

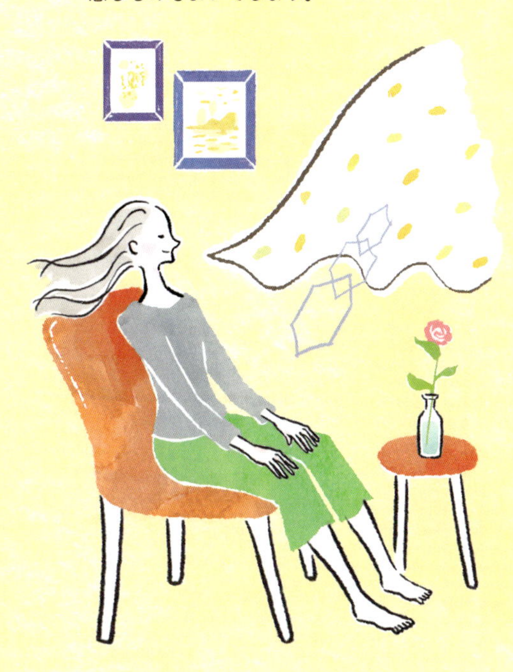

快適と思えるアイテムを使う

瞑想は苦行ではありません。快適でいられるようにお尻の下に座布団を敷いたり、アロマオイルやお香をたいたりと、いろいろなアイテムを活用しましょう。間接照明にして明かりのトーンを落とすこともおすすめです。

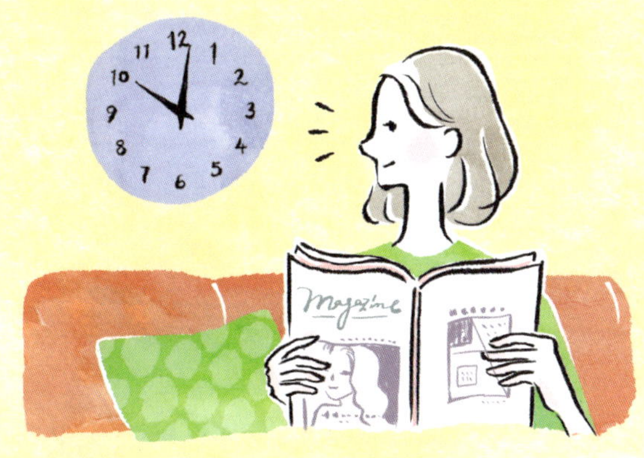

同じ場所、同じ時間に瞑想する

瞑想が習慣化するまでは毎日同じ時間に、同じ場所で行いましょう。12時＝お昼の時間のように、瞑想の時間を決めておくとその時間になればスイッチが自然と入ります。慣れてくればいつでもどこでも瞑想できるようになります。

さあ、

瞑想を始めよう！

ヨガの瞑想は、定めた対象に「意識を向ける」のが基本的なやり方。
まずはもっとも身近な、呼吸に意識を向ける「呼吸瞑想」に挑戦してみましょう。

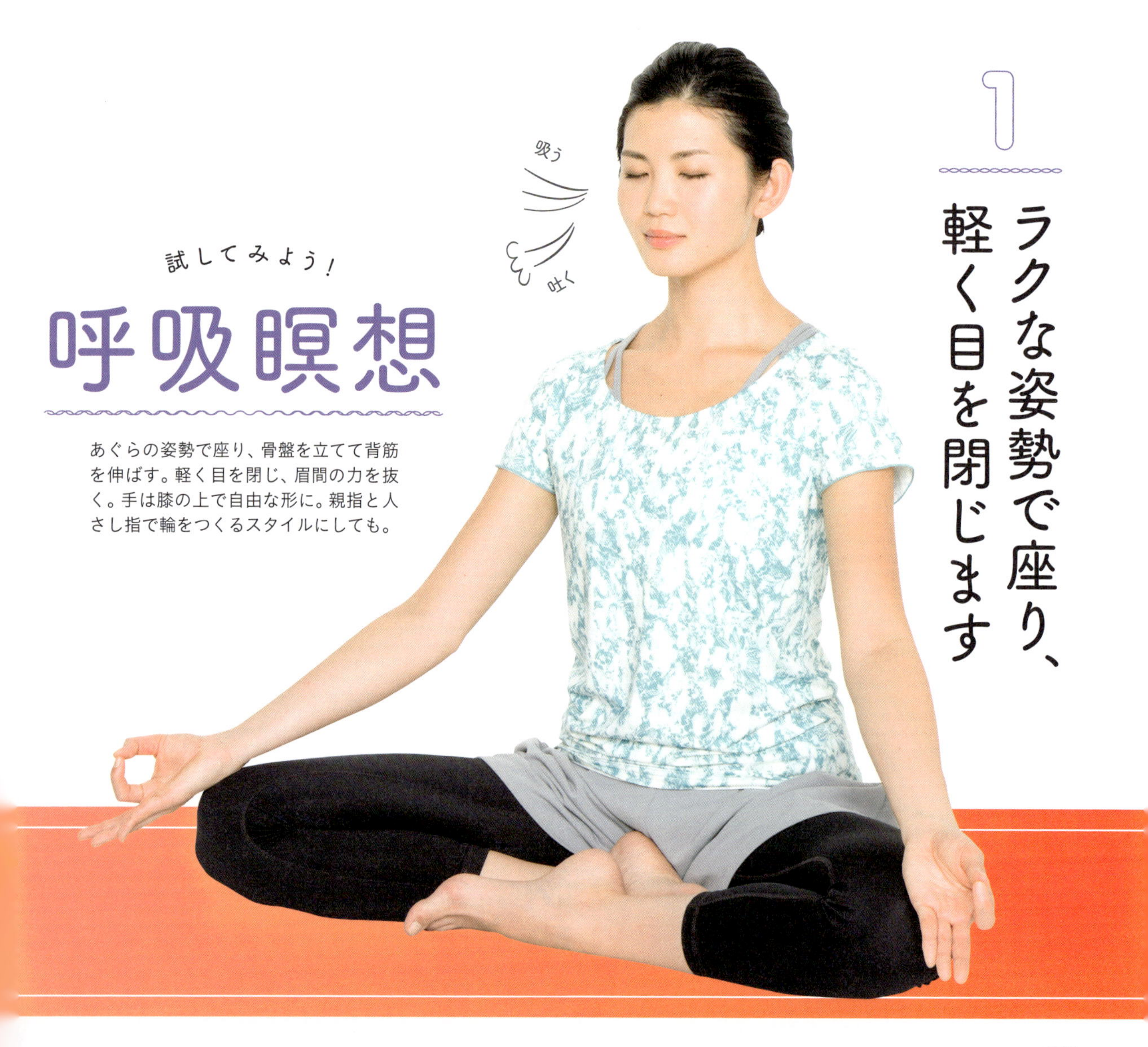

試してみよう！

呼吸瞑想

あぐらの姿勢で座り、骨盤を立てて背筋を伸ばす。軽く目を閉じ、眉間の力を抜く。手は膝の上で自由な形に。親指と人さし指で輪をつくるスタイルにしても。

1 ラクな姿勢で座り、軽く目を閉じます

2
呼吸に意識を向けます

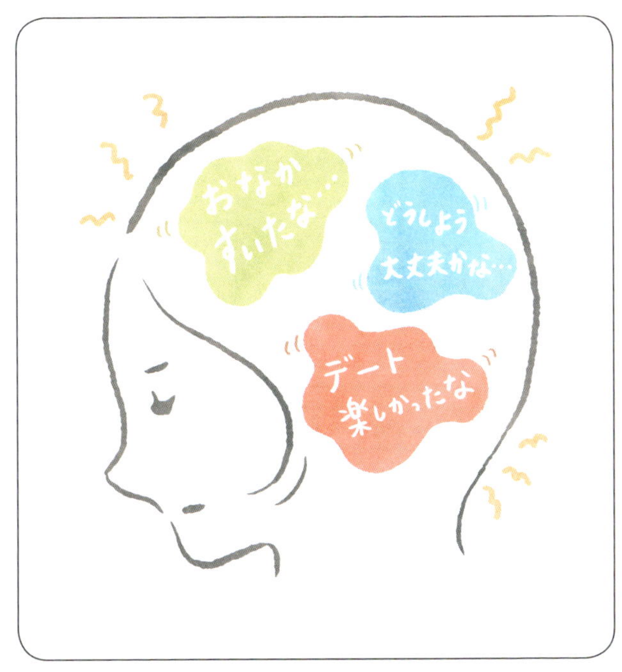

考えごとが浮かんできたら、まず、そのことに気づきます。

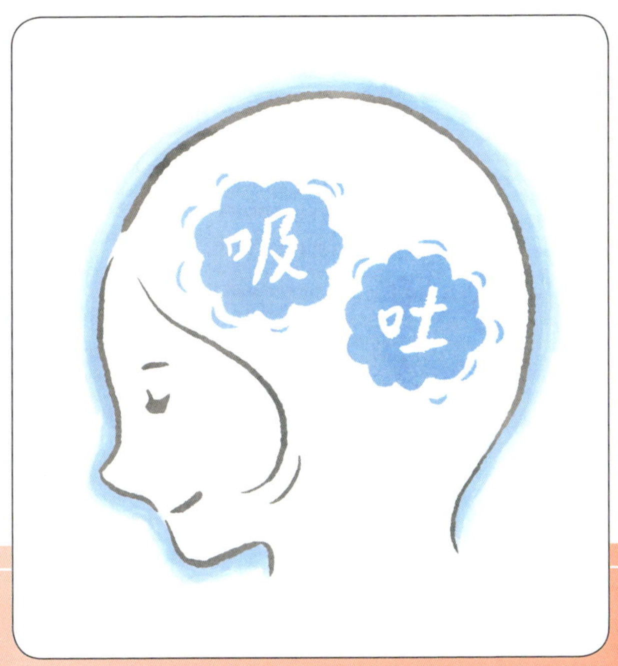

考えごとにフォーカスせず、呼吸に意識を戻しましょう。再び考えごとをし始めたとしても、「それに気づいて→戻す」を繰り返します。

瞑想のプチアイデア

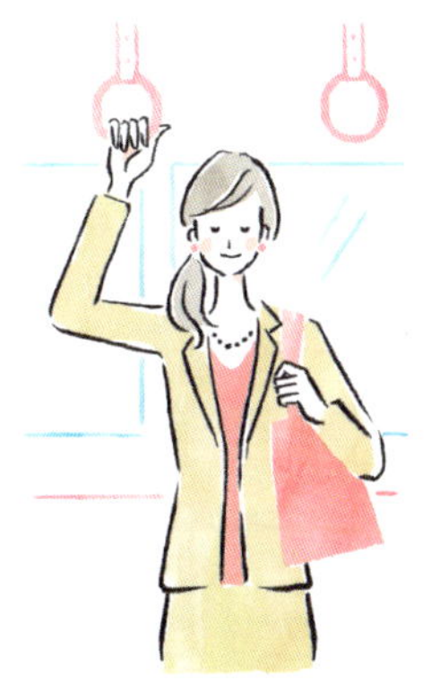

瞑想を行う場所に決まりはないので、通勤中の電車の中で行ってもOK。

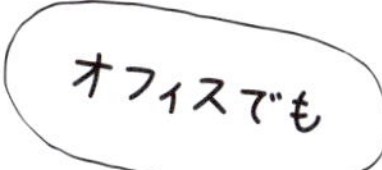

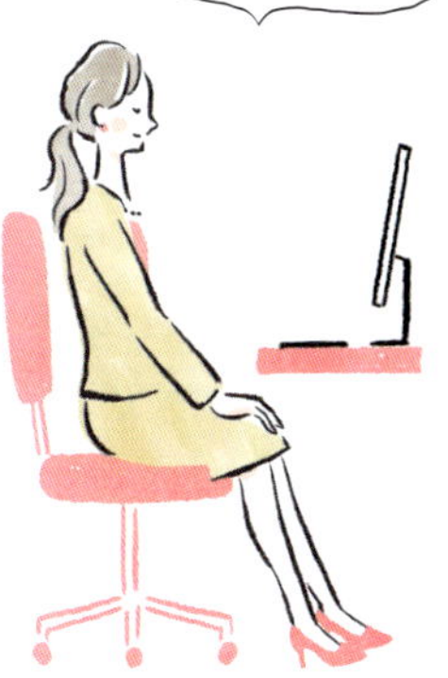

仕事中の「ちょっと休憩」という時間に、椅子に座ったまま行ってもよいでしょう。

これも試したい！

イメージ瞑想

好きなこと、もの、人を思い浮かべる瞑想

好きな
花

好きな
食べ物

好きな
景色

好きな
人

好きな
イラストや
写真

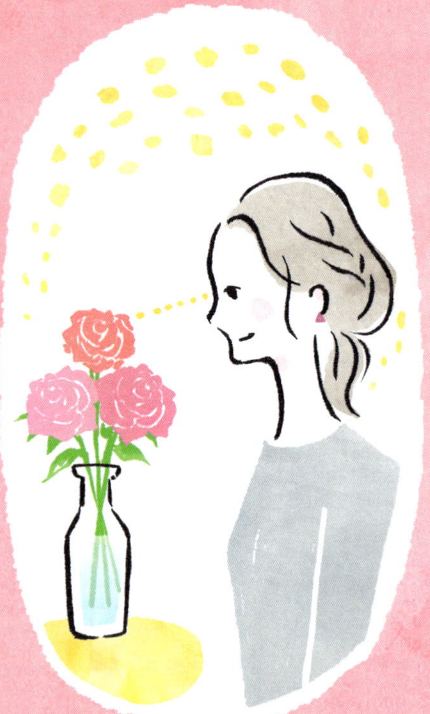

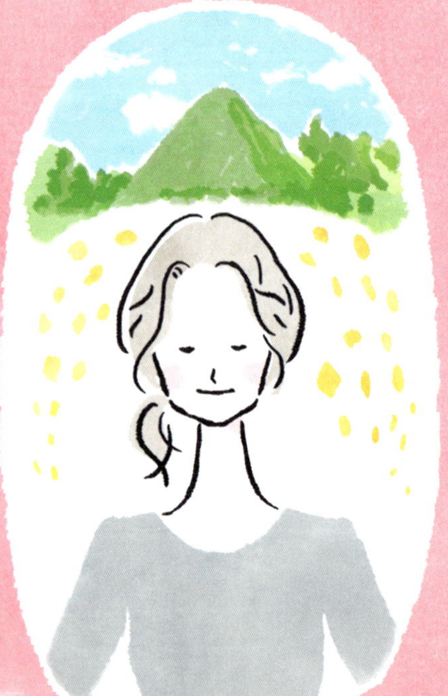

自分の好きなイメージに意識を集中し続ける

呼吸の代わりにイメージを用い、それに集中する瞑想法が「イメージ瞑想」です。対象は花や景色、人など、自分が「好きだな」と感じるものならなんでも構いません。好きなものを思い浮かべると、それだけで気持ちが温かくなり、リラックスできます。

頭でイメージするのが難しいという人は、対象を実際に目の前に置いて、それを見続けるやり方でもOKです。

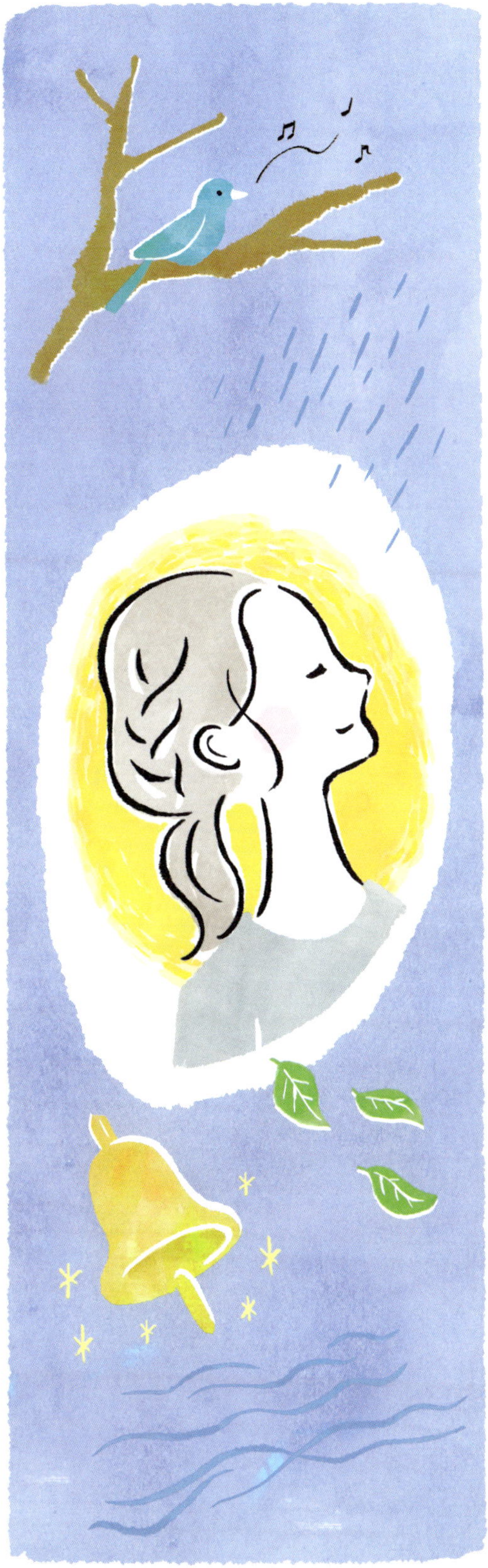

これも試したい！

音瞑想

「聞こえる音」に
意識を向ける

鳥のさえずり

その場で聞こえる音

波の音

鐘などメロディーのない音

雨の音

聞こえてくる音に意識をフォーカスする

「音瞑想」は、聞こえてくる音に意識を向ける瞑想です。座ったら目を閉じ、聞こえてくる音に耳を傾けます。音は鳥のさえずりや波の音といった環境音や鐘の音などメロディーがないものを選びましょう。特にそういった音源がない場合は周囲から聞こえてくる音にただ意識を向けるというやり方もあります。公園など自然のある場所に出向いて行うのも楽しいでしょう。

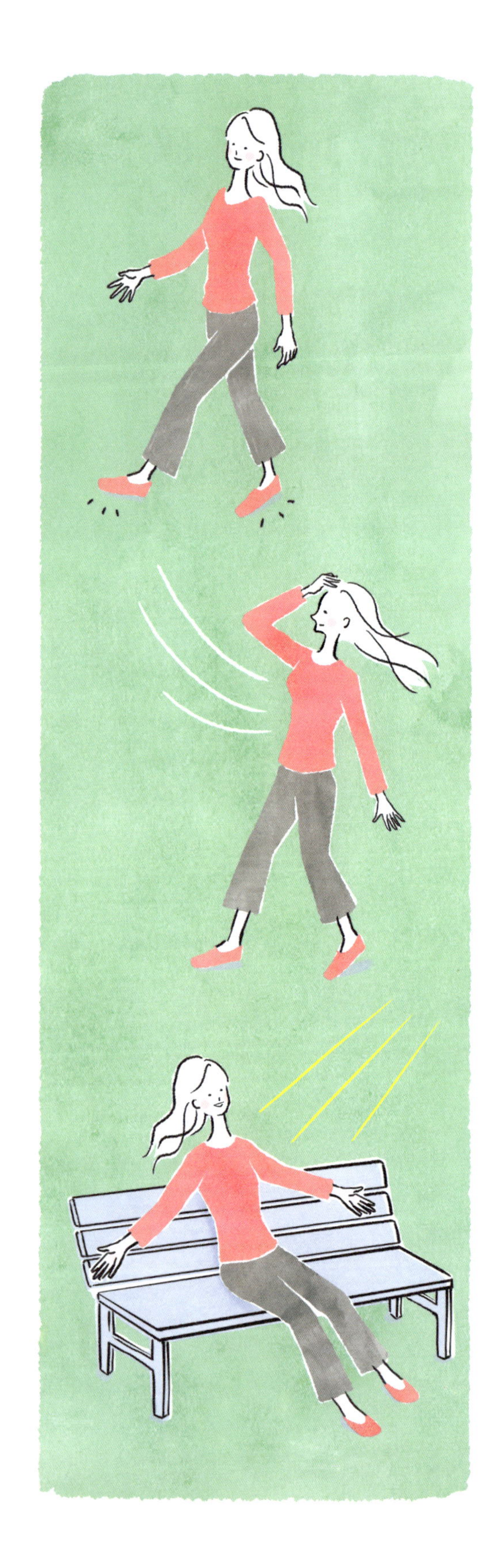

これも試したい！

今を感じる瞑想

「今、起きていること」
に意識を向ける

足裏で地面を感じる

心臓の鼓動を感じる

肌にあたる風を感じる

太陽の光を感じる

「今、この瞬間」を体の内外から感じる瞑想法

「今、起きていること」に意識を向けて、つぶさに観察していく瞑想法です。たとえば、歩いているときの足裏の感覚、心臓の鼓動など自分の体に起こっていることや、流れる風、太陽の光など外で起こっていることから「今、この瞬間」を感じましょう。丁寧に意識を向けて感じることが大切です。いつでもどこでも、わずかな時間にもできる瞑想法です。

瞑想で夢がかなうの？

★★★

瞑想はときに人生の飛躍的な変化にもつながります。
それは瞑想によって本来の自分が姿を現すからなのです。

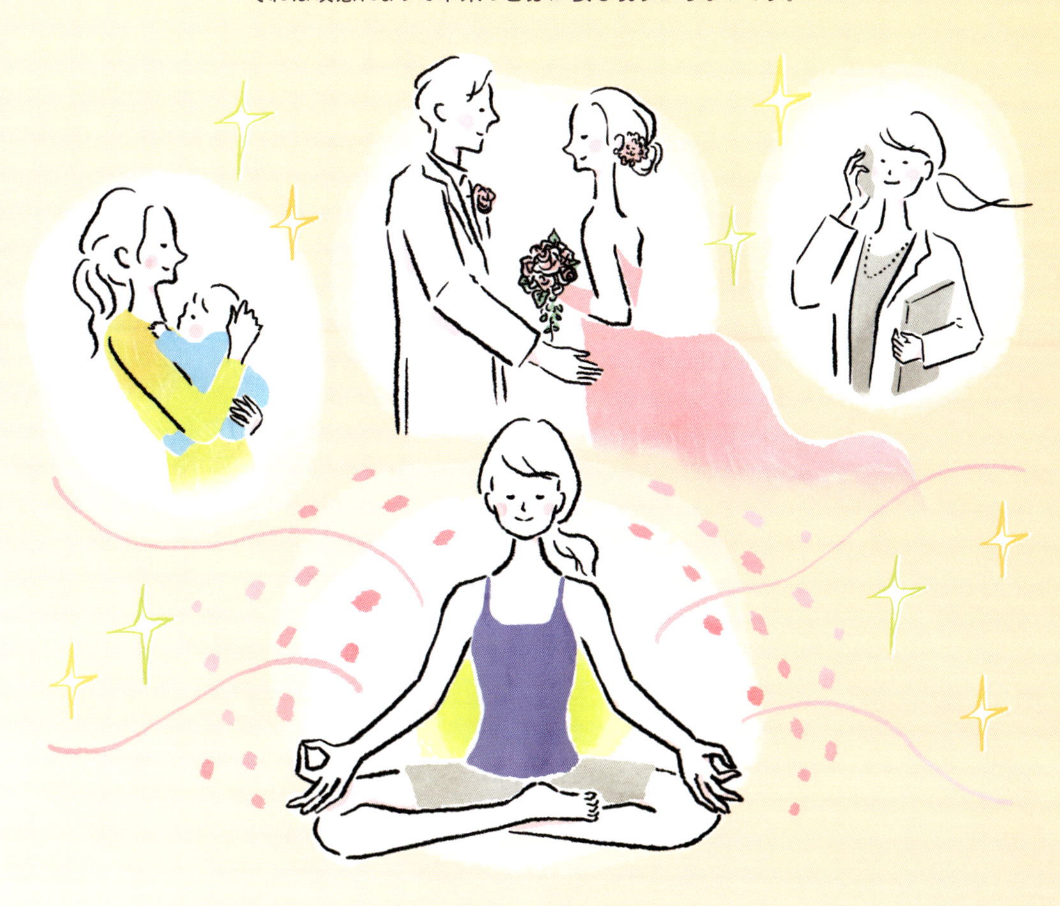

夢がいつまでたってもかなわない理由、それは、「いつもの思考のクセ」が足を引っ張るからです。「私にできるはずがない」「誰かに笑われたらどうしよう」など、自分にダメ出しをしていては、かなうはずの夢もかなえられません。

瞑想を繰り返し行うと、日常において、いつもの思考のクセから離れて、冷静に自分の感情を見つめることができます。

さらにそれをよく観察すると、案外その思考や感情が自分から湧き出たものではなく、誰かの発言や親の影響、育った環境によって与えられた価値観からきているものもあることに気づくことができます。

瞑想で感じた本来の自分の声を聞いてみましょう。本当にやりたいこと、本当に望んでいることが自ずとわかるようになり、悩みや不安、後悔などに飲み込まれることなく、自分の芯ができてくるのです。

自分の土台がしっかりすれば、あとは夢に向かってジャンプするだけ。夢や願いを実現するパワフルな意志、行動力につながっていくことでしょう。

瞑想がうまくできないときはどうしたらよい?

瞑想を邪魔する大きな要因である雑念や眠気、体の痛みなどへの対処法を紹介します。

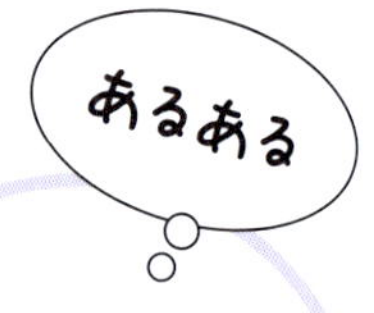

瞑想を邪魔する
3大要素

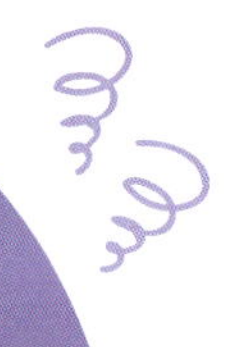

考えごと

瞑想しようと目を閉じたそばから、次々に湧いてくる思考。「夕飯は何にしようかな」「明日の準備したっけ?」など独り言で頭がいっぱい。心穏やかになれません!

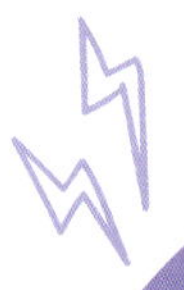

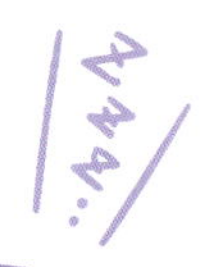

痛み

長時間座っていると股関節や腰、肩などに痛みが出てくることもよくあります。慣れない姿勢で足がしびれることも。そんなとき、どうしたらよいのかがわかりません。

眠気

静かに座っていると襲ってくるのが眠気。頭が揺れ始めてハッと我に返るも、気づけばまたウトウト。とにかく眠気を我慢して続けるべきなのでしょうか。

第5章

瞑想入門

瞑想がうまくできないとき

考えごとが出てきたら？

あれ
これ
あれ
考えごとが出てきた！
呼吸に意識を戻す
やっぱり…
あのとき…
私って…
でも…
やっぱり…
そうだ！

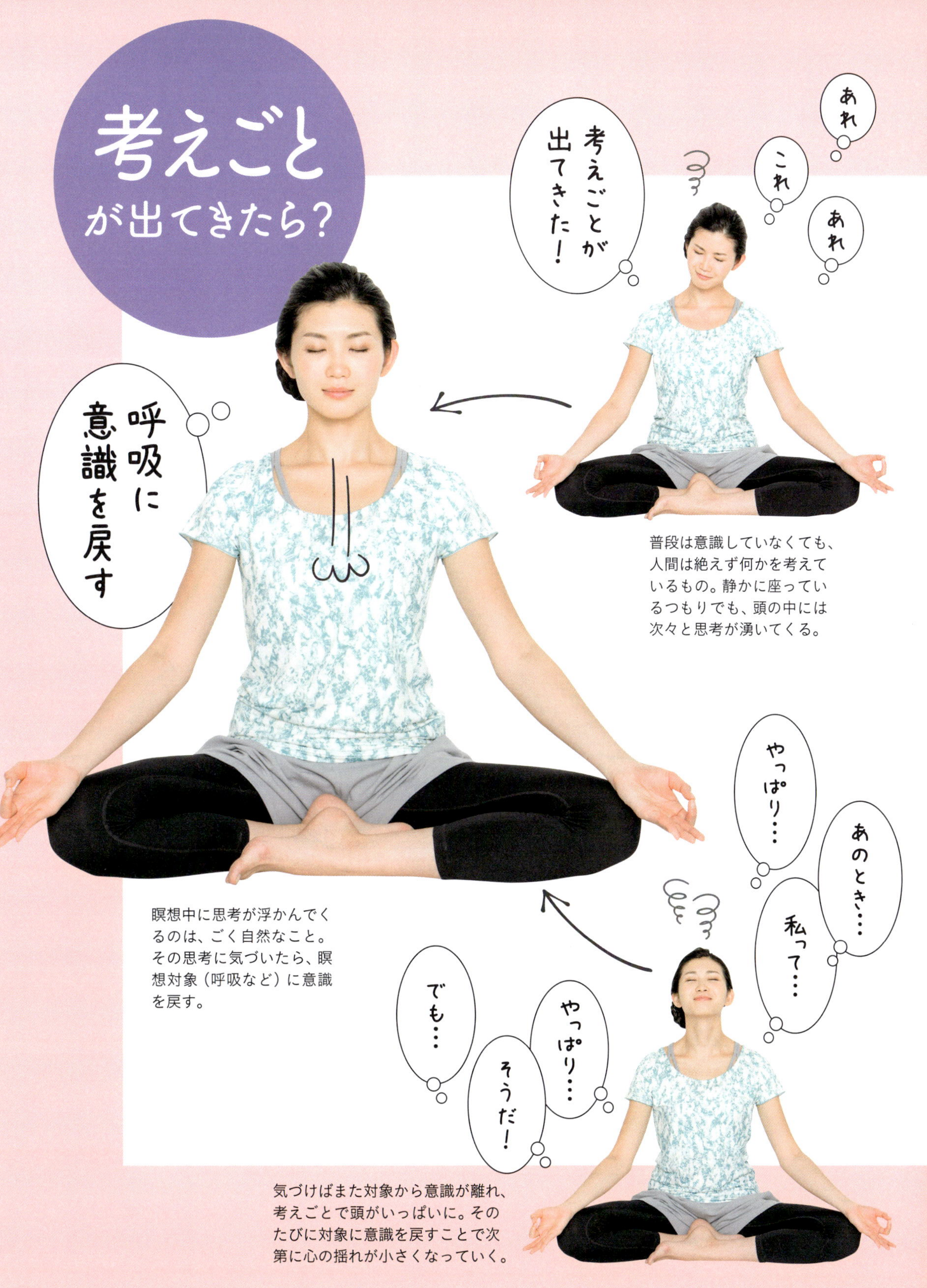

普段は意識していなくても、人間は絶えず何かを考えているもの。静かに座っているつもりでも、頭の中には次々と思考が湧いてくる。

瞑想中に思考が浮かんでくるのは、ごく自然なこと。その思考に気づいたら、瞑想対象（呼吸など）に意識を戻す。

気づけばまた対象から意識が離れ、考えごとで頭がいっぱいに。そのたびに対象に意識を戻すことで次第に心の揺れが小さくなっていく。

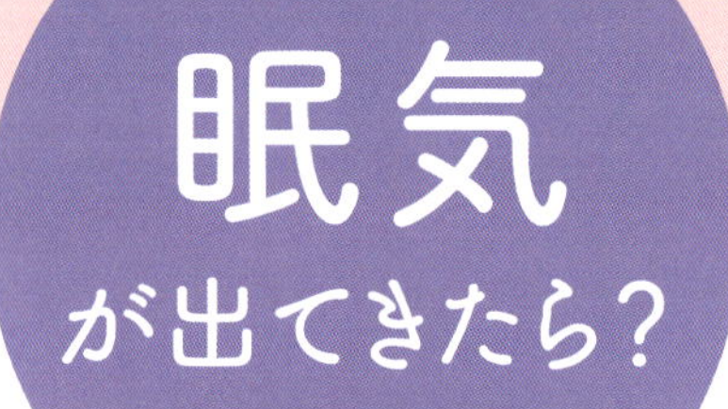

眠くなってきた

そのまま眠ってしまう前に

じっとしているとそれだけで眠くなるもの。親から「目を閉じたら眠くなる」と寝かしつけられていた人はそう思い込んでいる場合も。

【眠気の応急処置】

背筋を伸ばし直す

深呼吸する

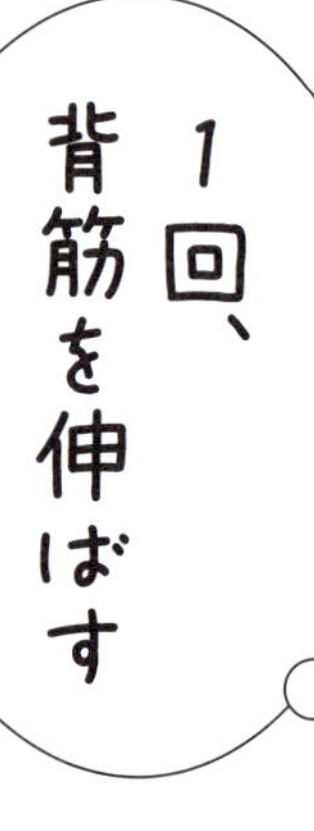

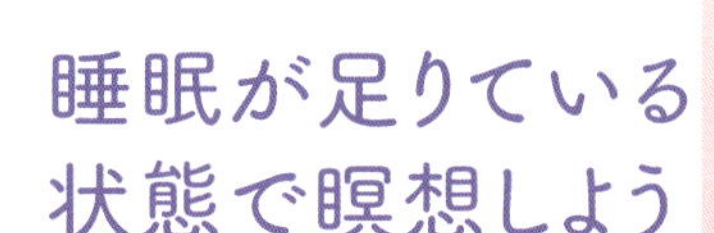

そもそも睡眠不足では眠くなるのは避けられません。普段から十分な睡眠を取るように心がけましょう。それが難しい場合は、朝起きてすぐか、20分程度の仮眠を取ったあとに瞑想をしてみましょう。

今後の課題

生活の質を見直そう

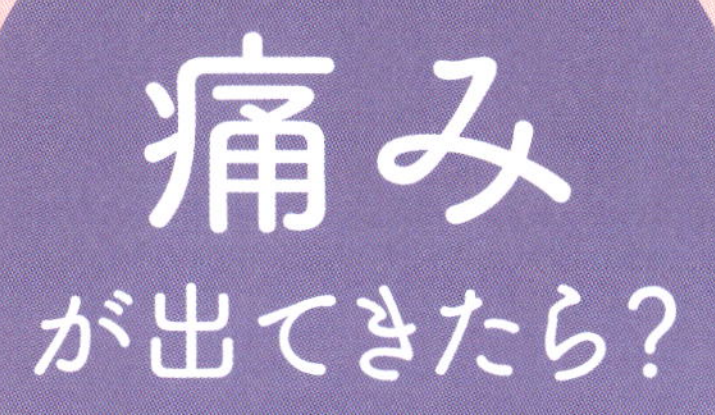

腰に痛みが出てきて、気になり始めた…

やりすごせないときは

心が動かないようにそっと痛いところを動かす

体に痛みが出ると、そこを動かしたい衝動にかられますが、動かす前に呼吸に意識を戻し、そっとやりすごすことにチャレンジしてみましょう。

【痛みの応急処置】

呼吸に意識を戻し、やりすごす

痛い場所をそっと動かす

今後の課題

瞑想の前にヨガで体をほぐそう！

痛み別おすすめヨガポーズ＆対処法は、次のページへ

瞑想中に痛みが出たら…

やっておきたい ポーズと対処法

瞑想中に体が痛くなる人は、ヨガのポーズで体をほぐしましょう。

肩 が痛い人

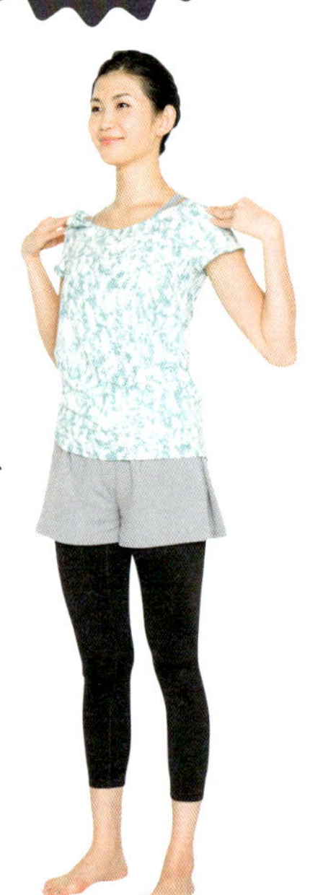

肩回し

(ウォーミングアップ)

▶ P.33

脚を腰幅に開いて立つ。両手を肩に当て、前回し、後ろ回しを各5回行う。肩甲骨から動かすように意識しよう。

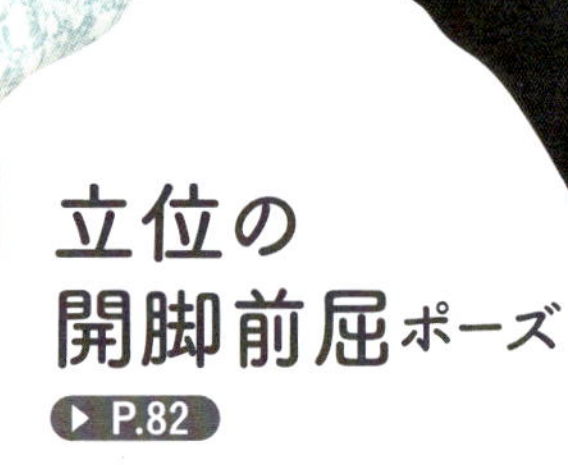

立位の開脚前屈ポーズ

▶ P.82

脚を開いて立ち、両手をお尻の後ろで組む。息を吸って胸を開き、吐きながら手を体から離して前屈し、5呼吸キープ。

股関節 が痛い人

がっせきのポーズ

▶ P.24

足裏を合わせて座り、足先を両手で包む。骨盤を立てて背筋を伸ばし、視線は正面へ。膝は左右に開く。

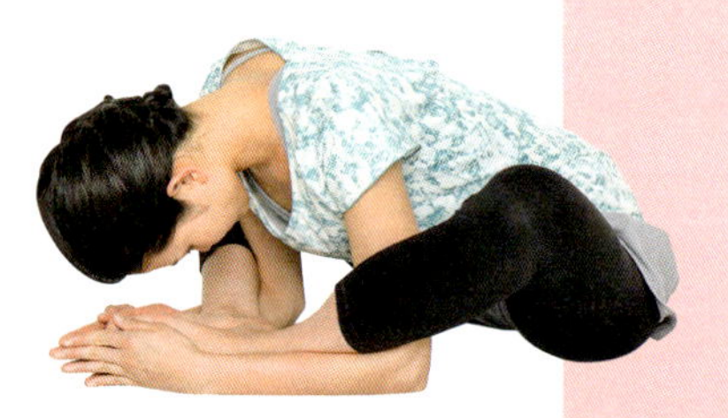

真珠貝のポーズ

▶ P.90

両手を脚の下から通して足の甲を包む。息を吐きながら上体を前に倒し、5呼吸キープ。息を吸いながら起き上がる。

背中～腰が痛い人

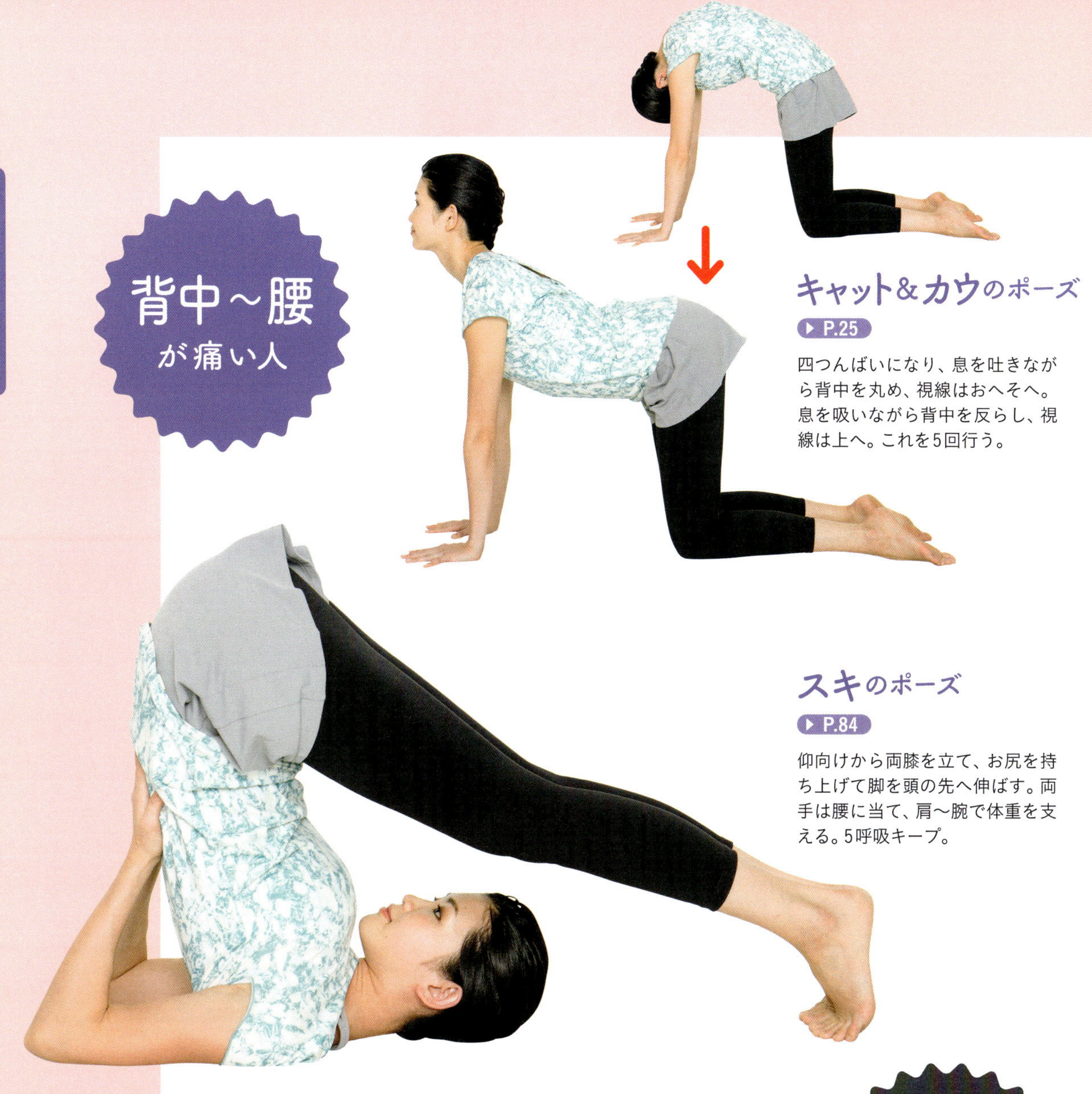

キャット&カウのポーズ

▶ P.25

四つんばいになり、息を吐きながら背中を丸め、視線はおへそへ。息を吸いながら背中を反らし、視線は上へ。これを5回行う。

スキのポーズ

▶ P.84

仰向けから両膝を立て、お尻を持ち上げて脚を頭の先へ伸ばす。両手は腰に当て、肩～腕で体重を支える。5呼吸キープ。

お尻が痛い人

タオルを敷く

あらかじめお尻の下にたたんだバスタオルやクッションなどを入れてお尻の位置を高くしておこう。お尻の痛みの緩和だけでなく、姿勢の安定にもつながる。

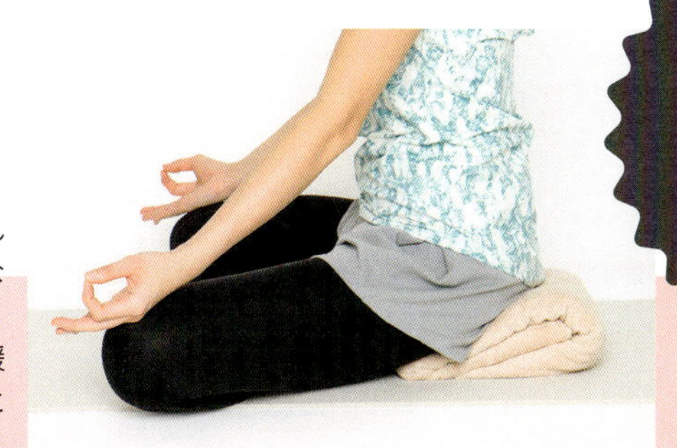

瞑想をサポートしてくれる

プレ瞑想とは?

瞑想の準備にもなり、瞑想の質向上にもつながる「プレ瞑想」をご紹介。

1 瞑想の土台をつくる

瞑想をしていてもソワソワして落ち着かない……というときにはプレ瞑想を5つ以上取り入れてみましょう。普段の何気ない行動を変えることや、プレ瞑想を意識的に行うことで、心に変化が生まれ、瞑想をするための準備ができます。

2 瞑想の質を高める

集中できる日もあれば、うまくいかない日もある……という人は、プレ瞑想を10個以上取り入れることをおすすめします。よい習慣を増やすことで、日常でも穏やかで丁寧な自分でいられる時間が増え、それが瞑想の質向上につながります。

3 瞑想の習慣化を助ける

瞑想をしたことはあるけれど、なかなか習慣化まではいかない……という人にも効果が期待できるのがプレ瞑想のよいところ。15個以上を目標に生活に根づかせていきましょう。手軽にできるプレ瞑想が習慣になれば、瞑想の習慣化もすぐそこです。

普段の生活を整えて瞑想の土台をつくる

瞑想をしたいのに、思い通りにできなかった……ということはよくある話。そんなときは瞑想からいったん離れ、「プレ瞑想」を始めてみるのがおすすめです。

プレ瞑想とは、瞑想をしやすくするために日常でできるちょっとしたアクションです。「階段を使う」「朝、窓を開けて換気する」「ふとしたときに呼吸を感じる」など、生活の中で無理なくできるシンプルなことばかりですが、積み重ねていくと、気持ちが晴れて、前向きなマインドに変わります。

すでに瞑想ができている人にも、より集中力が増す効果が期待できます。

プレ瞑想を日常に取り入れ、繰り返し行っていくと、瞑想の習慣化も容易になります。

できる項目を
増やしていこう！

プレ瞑想リスト

毎日の生活で実践してみて、できた項目をチェックしていきましょう。

- □ 1 朝、同じ時間に起きる（連続3日以上）
- □ 2 階段を使う
- □ 3 玄関を掃除する
- □ 4 トイレを掃除する
- □ 5 スキップする
- □ 6 絵を描く
- □ 7 お風呂に塩を入れて入浴する
- □ 8 花を飾る
- □ 9 砂糖を控える（1日）
- □ 10 ひと口30回噛んで食べる
- □ 11 フルーツを食べる
- □ 12 お腹を温めるorさする
- □ 13 心を込めてお辞儀をする
- □ 14 家の中のものを3つ捨てる
- □ 15 心を込めて「いただきます」を言う
- □ 16 タオルの端をピタッと揃えてたたむ
- □ 17 歌を歌う
- □ 18 首のこりをほぐす
- □ 19 朝、窓を開けて換気する
- □ 20 口笛を吹く
- □ 21 間接照明で過ごす時間をとる
- □ 22 テレビを消す
- □ 23 スマートフォンを見ない時間を意図的につくる
- □ 24 鏡を磨く
- □ 25 お会計時に「ありがとう」を言う
- □ 26 空を見上げる
- □ 27 行ったことのない場所に行く
- □ 28 自然のあるところへ行く
- □ 29 朝、白湯を飲む
- □ 30 歩きながら呼吸を感じる
- □ 31 愛想笑いをやめる
- □ 32 人をほめる
- □ 33 イラッとした瞬間、深呼吸する

キラキラした人生に導く!

プレ瞑想的1日の過ごし方

START
朝、白湯を飲む
ふーっ
あちっ
歩きながら呼吸を感じる
吸って
吐いて
階段を使う
あとちょっと!
愛想笑いをやめる
…
あれさー
ヤバイよな~

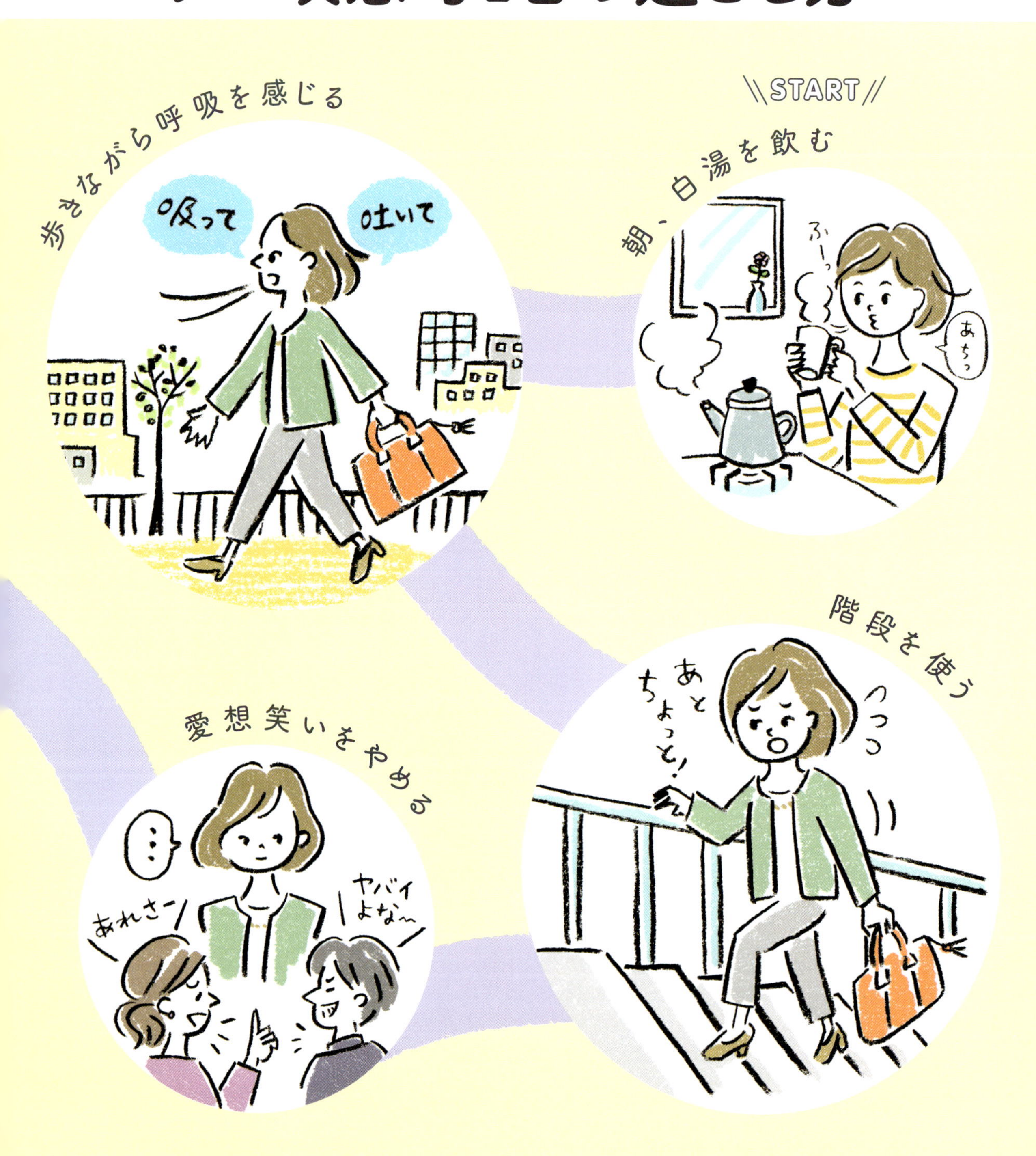

「自分によいこと」の積み重ねが瞑想に通じる

プレ瞑想はちょっとした心がけでできることばかりですが、そこには絶大な効果があります。

心と体によいことをしている実感は自信を与え、自己肯定感を高めてくれます。すると気持ちが前向きになり、心に余裕が生まれます。

プレ瞑想の項目からできそうなものを選んで、今日から始めてみましょう。さっそく自然と「瞑想したい」と思えるような気持ちを育てます。

イラッとした瞬間、深呼吸する
おっと…
イラッ
すーっ
人をほめる
プレゼンすばらしかったです!!
ありがとう！
スマホを見ない時間を意図的につくる
し〜ん
GOAL
プレ瞑想完了！
心にゆとりが生まれて毎日が楽しくなってきた！

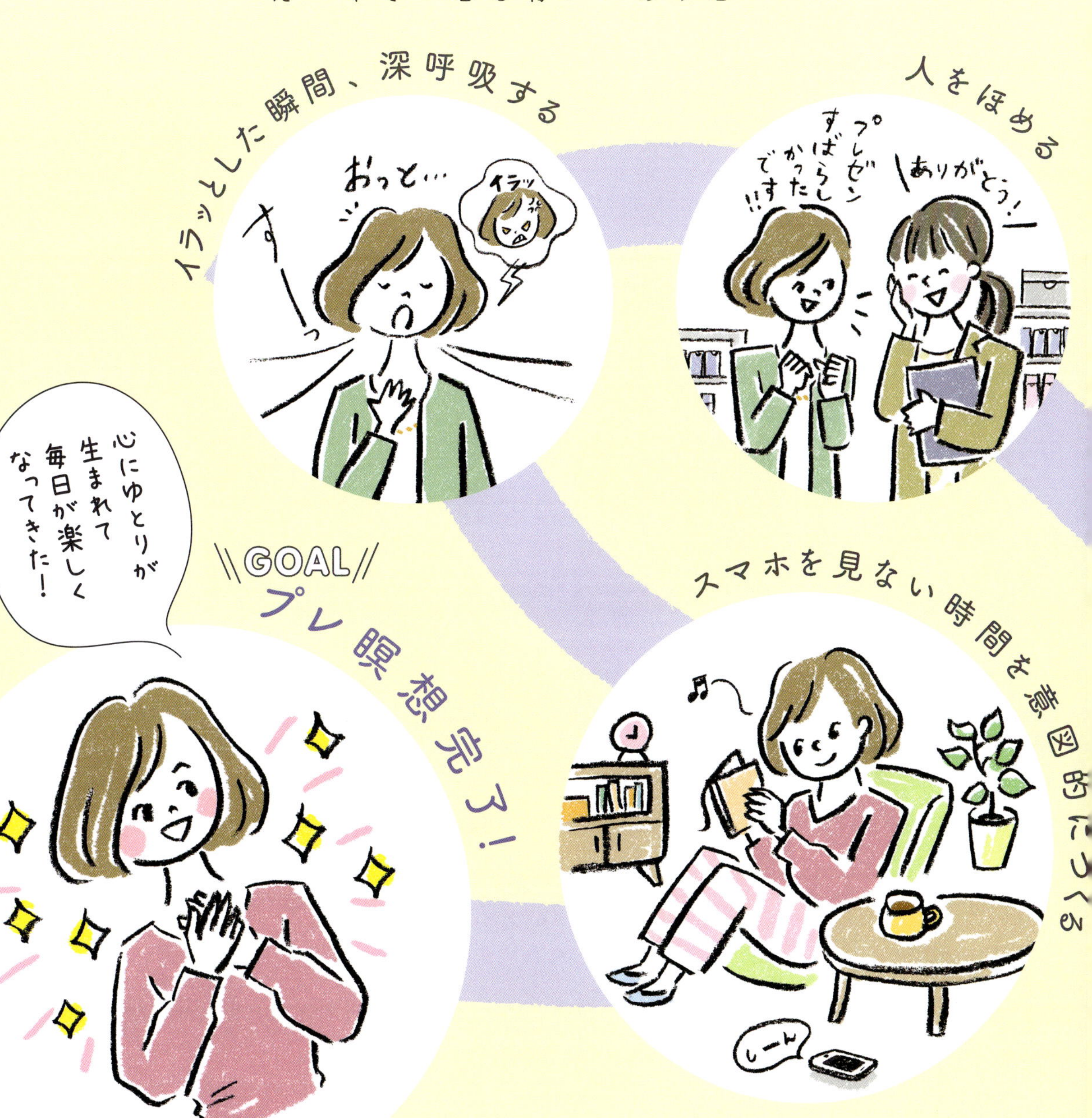

Yogaポーズ INDEX

本書で登場するヨガのポーズや
基本姿勢を紹介します。

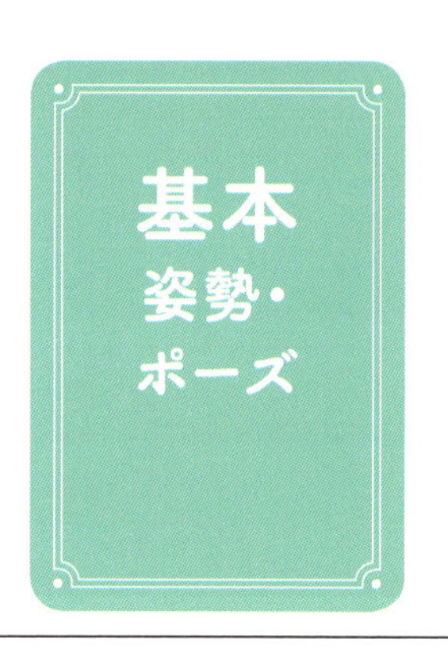

基本姿勢・ポーズ

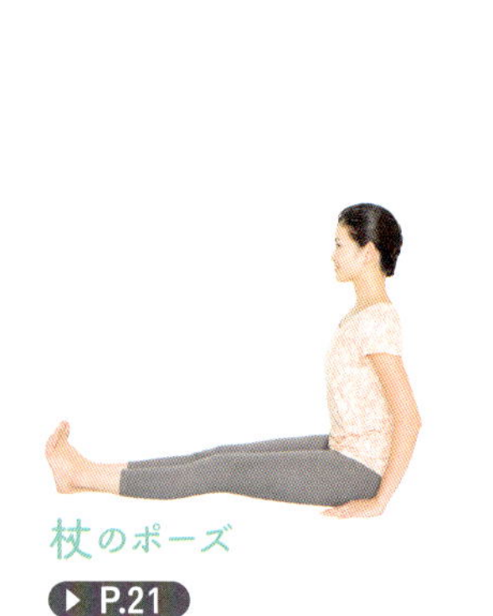

杖のポーズ
▶ P.21

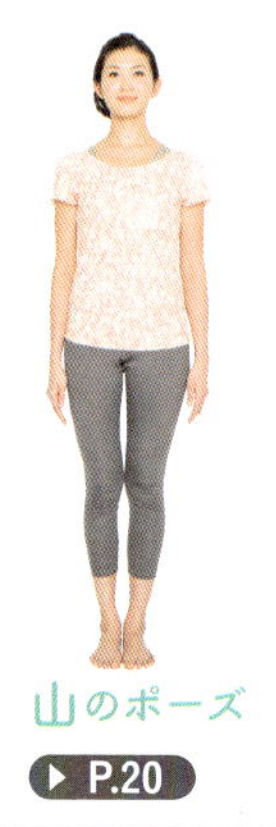

山のポーズ
▶ P.20

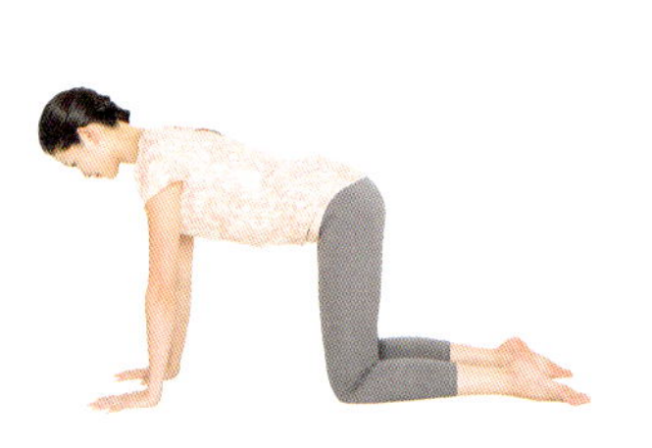

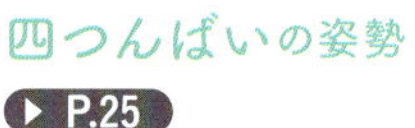

四つんばいの姿勢
▶ P.25

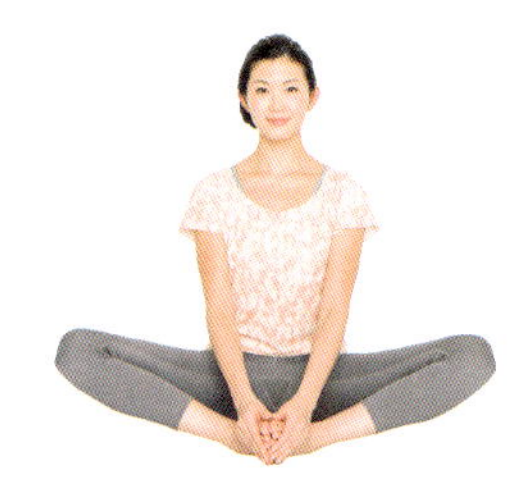

がっせきのポーズ
▶ P.24

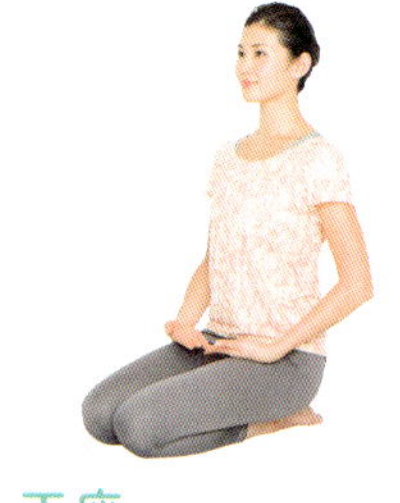

正座
▶ P.23

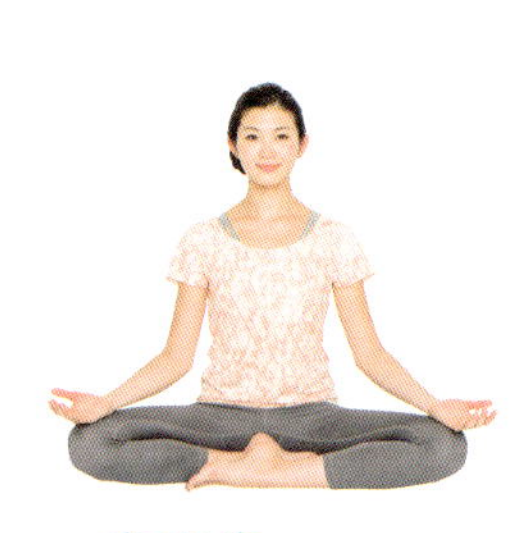

安楽座
▶ P.22

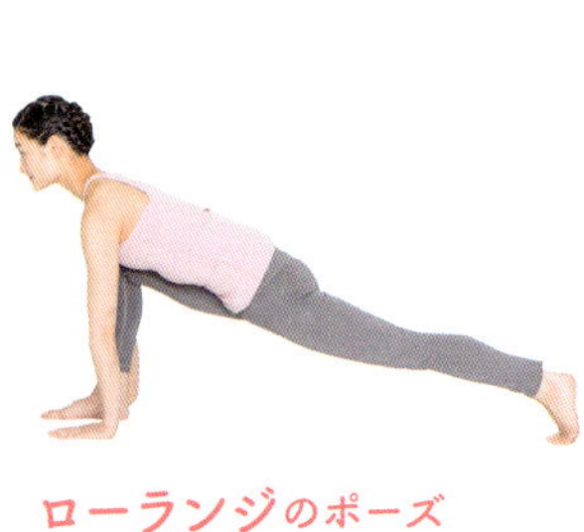

ローランジのポーズ
▶ P.41

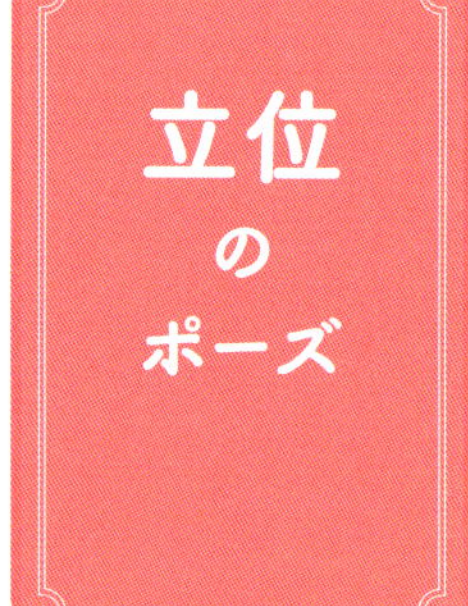

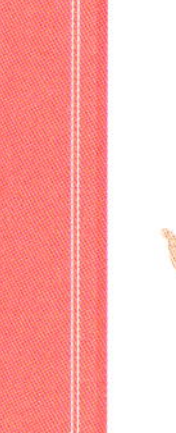

立位のポーズ

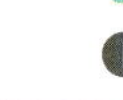

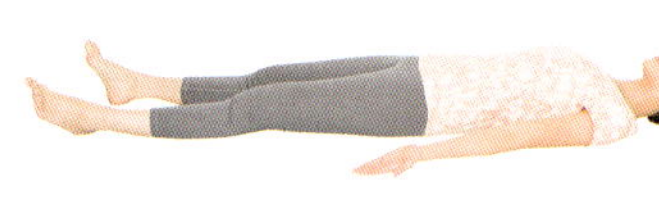

しかばねのポーズ
▶ P.27

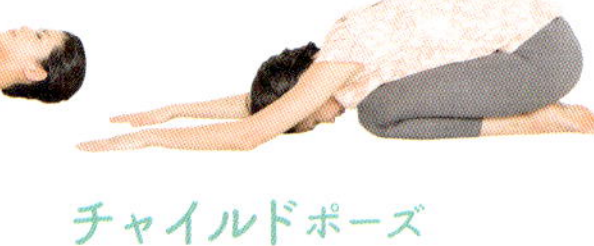

チャイルドポーズ
▶ P.26

イスのポーズ
▶ P.68 ▶ P.142

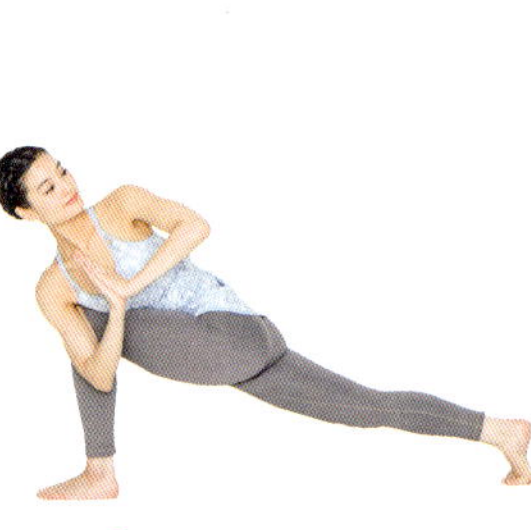

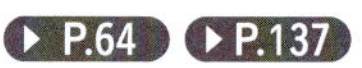

プレイヤーズツイストのポーズ
▶ P.64 ▶ P.137

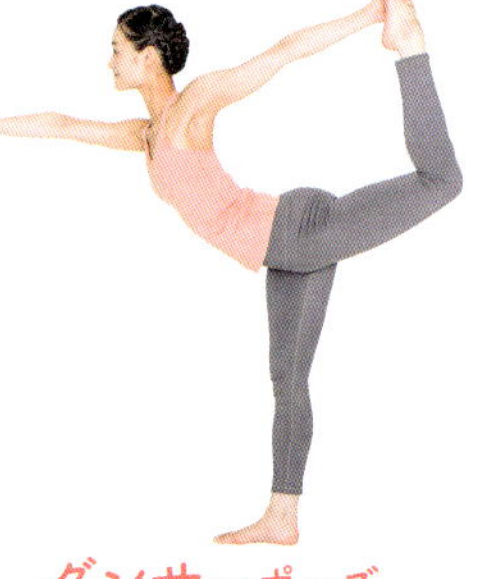

ダンサーポーズ
▶ P.53 ▶ P.118

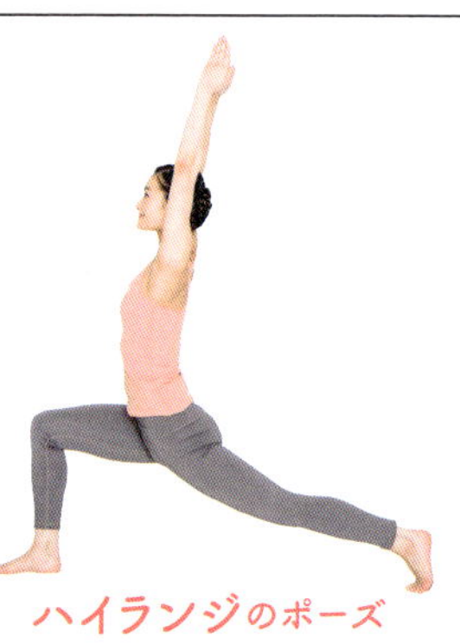

ハイランジのポーズ
▶ P.52

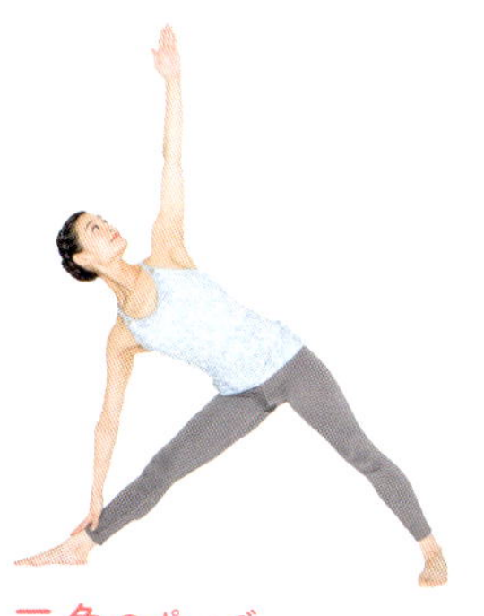

三角のポーズ

▶P.98 ▶P.150

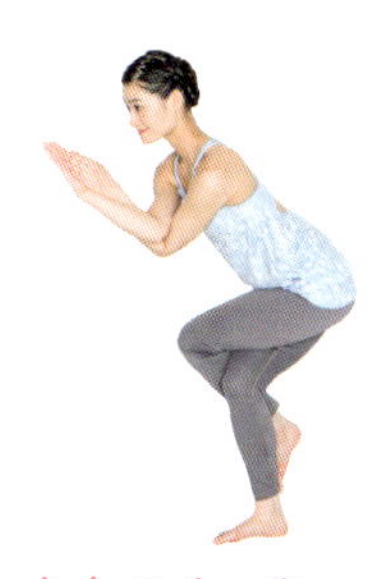

わしのポーズ

▶P.96

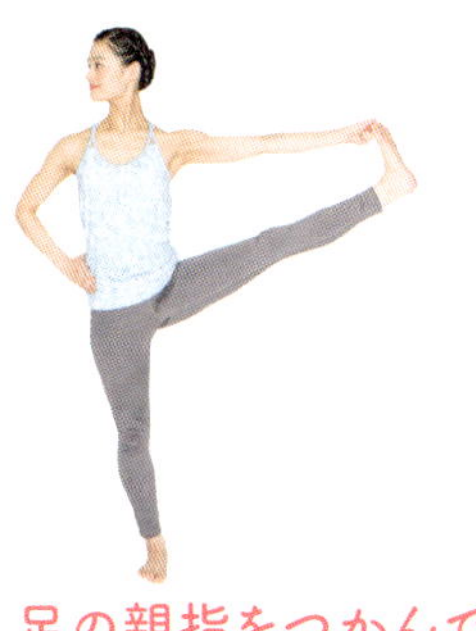

足の親指をつかんで伸ばすポーズ

▶P.88

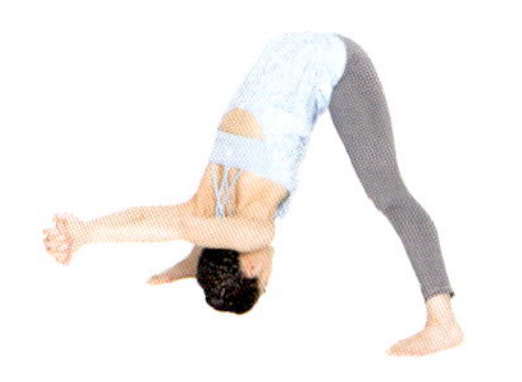

立位の開脚前屈ポーズ

▶P.82 ▶P.151

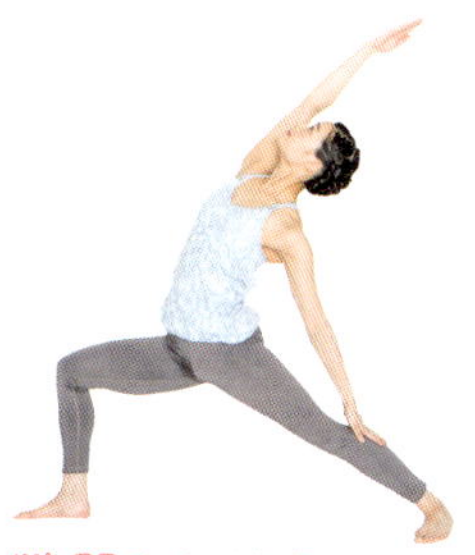

戦闘をやめた戦士のポーズ

▶P.103 ▶P.137

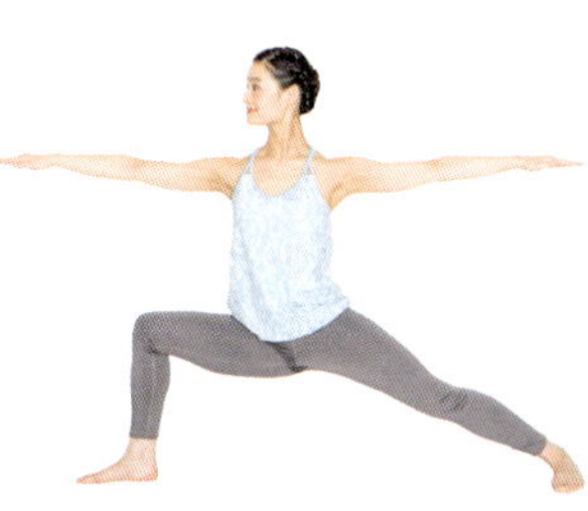

戦士のポーズⅡ

▶P.102

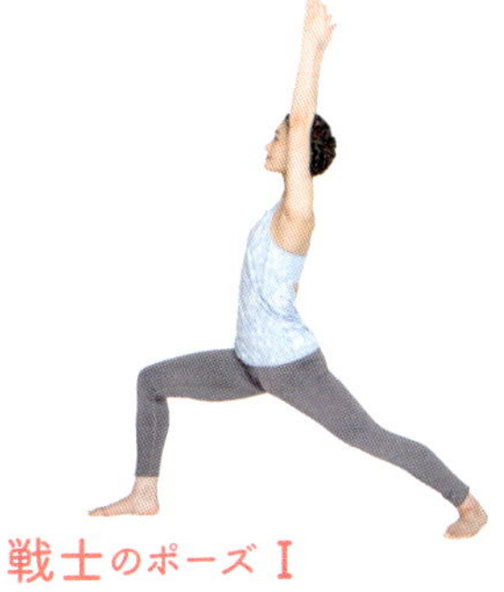

戦士のポーズⅠ

▶P.100

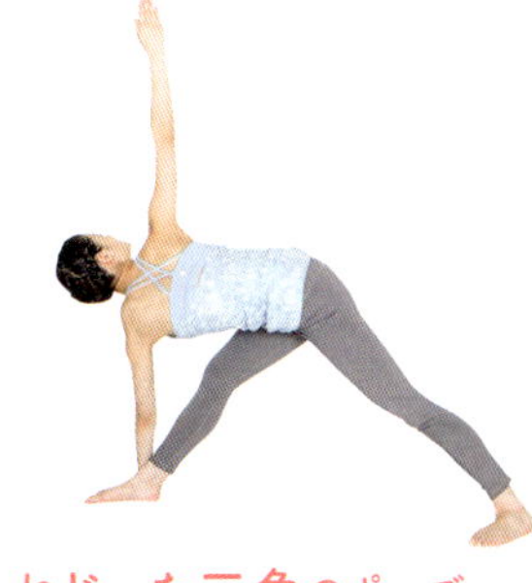

ねじった三角のポーズ

▶P.99

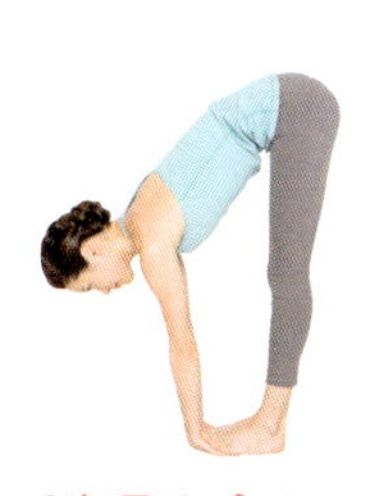

手と足を合わせたポーズ

▶P.142

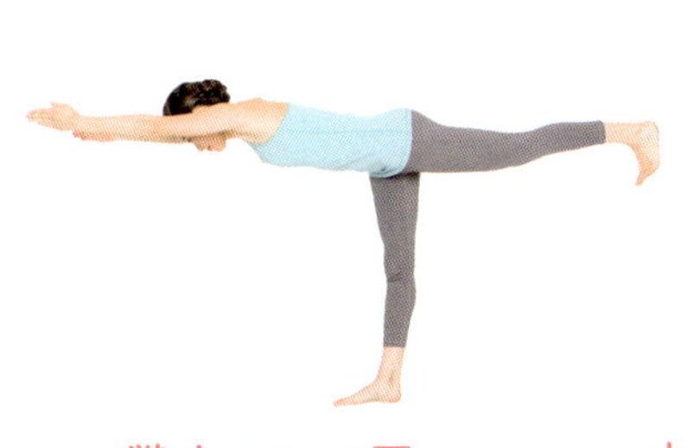

戦士のポーズⅢ

▶P.138

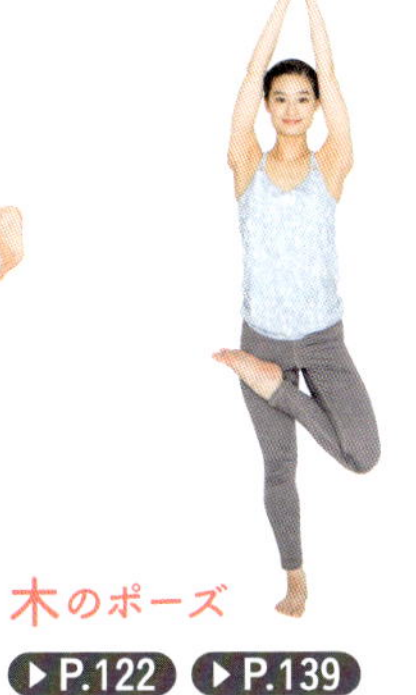

木のポーズ

▶P.122 ▶P.139

体の側面を伸ばすポーズ

▶P.110 ▶P.136

体の側面を伸ばすポーズ easyバージョン

▶P.103 ▶P.138

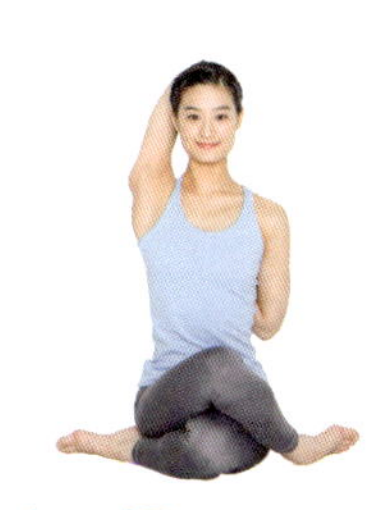

牛の顔のポーズ

▶P.47 ▶P.51 ▶P.86

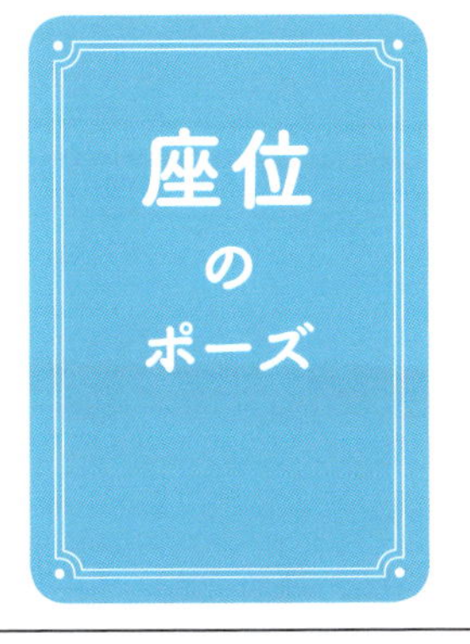

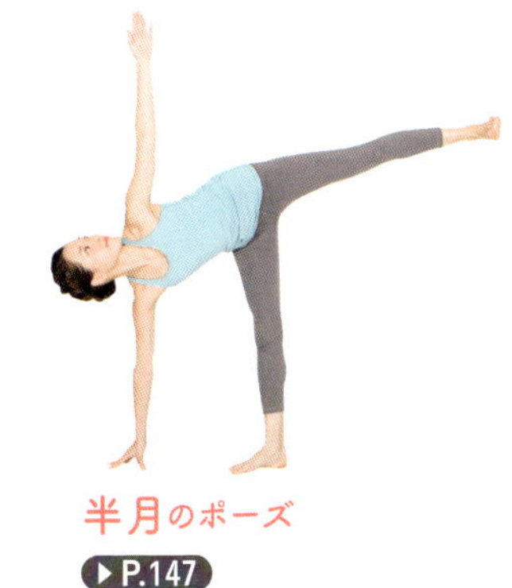

半月のポーズ

▶P.147

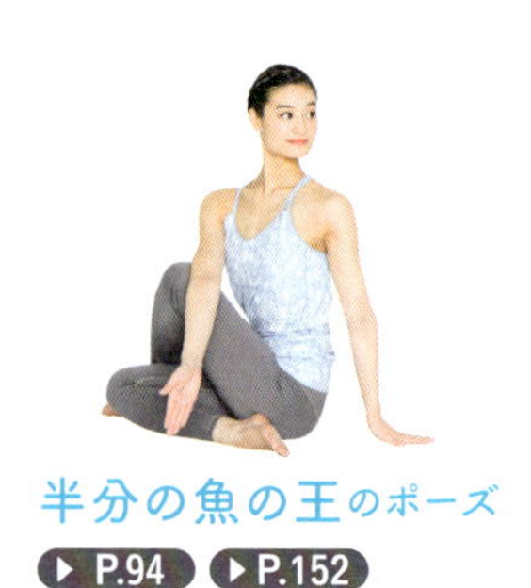

半分の魚の王のポーズ

▶ P.94 ▶ P.152

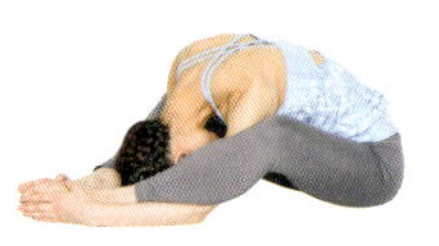
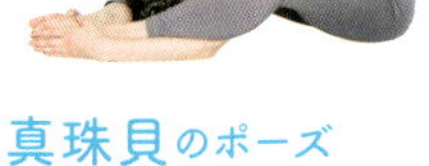

真珠貝のポーズ

▶ P.90

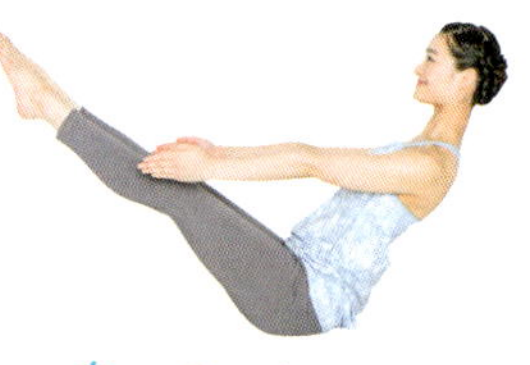

舟のポーズ

▶ P.66

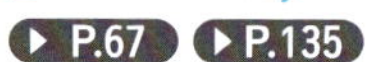

舟のポーズ easyバージョン

▶ P.67 ▶ P.135

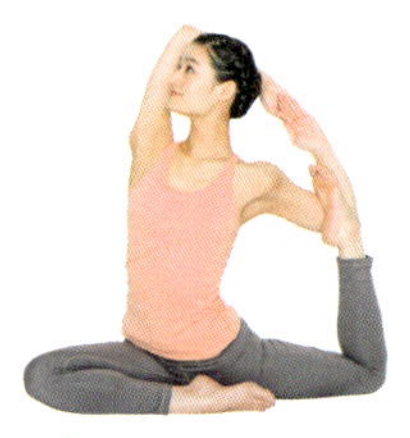

ハトのポーズ

▶ P.55

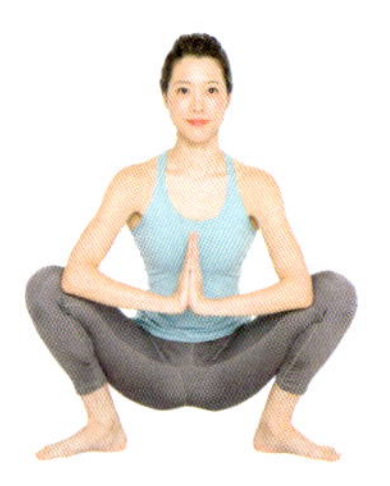

花輪のポーズ

▶ P.151

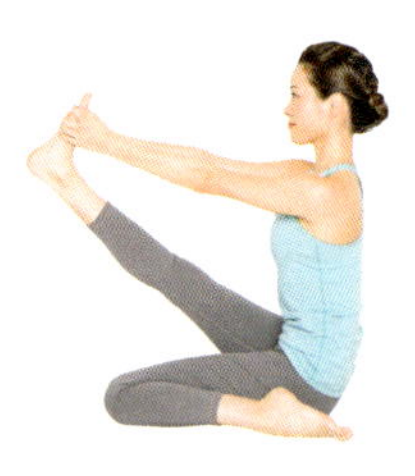

サギのポーズ

▶ P.135

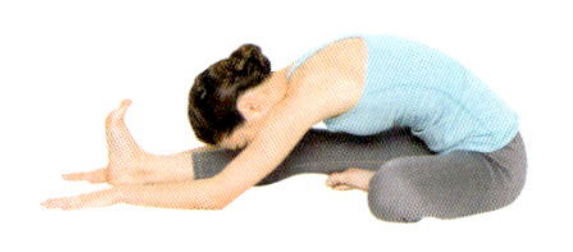

頭を膝につけるポーズ

▶ P.134

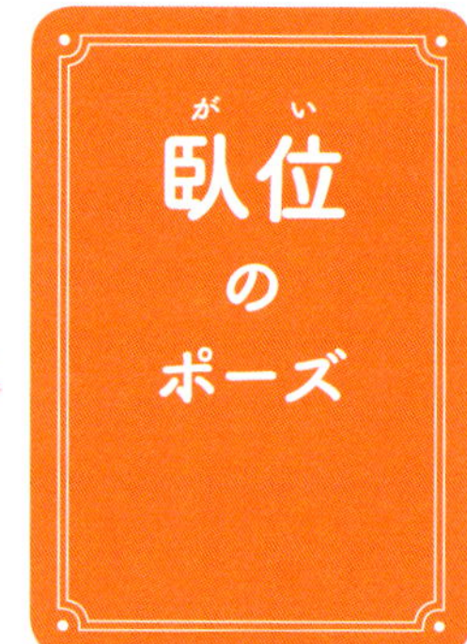

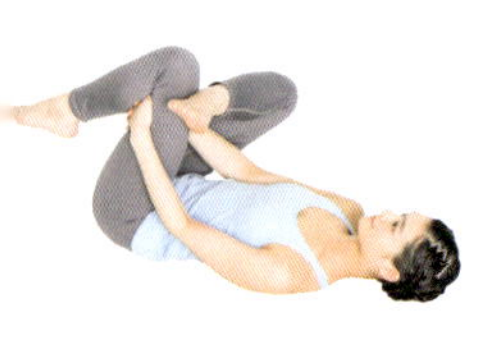

コアラのポーズ

▶ P.45 ▶ P.51

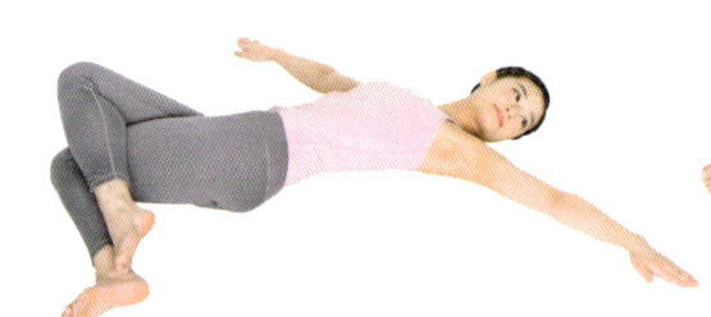

イーグルツイストのポーズ

▶ P.40

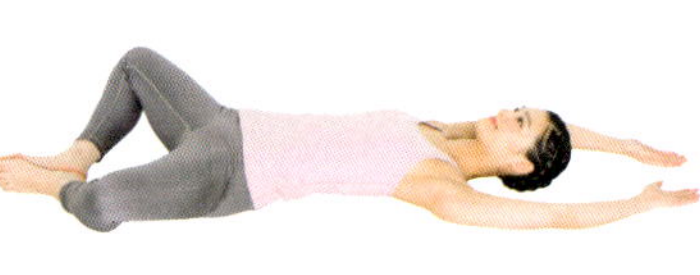

仰向けのがっせきのポーズ

▶ P.39 ▶ P.108

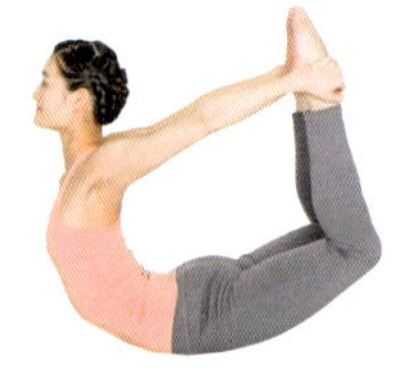

弓のポーズ

▶ P.54 ▶ P.62

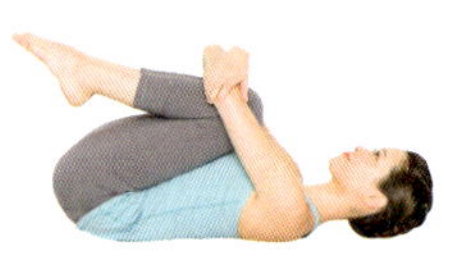

ガス抜きのポーズ

▶ P.154

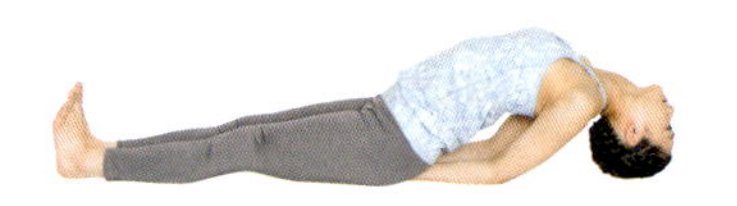

魚のポーズ

▶ P.116 ▶ P.152

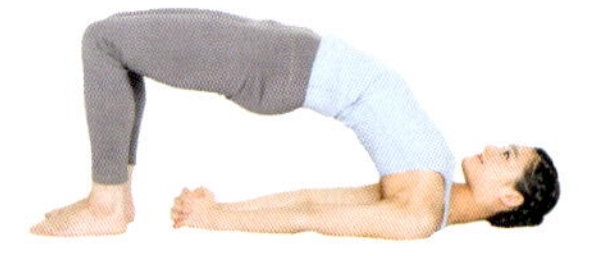

橋のポーズ

▶ P.46

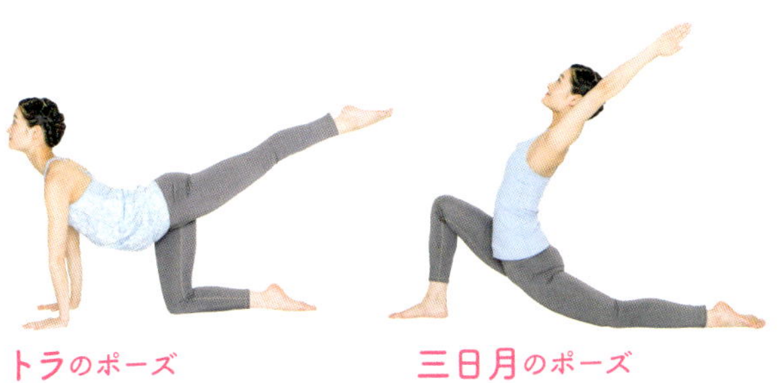

トラのポーズ

▶P.72

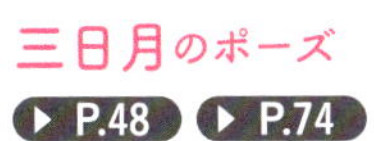

三日月のポーズ

▶P.48 ▶P.74

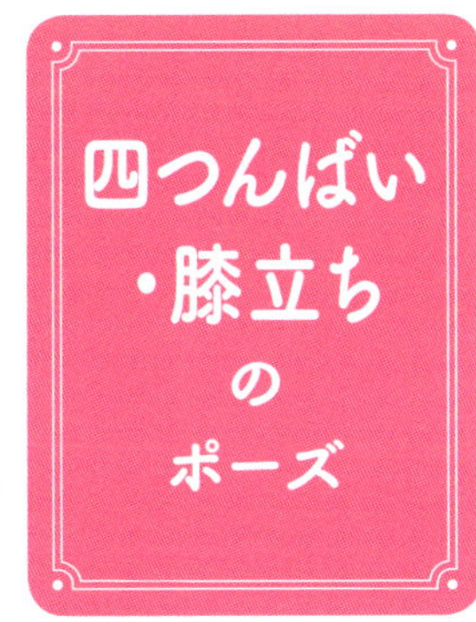

四つんばい・膝立ちのポーズ

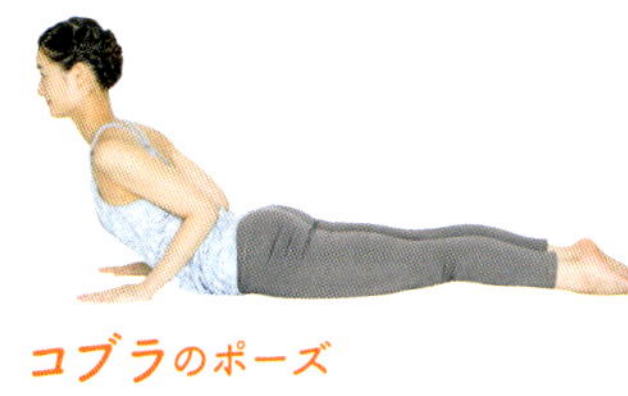

コブラのポーズ

▶P.106

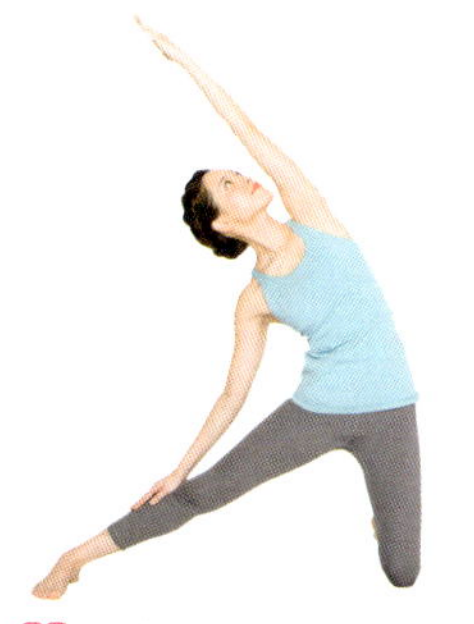

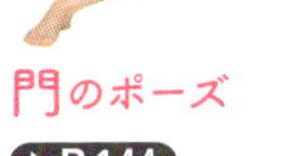

門のポーズ

▶P.144

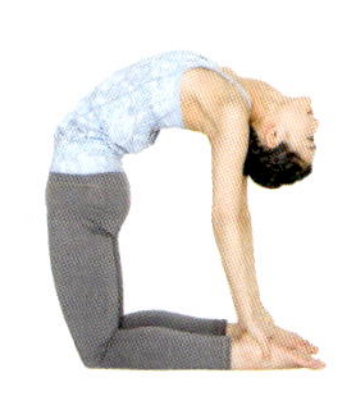

ラクダのポーズ

▶P.120

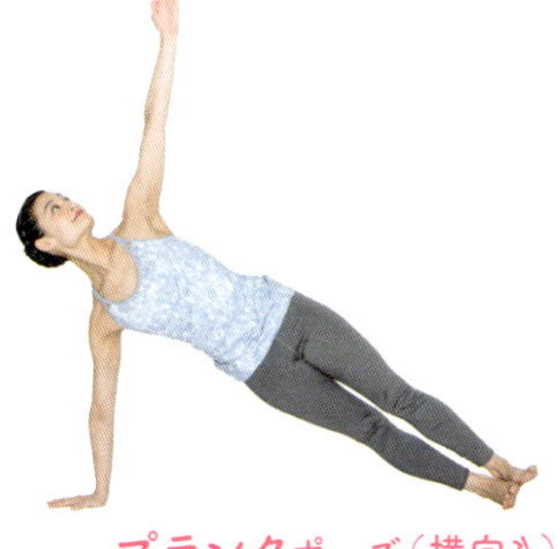

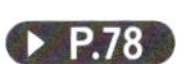

プランクポーズ（横向き）

▶P.78

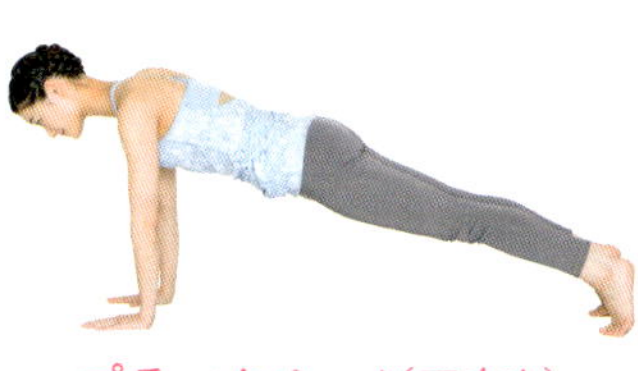

プランクポーズ（下向き）

▶P.76

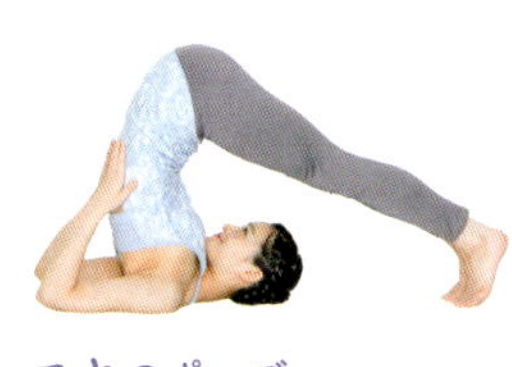

スキのポーズ

▶P.84 ▶P.153

逆転のポーズ

伸びをする子犬のポーズ

▶P.146

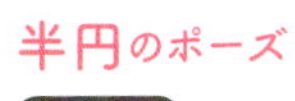

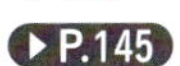

半円のポーズ

▶P.145

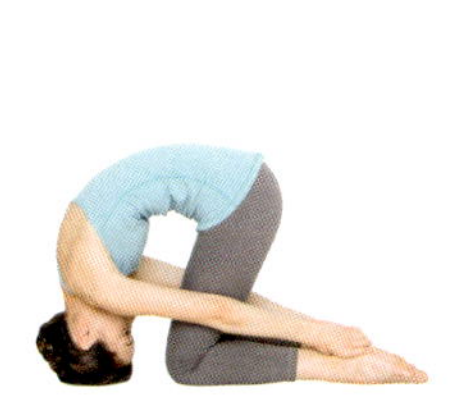

うさぎのポーズ

▶P.155

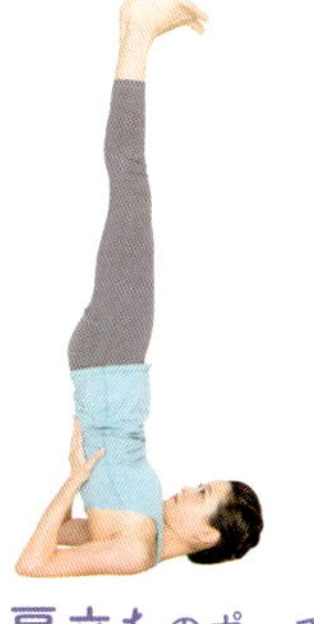

肩立ちのポーズ

▶P.153

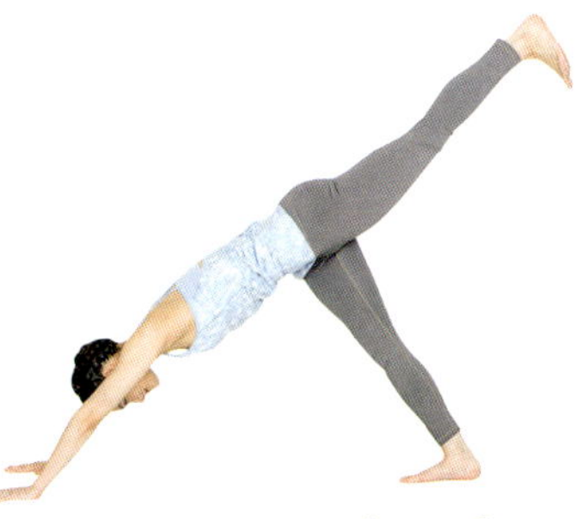

スリーレッグドッグポーズ

▶P.113 ▶P.144

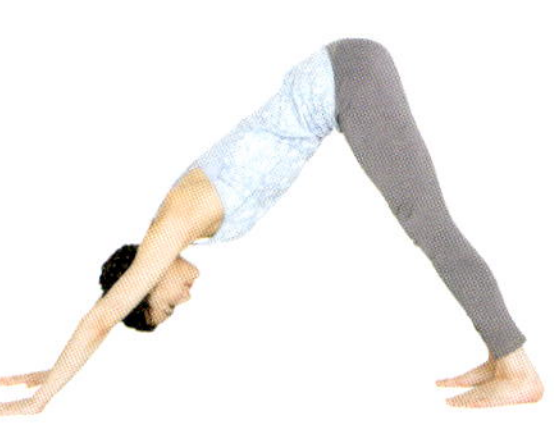

ダウンドッグポーズ

▶P.112 ▶P.143 ▶P.146

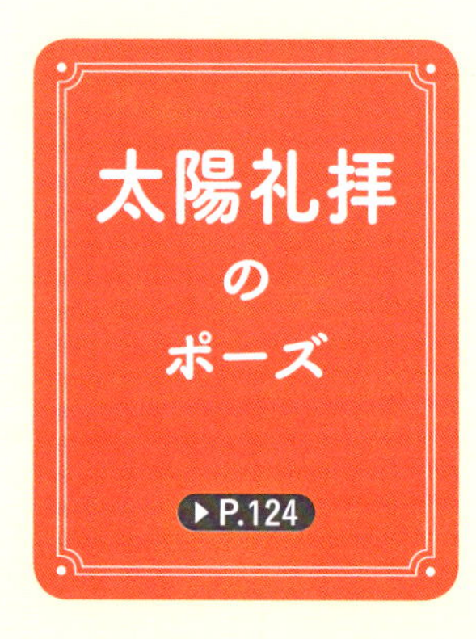

太陽礼拝のポーズ

▶P.124

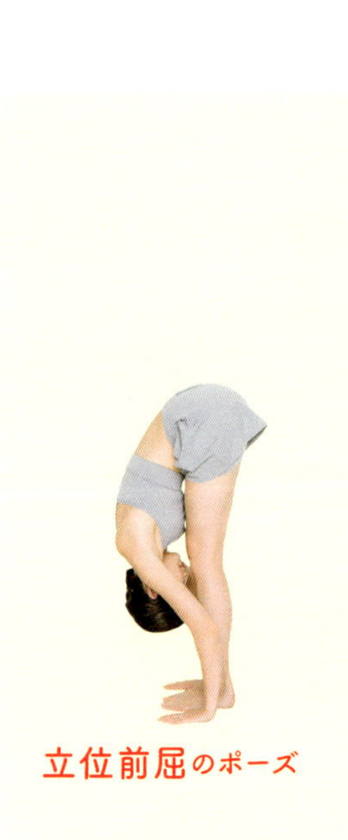

立位前屈のポーズ

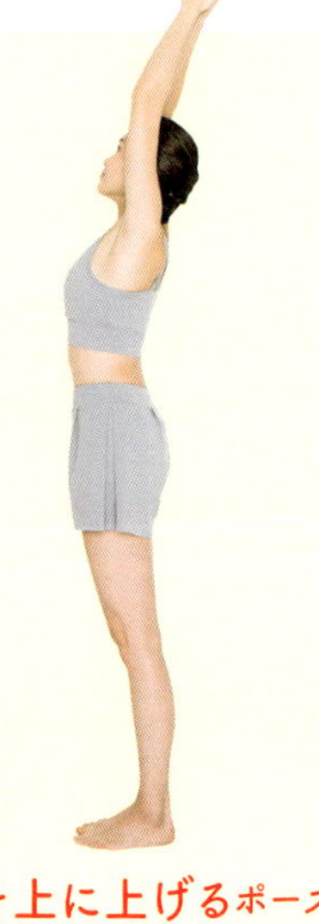

手を上に上げるポーズ

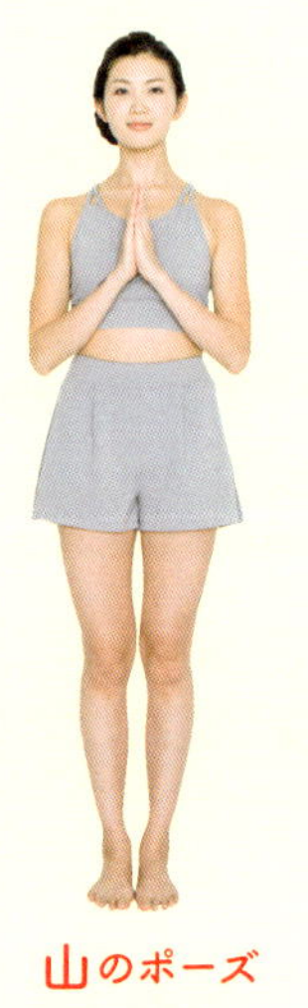

山のポーズ

▶P.20

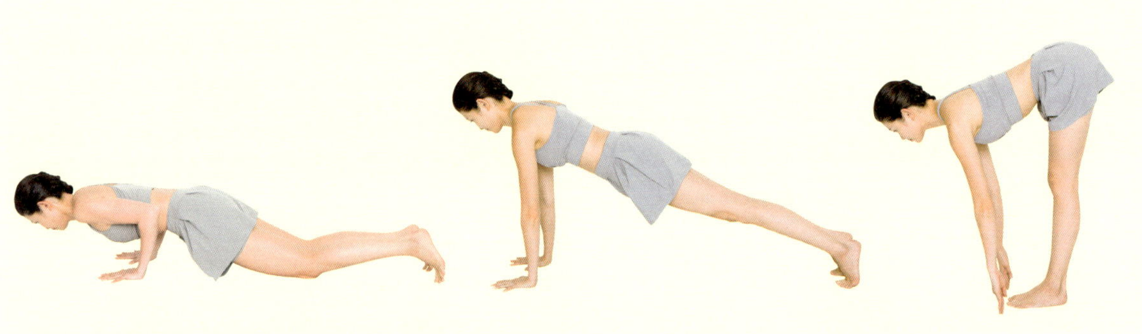

膝をついた四肢で支えるポーズ

プランクポーズ（下向き）

▶P.76

半分の立位前屈のポーズ

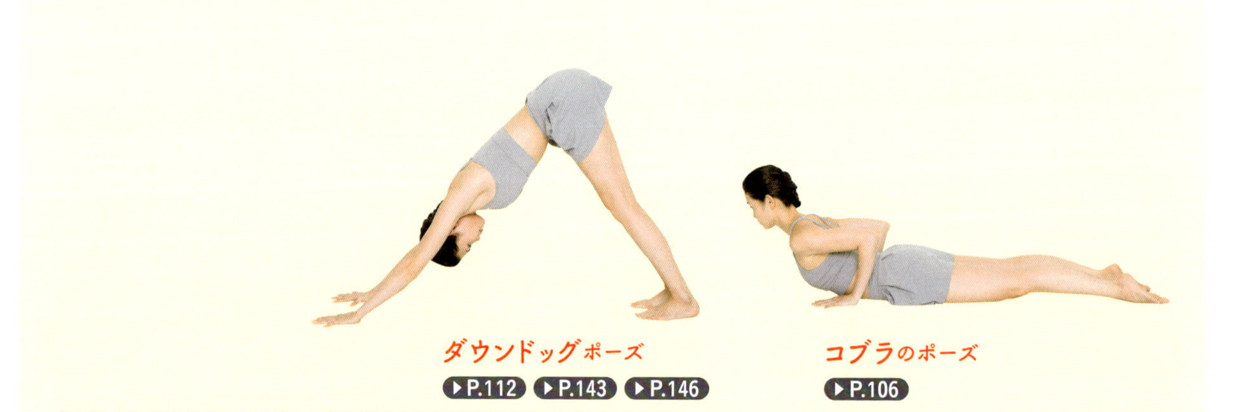

ダウンドッグポーズ

▶P.112 ▶P.143 ▶P.146

コブラのポーズ

▶P.106

監修・ホットヨガスタジオLAVA（ホットヨガスタジオラヴァ）

体験者100万人以上、全国350店舗以上を展開する日本最大規模のヨガスタジオ。日本人の体型・体質に合わせたプログラム作りに取り組み、老若男女、幅広い世代に支持されている。2017年には、常温ヨガのスタジオもオープン。また、男性が通えるスタジオも100店舗以上に拡大し、更に幅広い層にヨガを広めている。(2018年3月現在)

ホットヨガスタジオLAVAの人気の秘密は「始めやすくて続けやすいこと」。講師育成、体の悩みに応えたレッスンや海外で流行のプログラムを取り入れるなど、誰もが楽しめるヨガを広めることに力を注いでいる。また、多くの人に「より幸せに生きるためのヨガ」を知ってもらうべく、体験レッスンを提供している（予約は公式ページhttp://www.yoga-lava.com/ または下記のQRコードから）。そして、瞑想にも知見が深く、社内でも定期的に瞑想の時間をとるなど会社全体で心と体にやさしいヨガを推奨している。その知識を生かし、音楽や声の誘導が入った瞑想アプリ「MEISOON（メイスーン）」（iPhone、Androidなどに対応）も配信中。

ヨガ監修

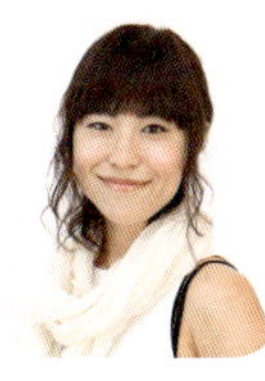

城所恵美 Megumi Kidokoro

ホットヨガスタジオLAVA公認　シニアトレーナー
FTP認定　ピラティスインストラクター
日本野菜ソムリエ協会認定　ベジフルビューティーアドバイザー
Vital Architect Joint Association公認　均整術師
シータヒーリング　プラクティショナー

早稲田大学スポーツ科学部スポーツ文化学科トップパフォーマンスコース卒業。大学時代より各スポーツクラブでダンスを指導する。ホットヨガスタジオLAVAと出会い、「人を健康で幸せに」することのすばらしさを目の当たりにし、ヨガを中心にしながら、いろいろなメソッドを独自に組み合わせ、レッスン提供をしている。ヨガレッスンのみならず、ダンス、骨格調整トレーニング、リズムエクササイズなど幅広いインストラクションを行う人気インストラクター。現在は、ホットヨガスタジオLAVA本部にて人材育成や新規プログラム開発にも携わる。女性誌などでヨガ企画を監修するなど、メディア出演も豊富。

瞑想監修

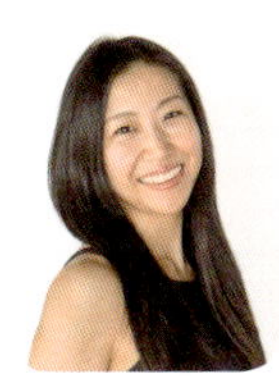

林磨美 Mami Hayashi

ホットヨガスタジオLAVA所属トレーナー

インストラクター育成の一環として、ホットヨガスタジオLAVA従業員約2000人に向けた「マインドフルネス・瞑想研修」を開発し実施する。2016年より、多くの大手企業に向けてヨガ×ビジネスセミナーを提供。後進育成とプログラム開発を行う傍ら、東京・明治神宮前のスタジオ「Will yoga」でクラスを担当している。

撮影　三好宣弘、奥村暢欣
ヘアメイク　前原宏美
モデル　古越萌衣、林桂子、大沼さつき
イラスト　古賀ようこ
デザイン　竹村紀子（party.）
執筆　西島恵
編集　村花杏子、鈴木久子（KWC）
校正　株式会社ぷれす

監修協力　市川瑛子（5章）、小川明香、植木清佳（LAVA公認トレーナー）
撮影協力　宇賀神裕香、大見本満代、小澤百合、北山裕太、髙下泰幸、立松瑠衣子、土屋寿美江、中西瑚子、名波花子、日吉茂之、藤田哲也、松重広恵、三谷舞、望月淳
衣装協力　SUKALA（www.sukala.jp）

こころとカラダが変わるYoga

監修者　ホットヨガスタジオLAVA
発行者　池田士文
印刷所　大日本印刷株式会社
製本所　大日本印刷株式会社
発行所　株式会社池田書店
〒162-0851 東京都新宿区弁天町43番地
電話03-3267-6821（代）／振替00120-9-60072

落丁・乱丁はおとりかえいたします。

ISBN978-4-262-16565-3

1800004